泉州市全国老中医药专家
学术经验传承系列丛书

安坤宁冲 水土共济

中国人民政治协商会议泉州市委员会 编

海峡出版发行集团
THE STRAITS PUBLISHING & DISTRIBUTING GROUP
福建科学技术出版社
FUJIAN SCIENCE & TECHNOLOGY PUBLISHING HOUSE

图书在版编目（CIP）数据

安坤宁冲　水土共济 / 中国人民政治协商会议泉州
市委员会编. -- 福州 : 福建科学技术出版社, 2024.11.
-- (泉州市全国老中医药专家学术经验传承系列丛
书). -- ISBN 978-7-5335-7383-6

Ⅰ. R249.7

中国国家版本馆CIP数据核字第20245LB431号

出 版 人　郭　武
责任编辑　郑琳娜　林　栩
装帧设计　刘　丽
责任校对　林锦春

安坤宁冲　水土共济
泉州市全国老中医药专家学术经验传承系列丛书

编　　者　中国人民政治协商会议泉州市委员会
出版发行　福建科学技术出版社
社　　址　福州市东水路76号（邮编350001）
网　　址　www.fjstp.com
经　　销　福建新华发行（集团）有限责任公司
印　　刷　福建新华联合印务集团有限公司
开　　本　787毫米×1092毫米　1 / 16
印　　张　19.5
字　　数　300千字
插　　页　16
版　　次　2024年11月第1版
印　　次　2024年11月第1次印刷
书　　号　ISBN 978-7-5335-7383-6
定　　价　80.00元

泉州市全国老中医药专家学术经验传承系列丛书

中国人民政治协商会议泉州市委员会 编

编委会

顾　　问：肖汉辉　刘林霜　周真平　王祖耀　洪川夫
　　　　　戴仲川　蔡萌芽　庄灿霞　黄世界　吴艺阳

主　　任：肖惠中

副 主 任：黄捍卫　王家春

委　　员：林庆峰　黄清地　黄明哲　郭赐福　徐明侃
　　　　　王建芳

主　　编：肖惠中

副 主 编：林进辉　胡柏青　洪如龙　崔丽华

编 撰 者：李智虎　许　讯　余治国　林家参　陈小平
　　　　　庄增辉　吴盛荣　郭伟聪　陈　敏　周文强
　　　　　张闽光　颜尧民　柯晓虹　黄志强　叶　靖
　　　　　吴志平　陈毅菁　张旭岗　林剑明　苏全贵
　　　　　苏福彬

指导专家：郭鹏琪　张永树　林禾禧　周来兴　丁秀贝
　　　　　苏稼夫　刘德桓　郭为汀　崔闽鲁　曾进德
　　　　　白剑峰　颜少敏

安坤宁冲 水土共济

编委会

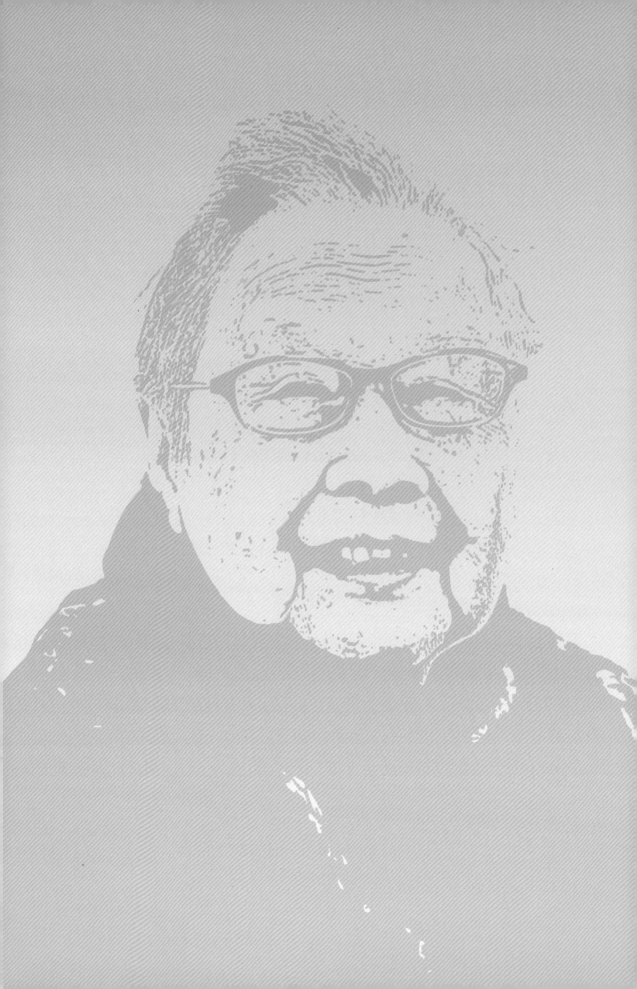

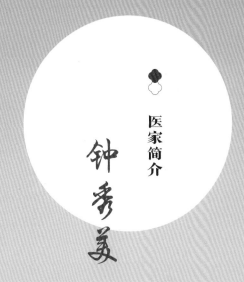

医家简介

钟秀美

钟秀美（1934.9—2020.9），女，畲族，福建省泉州市安溪县人，中共党员、主任医师、教授，第二批全国老中医药专家学术经验继承工作指导老师，福建省老中医专家学术经验继承工作指导老师、名老中医。

曾任泉州市中医院副院长；中共福建省第三次代表大会代表，泉州市第五届人民代表大会代表，中国人民政治协商会议第五届泉州市委员会委员，福建省第五届妇女代表大会代表；福建省中医药学会常务理事，福建省中医药学会中医妇科专业委员会副主任委员、名誉主任委员等职。曾获福建省中医优秀工作者，晋江地区卫生系统先进工作者等荣誉。

从事中医妇科临床60多年，学验俱丰，擅长妇科疑难杂病的治疗。整体观强，内病外治疗效显著，自创验方救人无数，非药物治疗屡屡收效。主要论著为《中医妇科临证备要》，发表论文40余篇。《中医妇科临证备要》荣获泉州市科技进步奖三等奖，福建省医药卫生优秀科技著作科技进步三等奖。

我自故乡来，应知故乡事。欣悉泉州市政协组织编纂"泉州市全国老中医药专家学术经验传承系列丛书"，作为一名中医人，难掩情动，读之为快。

应邀作序，唯诚惶诚恐。这些老中医，亦师亦友，或常有互动，相谈甚欢；或时有耳闻，神交已久，常被他们宽厚随和、严谨朴实的为人，以及精湛的医术、高尚的医德、诲人不倦的为师风范所折服。

这些老中医，生于斯土，悬壶故里，均熟谙经典，勤于临证，发皇古义，承创新学，锲而不舍地坚持读经典、做临床，其辨证思路、立法立方，无不以阴阳、表里、寒热、虚实、气血辨证为重，依主诉，究主症，察形态，识脉象，审病因，辨证候，分阴阳，定虚实，明部位，定治法，理方药，治本与治标，扶正与祛邪，正治与反治，同病异治与异病同治，酌古准今，论深注浅，因病制宜，用药灵活，代表着当代泉州中医临床的最高水平。

丛书别开生面，分医路、医论、医案、传承和年谱五大部分，突出中医思维方式，真实记录各位老中医的成长、成才、成功之路，呈现各位老中医承师学术思想特色、医疗实践中的丰富临床经验、独特临床验案、成功带教授徒案例，以显著疗效诠释、求证前贤理论，以阐微论辨启迪、开拓后学慧心。所言所述，言简而意赅，语近而旨远。全书理趣兼顾，雅俗共赏，文史交融，图文并茂，是中医理论与临床实践相结合的生动范例，读者若能深研细究并逐渐理解其中奥妙，不失为我辈学习中医理论、提高临床诊疗水平的上佳门径。

于历史深处探寻，中医文化绵延传承，始终在兼收并蓄中历久弥新。站在新时代、新起点，中医学的系统观念在解开生命健康奥秘的征程中显现出前所未有的优势。悬壶济世，庇佑苍生，需要医者精诚至上、大爱无疆，需要接续前行、不懈求索。我们有理由相信，丛书的付梓，定会让中医更好地造福人类，让更多读者大众感悟中医的奥妙，领略中医的真谛，更好地认识中医，享用中医。

兹不揣浅陋，聊叙数语以为序。

中华中医药学会副会长

福建中医药大学校长

全国名中医、岐黄学者　　李灿东

2023 年 9 月

泉山晋水，草木芳华；杏林春暖，岐黄传薪。

泉州，中医药事业源远流长，独具特色。唐设医学博士与助教，宋置惠民和剂局，元有医学提举司，明清立医学正科，留有《随堂医稿》《妇人科杂症医方》《手书医传》《活婴金鉴》等一批泉州特色医书，以及秋石丹、五痔膏、养脾散、疥疮膏、赛霉安等丹膏丸散，存史传世，流通异域，滋育民众，至今仍熠熠生辉。

更有名老中医代不疏出，如唐代的杨肃，宋代的林颐寿、苏颂，元代的余廷瑞，明代的李旸、庄绰、蔡璇，清代的何天伯、黄秉衡、张廷扬，民国时期的郑却疾、涂去病，当代则有傅若谦、傅铮辉、留章杰、林扶东、王鸿珠、张志豪，以及获评的七批十几位全国老中医药专家等。这些名老中医，博览群书，日求精进，虚心应物，融合不同时代中华民族，尤其是泉州地区中医的经验与智慧，身体力行，对后学耳提面命，口传心授，使中医薪火相传，助推泉州中医药事业长期居全省领先地位，使泉州成为全省唯一获国家中医药管理局授予的"全国基层中医药工作先进市"。

时逢盛世，中医勃兴，泉州正全力推进"健康泉州"建设。中国人民政治协商会议泉州市委员会乘势而为，通过市县两级政协纵向互动、市直部门横向联动的方式，将泉州获批"全国老中医药专家学术经验继承工作指导老师"的这些专家的学术经验和临证传承编撰成书，各立专册，全方位多层面展现老中医开启良知、一心为病的道德风范和职业坚守。各分册分五大版块，医路篇，主要记述老中医成长、行医、带教经历、学术成就和科研成果等；医论篇，主要记述老中医的学术流派、学术思想、临床经验、临床科研、医学探索等；医案篇，精选了老中医的经典医案、处方等；传承篇，主要记述医术传承工作，包括老中医对自己老师的回忆和学习心得，老中医弟子跟师的经历、感悟等；年谱篇，以谱主为核心，以年月为经纬，记载老中医的学习、从医经历和学术活动等。全书力求突出学术性和资料性，兼顾通俗性和可读性，并配以老中医访谈音视频二维码，影音再现老中医的应诊实况、操作手法、带教和医路趣事等。

丛书理新验丰、观点新颖、资料翔实、评述确当、论证规范、文字顺畅，出版后可供中医药、西学中人员及中医药爱好者学习参考。基于忠实原著的精神，方中药量多为老中医个人经验用量，有部分超过了药典规范，读者应在专业医师的指导下斟酌使用。

丛书编撰过程中，得到中国共产党泉州市委员会、泉州市人民政府的鼎力支持，中国人民政治协商会议晋江、南安、安溪、永春、德化县（市）委员会，泉州市中医院等单位的有力协助；老中医们无私奉献，执笔人倾力而为，参编人员竭诚工作。借此，谨对关心支持本丛书编撰工作的领导、老中医及所有参编人员致以衷心感谢和崇高敬意！

由于编撰水平有限，丛书还存在不少不足之处，敬请广大同道及读者批评指正。

丛书编委会
2023 年 10 月

目录

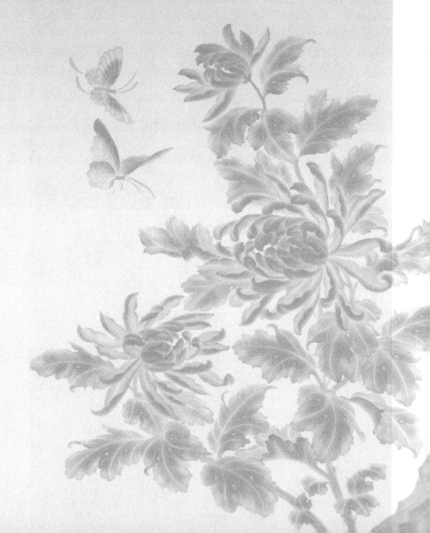

医路篇

第一节　生于国难，迎来新生

钟灵毓秀，杏林济美。从事中医妇科临床工作 60 多年，学验俱丰，自创验方救人无数；妙手起沉疴，声名远播海内外；被群众深情地尊称为"大先生"，更被众多女性患者誉为"送子观音"，她就是泉州市中医院原副院长、主任医师、教授钟秀美。

1934 年 9 月，钟秀美出生于安溪县的一个畲族人家。她的童年是在一个动荡的年代里度过的。

1936 年，福建省保安第四团入安溪驻防。1937 年 7 月 7 日，侵华日军在卢沟桥对中国军队发动攻击，史称"七七事变"。1938 年 10 月，武汉、广州相继沦陷后，中国沿海港口陆续被日军封锁。在她的童年记忆里战争似乎很遥远，却近在咫尺。1939 年 9 月 18 日，日本侵略者的飞机 3 次共 8 架侵袭安溪上空，进行轰炸扫射，投弹 4 枚，县城上西街、县立卫生院和中山路个别民宅惨遭破坏。战乱不断，瘟疫接踵而至。1941 年，安溪境内广泛流行天花。同年 7 月 12 日，日军 4 架飞机侵袭县城上空，投弹 2 枚，炸毁后垵苏山中心小学校舍及课堂，炸伤师生 3 人。1943 年，湖头、县城一带霍乱流行……

个人命运与国家命运紧密相连。钟秀美的父亲因病早逝，两兄长征召入伍后杳无音信，她与母亲相依为命。母亲是一位缠小脚的妇女，干不了农活，只能靠做手工活维持生计。二十世纪三四十年代，安溪虎祸、匪患猖獗，自然灾害频发，伴有台风暴雨天气，百姓生活凄惨。遥想当年，让人感叹民生之艰。

在这样一个持续涌动的历史洪流中，钟秀美躲过了战争、饥荒、瘟疫、兵匪，有幸存活下来。她自小聪明勤快，是母亲的好助手，也是邻里的小帮手，深得人们的喜爱和称赞。母亲对她更是疼爱，省吃俭用，把她送到村里的小学堂，鼓励她多读书，学会写自己的名字和简单的算术，不要在将来做个"睁眼瞎"，卖几个鸡蛋也不会算账。钟秀美一边上学，一边帮母亲做家务，学习成绩却很优异，深得老师的喜爱。可是，母亲实在没有能力一直供她上学，幸得邻居和老师们的资助，她才勉强读到小学三年级。

1949 年，安溪县解放，这一年，钟秀美 15 岁。中华人民共和国成立后，学校"向工农开门"，使劳动人民及其子女获得受教育机会。学校里学生年龄相差很大，有的七八岁，有的十几岁，钟秀美也因此有幸继续上小学四年级。

生于国难，迎来新生。钟秀美是一粒种子，她的根深深地埋进这片瓜瓞绵延的土地，在祖国的阳光下茁壮成长。她前后用了五年的时间完成了六年的小学学业。

1951 年 2 月，钟秀美小学毕业，参加小升初考试。当年，小学生考初中需要考语文、算术、常识三科，录取率比现在高考还低。她以优异的成绩考入安溪第一中学。中华人民共和国成立初期，为了促进教育事业快速发展，我国开始探索实行一系列与社会主义相适应的新型学生资助政策，资助方式有学生供给制、人民助学金、学杂费减免等。那个时候，初中生享有助学金，甲等 6 元、乙等 5 元、丙等 4 元，主要用于伙食补助。学校食堂两餐稀饭、一餐干饭或面，一个月伙食费是 5 元。如果三餐全部吃稀饭只要 4.5 元，配稀饭的咸菜可以自己带，大部分学生是带咸菜或咸萝卜干。

1953 年 8 月，钟秀美初中毕业，成绩优异，获得保送晋江医士学校学习的资格。当年，晋江医士学校是泉州市唯一的西医中等专业学校。那个年代，中专生、师范生不但伙食费由国家补助，而且毕业后统一由国家分配工作，算是捧上了"铁饭碗"。

怀着感恩的心，钟秀美在晋江医士学校的三年里，系统学习了《解剖学》《微生物学》《生物化学》《药理学》《内科学》《外科学》《儿科学》《妇产科学》《传染病学》《公共卫生学》等课程。晚年时，她回忆起这段珍贵的在校时光，深情地说："当时学习非常刻苦、努力，寒暑假也经常留在学校复习功课和阅读课外的医学书籍。到医院实习时，白天随临床指导老师坐诊，晚上自学时一边翻书对照一边将学习心得记在笔记本上。为了多学一点实际操作技术，总是提前上班，争取多练几次。有一次指导老师不在场，我竟自己动手给患者静脉注射，受到严厉批评……"

1956 年 3 月，钟秀美从晋江医士学校毕业后，被分配到漳州市龙溪县卫生防疫站工作。那一年，漳州流行流行性乙型脑炎（以下简称"乙脑"）。乙脑是烈性传染病，是当时难以攻克的世界性医学难题。该病多发于夏秋季，经蚊子传播，起病急骤，病情进展迅速，患者有高热、神志昏迷、意识障碍、肢体拘急甚至抽搐等表现。由于 20 世纪 50 年代还没有特效治疗药物，故患者可能在短时间内死亡，即便抢救成功也有部分患者有精神障碍、癫痫、痴呆等后遗症。

乙脑流行严重，钟秀美逆行而上勇担当，甚至住在群众家里，与群众同吃、同住、同抗疫。当时缺医少药，钟秀美和她的同事们采用了大锅汤煎服"白虎汤"的方法进行防治。采用白虎汤治疗"乙脑"是响应当时卫生部的倡议，吸取了当时石家庄市传染病医院郭可明医师的经验。

在这场抗乙脑的"战疫"中，钟秀美兢兢业业，废寝忘食抢救患者。有一种光荣叫"火线入党"，1956 年 11 月，她在抗疫一线光荣加入了中国共产党。此时，她才参加工作 8 个月。从此，她更是以一名党员的标准严格要求自己，担负起十里八乡的公共卫生健康工作。

"大跃进"运动时期（1958—1960），钟秀美既当卫生员，又协助农民上山砍柴、烧炭、洗铁砂、炼钢铁。在工作时，她看到农村赤脚医生就地取材，对高热患者给予穴位放血并配合中药治疗，患者很快就能退热；她看到在农村缺医少药的地方，民间中医师采用中草药和针灸相结合的方法为群众治疗，简便有效；她看到在对水肿、闭经患者，中医应用红花、鸡血藤等中草药也有很好疗效……

无论是从事防疫工作还是当卫生员，钟秀美总是急群众之所急，想群众之所想。虽然从事西医诊疗活动，但在工作中她发现中医不仅在防治乙脑上有显著疗效，而且对高热、水肿、闭经等常见病症也有很好的疗效，她逐渐对中医产生了兴趣。于是，她自学针灸等中医药知识，偶尔用于临床也有令人满意的疗效，学习中医的志向越发坚定。

1961 年，福建中医学院计划招收一批"西学中"的带薪脱产学员，保送条件是西医中专学习 3 年、有 3 年以上临床工作经验、政治表现良好（是中共党员或优秀共青团员或入党积极分子）。那一年，钟秀美正处于哺乳期，但是面对难得的学习机会，她还是心动了。她与家人商量，提前给孩子"断奶"，毅然踏上求学之路。

1961 年 12 月，钟秀美走进福建中医学院的校门，实现了"大学梦"。她如饥似渴地学习，经常天刚亮就起床背诵《汤头歌诀》《药性赋》，节假日常"猫"在图书馆看书，甚至在去上课的路上也边走边默记……

三年大学时光，钟秀美系统地学习了《医古文》《中医基础理论》《中医诊断学》《中药学》《方剂学》《中医内科学》《中医外科学》《中医妇科学》《中医儿科学》《伤寒论选读》《金匮要略选读》《温病学》《针灸学》《中医各家学说》等中医课程，门门功课成绩都很优秀。临床实习时，钟秀美得到闽南名医陈孔雅，中医学院资深教授林可华、何德生、林国栋，名医巫伯康的指导。

1965 年 1 月，卫生部在《关于城市组织巡回医疗队下农村配合社会主义教育运动进行防病治病工作的报告》中提出北京市作为全国农村巡回医疗的试点，探索城市医务人员去农村开展巡回医疗工作。此后全国掀起了一场城市卫生人员下农村送医送药、培养半农半医的热潮。

巡回医疗是弥补农村、基层和落后地区医疗条件严重不足和缺陷的一种新形式，是更好地为广大劳动人民服务的一项重要措施。巡回医疗最主要的形式是在农村开展巡回医疗，福建省自 1965 年 2 月起组织巡回医疗队，开展巡回医疗工作。

1965 年 7 月，钟秀美即将大学毕业时，接到了组织将抽调她到省巡回医疗队的通知。她立即响应，加入省巡回医疗队，奔赴三明市宁化县，深入农村为农民防病治病。省巡回医疗队队员按学科搭配，分小组深入患者家中送医送药。在4个月的巡回医疗工作中，队员们常常不能按时吃饭，工作中常饿得"前胸贴后背"。遇到产妇难产，队员们相互协作、全力抢救。那个年代产妇死亡率高居不下，主要原因是在生育过程中医疗条件不佳、卫生保健和妇产科水平落后，以及落后的文化思想。许多产妇因阴道感染、出血、高血压等并发症而死亡。于是，钟秀美立志成为一名妇科医生的想法更加坚定了。

1965年11月，钟秀美又参加了省巡回医疗队前往南平顺昌。由于参加本次医疗队的很多当事人已经去世，所以当时巡回医疗的工作情况只能从一些资料记载中窥得端倪。

当年，福建省卫生厅医疗预防处王龙保同志在《深入农村为农民防病治病——福建省农村巡回医疗队简报》中写道：

自今年二月份以来，福建省大批医务人员组成巡回医疗队，上山下乡为广大农民防病治病。由省市医院120多名高级医务人员组成的9个巡回医疗队，正在长汀、福鼎、福瓯、连江和南安等县巡回医疗；由各专区医院150多名医务人员组成的16个巡回医疗队以及各县级医院1000多名医务人员组成的90个医疗队深入当地农村防病治病；县级医院以下医疗单位的将近5000名卫生人员，也走出保健院、站，组成巡回医疗组，肩挑"医药货郎担"，送医药到田间和病家，热情为广大贫下中农服务，积极支援农业生产。

巡回医疗队采取点面结合，以巡回医疗为主的办法，在田间路旁设医疗点，串门看病，送药上门，抢救了许多急重病人，还开展了多种手术及计划生育的指导等工作。在巡回医疗中，医务人员在保证医疗质量的前提下，注意合理用药，设法减轻群众经济负担。例如，一个社员花五角钱，就治好了大腿脓肿。巡回医疗队还注意帮助保健院、站的医务人员提高业务水平和培训农村不脱产卫生员。他们在巡回医疗、门诊、查病房、病案分析、手术示范等工作中认真带徒弟，在帮助基层卫生人员解决常见病和多发病防治问题的同时，还注意解决一些疑难病例的诊疗。据不完全统计，两个多月来已举办学术讲座50余次，3000多位医务人员听了讲座。在建瓯县的医疗队协同当地卫生部门，培训了1400多名不脱产保健员，已成为当地卫生工作中的一支骨干力量。

巡回医疗队受到了广大农民的欢迎。长乐县某大队贫农、下中农协会主席林振忠说："旧社会穷人生病没人管，新社会医师送医送药上门来，这都要感谢毛主席的好领导。"很多群众反映："医疗队的医生技术高明，服务态度好，请他们看病既方便，花钱又少，真是毛主席派来的好医生。"

参加巡回医疗队的医务人员实行与"贫下中农"同吃同住，并参加力所能及的集体生产劳动。他们还访贫问苦，请"贫下中农"讲家史、村史及老苏区群众革命斗争史。通过这些活动使他们对农村情况有了进一步的了解，培养了"贫下中农"的阶级感情，促进了思想革命化。许多医务人员要求多在农村工作一个时期，为农民多做一些事，有的医务人员表示今后要经常深入农村防病治病，把巡回医疗形成制度，坚持下去。

1966年初，钟秀美完成省巡回医疗队工作，回泉州进行毕业鉴定。原本3年制的学业，因参加巡回医疗队等原因，直到1966年5月，她才从福建中医学院毕业，前后经历了5年时间。

从小就在艰苦环境中长大的钟秀美，把这种工作经历当作学习和锻炼，不怕苦、不怕难，面对恶劣环境勇往直前。医者仁心，钟秀美更是秉承为民情怀，悬壶济世。她时常会想起因病早逝的父亲，想起生病了也舍不得花钱看病的母亲，她立志成为"用最少的钱治最难之病"的仁医。

第三节 笃行致远，守正创新

1966 年 6 月，钟秀美被分配到泉州市人民医院工作，按省卫生厅的指派，负责继承并整理名老中医傅铮辉的妇科学术经验。

傅铮辉医术高明，对症下药，患者有口皆碑。据《泉州文史资料》记载，他是南安县丰州镇溪口人，清光绪二十八年（1902 年）生，从小随父兄学习中医，稍长在家乡行医；后来移居厦门厦禾路，开设中药铺，并替人治病。抗日战争爆发第二年，日军入侵厦门，他迁居泉州，住在泉州南门宫塔巷，专治妇科，在晋江一带颇负盛名。中华人民共和国成立后，傅铮辉参与组织创建泉州市第一中医联合诊所。1954 年秋，他担任妇科主任兼治内科、儿科。晋南一带妇科病患者和一些慢性患者慕名而来，进城后常寄居旅社或亲友家，就近复诊直至痊愈。1958 年，联合中医院并入泉州市人民医院，傅铮辉因中风后遗症偏瘫，在家养病未出，但来家求治的患者仍然很多。1963 年 4 月，福建省卫生厅聘请傅铮辉为泉州市人民医院中医妇科顾问。同年 11 月，福建省劳动局、卫生厅，分别给傅铮辉、留章杰等医师定职定级，二人被评为"福建省名老中医"。1962 年，傅铮辉任第三届中国人民政治协商会议泉州市委员会委员。1973 年，傅铮辉病逝，终年 72 岁。

在钟秀美师承名老中医傅铮辉期间，因为傅铮辉中风只能居家问诊，钟秀美就每周两个上午到傅家随侍坐诊。医院考虑傅老的健康，每个上午限量看诊 10 位患者，主要以皮肤病和妇科病等疑难病症为主。但是随着傅老病情恶化，这项工作被迫中断。虽然这段跟诊、师承经历仅有短短的几个月，但是钟秀美专心致志、细心观察，做好笔记，整理了傅老的许多医案、医论等学术经验，包括治疗妇科郁证（神经衰弱）、妊娠反应、子宫出血性疾病、血小板减少、再生障碍性贫血等妇科病、内科病，以及用小柴胡汤为主治疗肺结核等。钟秀美得到傅老的启发、指导，坚定了从事中医妇科工作的信心。她活学活用，后来将傅老的活血凉血法治疗皮肤病的经验应用于妇科疾病，如血热崩漏、经行吐衄等。在随后的人生中，因为对中医的热爱，钟秀美把自己毕生的心血献给了中医妇科事业。

跟师结束后不久，钟秀美接诊了一位让她终身难忘的患者。该患者是个年轻的工厂女工，自诉外阴瘙痒难忍，西医诊断为非特异性外阴炎，经过多方治疗未能取效。瘙痒难耐时挠不得，毕竟是敏感部位，工友看到会引起非议；不挠受不了，灼热疼痛、瘙痒难耐，生不如死。患者诉说时声泪俱下，十分可怜。

钟秀美听了患者的陈述，十分同情。当时，医院的工作环境和医疗条件还很差，难以对患者的身体进行全面检查。她自己也刚从中医学院毕业不久，临床经验有限。但她为了帮助患者解除痛苦，那几天一有空闲时间，就翻看有关的中医药书籍，包括民间验方，对每一味药的功效和现代药理研究成果都进行了反复比较和琢磨。她草拟了一个药方，嘱患者煎成药汤，趁热先熏后浸洗患处，每日1次，每次20分钟。

患者第二次来的时候，脸上露出久违的笑容。原来，她用了钟秀美开的药方后，病情大为减轻。钟秀美对原药方作了增减，嘱其按原方法先熏后浸洗。患者经3日治疗痊愈，钟秀美十分欣慰。

虽然疗效好，但是患者表示一大包药放在锅里煮不方便，20世纪60年代，很多人家一户只有一口锅，锅里有药味再煮饭也是个问题。

钟秀美与药房的老药师探讨，想到了一个好办法，将药材加工成粗的药末，装入纱布袋，供患者用开水冲泡熏洗。多年后，钟秀美在此基础上研制冲剂，给这药方取名"熏洗冲剂"，该冲剂疗效显著，沿用数十年，至今仍在使用。

熏洗冲剂主要由苦参、蛇床子、生艾叶、明矾等多味中草药组成。苦参具有抗炎、杀虫、抗肿瘤及抗炎的作用；蛇床子具有杀虫止痒、燥湿祛风的功效，临床以外用为主，主要应用于阴部湿痒、湿疹等；艾叶外用有祛湿止痒之效，具有抗菌、抗病毒、抗肿瘤、抗炎、抗氧化等药理作用；明矾外用有解毒杀虫、燥湿止痒作用。现代药理研究证明，苦参、蛇床子、生艾叶、明矾合用共奏有清热燥湿、杀虫止痒之效。1989年，该药方收入《中国中医秘方大全》；1993年，该药方被福建省中草药工作会议定为推广中草药制剂，并被推荐参加中草药制剂科研成果交易会；2021年11月，该药方的现代药理研究结果发表于《中国医药指南》第19卷33期。

说起钟秀美的胆大心细，其徒弟陈敏念念不忘，"说她胆大，是辨病大胆，不犹豫。她在名老中医傅铮辉诊治皮肤病验方的基础上，将活血凉血法广泛应用于妇科临床，并从临床和实验两个方面探索其机制，不断完善和总结治疗血热崩漏、经行吐衄的有效办法；说她心细，是组方严谨，善用药对。"钟秀美用药严格，遵循传统的中医辨证论治宗旨，结合西医学的理论与检测手段，力求辨证与辨病相结合，组方用药严谨精良，注重标本兼治，重视气血的变化，以及精神情志与疾病的关系。她遣方力求药力适度，直达病所，中病即止；组方简捷，或二味成对，或三四味成组，药精不杂，丝丝入扣。故每临证取药10~12味药，剂量轻者3~5g，重者12~20g，反对用药杂乱无章、药物堆砌使药效相互抵消，亦防劫阴、耗气、伤肝碍脾之弊。她自创的黄芪消癥丸中仅有十来味药，却疗效显著。

钟秀美既善于学习，又守正创新。除了向名师学习，也善读经典，活学活用。《黄帝内经》《伤寒论》《金匮要略》等诸家医籍，她都了然于心，在临床中知常达变，得心应手。《诸病源候论》，她更是熟读熟记，这部典籍揭示了妇科疾病主要病机，成为后世中医妇科学立论的依据，其论述内容之广泛在中医妇科史上鲜有。孟子曰："尽信书，则不如无书。"钟秀美谨遵古训，对历代妇科经典理论不机械照搬，认为古代经方不可不信，它是古人经验的总结，但也要在实践中加以验证后继承。同时，对他人摸索出的药性配伍应熟记，更多地应用在患者身上，创出新的效果。

从1966年到1976年，在这十年特殊时期里，钟秀美并没有蹉跎岁月，而是潜心工作和学习，逐渐成长为泉州中医药界的一名新秀，得到同事和业界的认可。随着中医理论学习与临床实践的不断深入，她将自己之前所学的西医知识与中医理论融会贯通，中西医结合以更有效地服务百姓。这种以中医为本、西医辅助、兼容并蓄的理念为钟秀美的学术成就和医术疗效奠定了很好的基础。

泉州市人民医院当时的妇产科是西医妇产科和中医妇科共同组成的一个综

合科室。中西医之间互相学习，取长补短。卓秀兰医师是位高年资的西医妇产科医生，曾专门脱产学习过中医，她与钟秀美在学术上有共同语言。在一次体检中，卓医师发现自己患有子宫肌瘤，就主动邀钟秀美一起研究中药治疗子宫肌瘤，愿意先在自己身上试着治疗。可见，卓秀兰医师对钟秀美医术的信任。

子宫肌瘤是女性生殖器官中最常见的良性肿瘤，在 30~50 岁的妇女中发病率颇高。虽然是良性肿瘤，但患者一患有这种疾病心理上就很紧张，加上西医大多采用手术或激素治疗，有些患者渴望通过中医治好该病。

20 世纪 70 年代，泉州市的医疗条件十分有限。卓秀兰和钟秀美一起研究方药，选用桂枝茯苓丸加味，即在桂枝、茯苓、牡丹皮、桃仁、赤芍的基础方，加入乳香、没药、丹参以配合桃仁、牡丹皮化瘀消癥止痛；又加生牡蛎、海螵蛸以增强软坚散结、收敛止血之功效。以上的药物共研成细末，炼蜜为丸，每次 10g，每日 2~3 次，有患者服药 2 个月后复查，肌瘤消失。

随后，卓秀兰和钟秀美又一起随机观察 20 例用上述蜜丸治疗的病患。其中肌瘤如 50 日孕大者 2 例，2 个月孕大者 16 例，3 个月孕大者 2 例。结果表明，痊愈 6 例，显效 4 例，好转 9 例，无效 1 例。经过一段时间的临床观察，她们发现原方较为温燥，长期服用易上火和疲乏无力。且肌瘤患者大多存在气虚，长期服用活血化瘀药也会伤正气，影响疗效。

为此，钟秀美进一步研究黄芪消癥丸，把益气与逐瘀、消食与软坚、止血与调经融成一方，性较平和，缓消癥瘕，其功甚著，且不伤脾胃，适合长期服用。黄芪消癥丸方用黄芪 25g，莪术 20g，三棱 20g，生牡蛎 20g，夏枯草 15g，半枝莲 15g，生山楂 15g，生蒲黄 10g，益母草 10g。功效为益气逐瘀、软坚消癥，主治子宫肌瘤、盆腔炎症包块、卵巢囊肿。该药临床疗效显著，求药者遍及我国福建省内外、港澳台地区，以及东南亚地区；1997 年，福建省卫生厅将该药作为名方推荐给各级中医院使用。

第四节　医路迎春，杏林秀美

1978 年 3 月 18 日，全国科学大会在北京开幕，中国迎来了"科学的春天"。也是在这一年，中国开启了改革开放和社会主义现代化建设的新时期。此时，钟秀美也再次迎来了她医路上的春天，她的很多成绩被载入泉州中医妇科的发展史册。

1978—1982 年，泉州市中医院钟秀美等应用清热解毒法治疗盆腔炎，疗效良好；1979—1986 年，钟秀美应用活血化瘀法治疗妇科急症，其相关论文于 1989 年获福建妇儿科学术年会优秀论文奖；1980 年，钟秀美成功研制熏洗冲剂，治疗非特异性阴道炎，有效率达 98.5%；1981 年，钟秀美应用中医药治愈流产后失音症，其治验收入于《疑难奇症汇编》……

那时候，钟秀美除了担任主治医师，还担负着晋江地区卫生学校复办后实习生的临床教学和来自全省各地进修生的带教工作。

有的实习生看见刚毕业不久的年轻中医医生"坐冷板凳"而对所学专业失去信心。于是，钟秀美以自己的亲身体会激发学生对中医的热爱，勉励学生以先辈为榜样，把做一个热爱中医、医德高尚、学识渊博、医术精湛的医生作为人生的追求。

有的实习生对中医认识不足，认为中医治病疗效慢。有一次，钟秀美门诊带教适逢一位患者腹痛难忍，大声呻吟，大汗淋漓，钟秀美运用穴位治疗，患者疼痛立止。再中药调理 3 个月，顽疾消失，无复发。学生们亲身感受到了中医在急性止痛及病后调护上的优势，改变了他们对中医的看法，增强了学习中医的信心。

钟秀美总是深入浅出地运用典型病例解释中医理论，使学生更易记忆，加深对中医临床的认识。如用活血化瘀治疗血瘀型崩漏，学生常担心患者已经出了那么多血了，再活血化瘀会不会导致出血更多，因而不敢采用此法。钟秀美在临床中解释，血瘀型崩漏就像有石块或淤泥堵塞道路，这时倾盆大雨，道路不够通畅而致水积不通或水泛滥，只有让淤积的水流出才能畅通道路。如此一说，学生顿悟，对中医治病的通因通用法就铭记于心了。患者出血多，在血块减少或消失后中病即止，再根据辨证论治，或补气养血或益气活血调理善后。钟秀美用病例进行临床教学，学生反映良好。

钟秀美通过病例分析，促进学生巩固理论知识，实现临床实践与理论学习相结合。她特别重视对学生进行基本理论和基本技能的训练，临床教学中强调"双基"训练，从察舌、号脉、妇科检查、书写病案等基本功抓起，反复训练，并要求学生学习撰写论文。

在病房实习的学生要跟带教老师一起分管病床，参与三级查房、书写病历、学习医疗技术操作等。钟秀美有意识地选择典型病例，引经据典，进行查房示范教学或举行病例讨论。她让学生运用所学的理论知识，针对病例的证候进行辨证分析和诊断，草拟治疗方案，以加深对辨证论治规律的认识。如果学生一时答不上来，她就让学生自己查阅资料再做解答，促使学生加强记忆、加深理解。追忆钟秀美的教学场景，人们仿佛看到了一位德高望重的"大先生"的谆谆教导……

钟秀美尊经典，集诸长。她教育学生，学术无门户之见，学古籍贵在全面涉猎，重点记忆，充分理解；既要集众家之长，又要善于分析，扬长避短，当知取其精华，去其糟粕。她重实践，善创新，师古而不泥古，同时注重中西互参，古方今用，融会贯通，学以致用。

钟秀美既辨证，也辨病。她教育学生，想要练好辨证和辨病的两套本领，就要熟练掌握中医诊断的主要方法，包括四诊、八纲、辨证三大部分，做到一环紧扣一环。同时，应当了解和熟练应用西医学的实验诊断技术，如妇科检查、基础体温测定、宫颈黏液检查等各种检查。

医乃仁术，无德不立。钟秀美教育学生，做事先做人，良好的医德医风是做医生的先决条件。她时常告诫学生，医为仁术，要心中有"仁"。"仁"从心生，做到以德为本，常怀仁德慈悲之心。她也认为，医者光有仁德慈悲之心还不够，医术的"仁"字更体现在医生的医技上，因而要不断探索研究医理，使医仁之术精湛，才能达到"普济众生"的目的。于其自身，她身体力行，除了有高尚的医德外，其精湛的医术也是有口皆碑的。

钟秀美活到老，学到老。她常常教育学生，中医也要紧跟国际、国内形势，学习新知识、新经验，多阅读了解疾病的新进展及新疗法，在临床中不断更新知识，提高业务水平。一定要像蜜蜂采花一样，博览群书、博采众长，知识常学常新，不断提高业务水平。同时要有一种高度的责任感和使命感，勇于开拓创新，在振兴中医和实现中医现代化的道路上不断探索，大胆追求。要从实际出发，因材施教，教学相长。

几十年来，钟秀美带教的中医院校的学生数以千计，进修医师数以百计。同时，应黎明职业大学的聘请，她连续三年为该校中医班的学生讲授"中医妇科学"课程。1993 年 6 月，她被确定为"福建省老中医药专家学术经验继承工作指导老师"；1997 年 1 月，她被国家中医药管理局确定为"第二批老中医药专家学术经验继承工作指导老师"，担负起培养学术经验继承人的工作；1997年，她被福建中医学院聘请为教授，其间多次被评为"临床教学先进工作者"。

20 世纪 80 年代以来，我国港澳台地区，以及新加坡、马来西亚、印度尼西亚、日本、菲律宾等国家的许多中医师纷纷慕名而来，进修中医。钟秀美还曾三次应邀到新加坡、马来西亚的中医院校进行讲学和临床教学，同时被马来西亚柔佛州中医师公会、马来西亚中华施诊所等聘为学术顾问，被《世界中医妇科杂志》编辑委员会聘为常务委员。教学中，钟秀美把自己的经验毫无保留地教给学生，赢得了海内外学生的广泛赞誉……

第五节 长者之风，学者之范

1983 年 8 月，钟秀美任泉州市中医院副院长，负责组建中医妇科。她凭借深厚的中医理论知识、丰富的临床经验和高水平的科研教学能力，带领全科室的医务人员共同努力，推动中医妇科事业发展。

在钟秀美的倡导下，泉州市中医院中医妇科积极推进中医辨证与西医辨病相结合。她常对科室医务人员说："任何一门学科的发展，都必须打破封闭模式，取长补短，中医学的发展更是如此。一切以抢救患者为第一要务，必要时要果断采用中西医结合，不要拘泥于采用中医还是西医手段，但也要注意保持中医的特色。"

在钟秀美的努力下，科室先后添置阴道彩超、阴道镜、宫腔镜、腹腔镜、骨密度仪、特种光治疗仪、生物显微镜、利普刀等专科仪器设备，加上彩色多普勒超声仪、全自动生化仪、数字 X 线机、CT 机、核磁共振仪等一大批医院共用设备，满足了临床与科研需要，实现规模效应与技术效应同步发展。

在钟秀美的带领下，科室坚持"以中为主、能中不西、中西结合"的特色，应用中医中药治疗不孕、盆腔炎、先兆流产、异常子宫出血、子宫肌瘤、乳腺疾病、痛经、围绝经期等妇科疾病均有很好的疗效，得到社会的普遍认可。患者除了泉州本地区居民以及外来务工人员外，更有大量外地及国外慕名而来的患者。同时，中医妇科学科新技术、新疗法的研究也不断取得突破，泉州市中医院妇科于 2005 年 11 月被福建省卫生厅授予"福建省级中医妇科重点专科"。

担任了行政职务的钟秀美，没有放松对学术的追求，先后在各种学术刊物上发表论文 40 余篇，学术论文多次获奖。

在治疗妇科急症上，她勤求古训而不泥古，博采众长而取其精，辨证施治独具特色，治疗效果十分显著。在妇科的经、带、胎、产等各种疑难杂症的诊治上，她形成了自己独具特色的较成熟的诊疗经验，尤其擅长异常子宫出血、痛经、子宫肌瘤、不孕等的治疗，疗效卓著。在治疗异常子宫出血、月经病、习惯性流产、妇科肿瘤的临床研究中，她以调理肾—天癸—冲任—胞宫轴为重点，脾肾共济，冲任同调，用药独到，赢得了患者的信赖。

谈起钟秀美的学术经验，弟子陈敏深情地讲述了一个故事。

1993年6月，钟秀美接诊了一位异位妊娠（宫外孕）患者。该患者31岁，已婚，来院急诊求治。接诊时，患者小腹剧痛难忍，捧腹弯腰呻吟，面色苍白，大汗淋漓。钟秀美急忙起身查看患者，在最短的时间了解了病情。获知该患者停经41日，小腹剧痛1小时，来院前一日曾自测尿妊娠试纸，提示为阳性，血压、脉搏、呼吸尚平稳，钟秀美察患者舌质暗红，舌苔白，脉弦滑，初步判断可能是异位妊娠。随后立即进行尿检、血常规检查和急诊彩超，诊断为异位妊娠（不稳定型）。由于患者拒绝住院保守治疗，并表示后果自负，在多次劝说无效的情况下，钟秀美予宫外孕方（经验方）治疗，方用桃仁10g，红花10g，赤芍10g，丹参10g，当归10g，天花粉15g，夏枯草15g，3剂，并嘱患者出现腹痛加剧并伴有头晕欲脱、大汗淋漓时应就近住院治疗。患者服药1剂后，腹痛明显减轻，阴道少量出血；服药3剂后，腹痛止，阴道仍少量出血，余无不适。复查血常规后，钟秀美继续用上方5剂，彩超检查结果为子宫正常大小，右附件有小包块，盆腔积液少许。于是，钟秀美续用上方加蜈蚣3条，7剂，患者无诉不适。续用处方：桃仁10g，红花10g，赤芍15g，丹参15g，当归10g，天花粉10g，蜈蚣2条，黄芪15g，三棱10g，莪术10g，夏枯草15g，患者经服药7剂后复查，各项指标基本正常。后用黄芪消癥丸3周，诸症除而痊愈。患者1年后备孕前遵钟秀美医嘱来院行中药保留灌肠治疗2个月，经子宫输卵管通水术提示输卵管通畅，3个月后宫内孕，足月顺产一子，母子平安。

钟秀美就是这样凭着自己扎实的中西医理论和多年的临床经验，在临诊时做到临危不乱，以最廉价而有效的治疗方法服务患者，有口皆碑，还被众多女性患者誉为"送子观音"。钟秀美和她的学术继承人的学术成果记载在泉州中医妇科的发展史册上。

1983—1986年，钟秀美应用中医药疗法治疗子宫出血及室女崩漏，其论文《功能失调性子宫出血224例临床疗效观察》《浅谈室女崩漏的治疗》分别发表在《福建中医药》《新加坡中医学报》上。

1985年，钟秀美总结了老中医傅铮辉治疗紫癜的经验，发表在《福建中医药》上。

1987年以来，钟秀美应用温养肾气法、滋肾养阴法、补肾健肾法、理气化痰法、活血化瘀法、清热通营法、清热止带法、疏肝理气法、滋肾养肝法、聚精养血法等治愈众多不孕患者。

1987—1993年，钟秀美、王秀宝、辛淑惠等对中医药治疗以异常子宫出血为主的子宫出血做系统临床研究，该科研课题获1992—1993年度泉州市科技进步奖三等奖。

1993—1994年，钟秀美负责主持中医药治疗以异常子宫出血为主的子宫出血的临床研究课题。由北京中医医院赵之华教授、北京广安门医院李光荣教授、中华预防医学会李学成教授、上海中医学院附属龙华医院李祥云教授、福建中医学院江素茵教授等组成的评审专家组对该课题给予了高度评价，该课题荣获1994年度泉州市科技进步奖二等奖。

1995年，钟秀美、陈敏、曾华彬撰写了论文《黄芪消癥丸治疗卵巢囊肿88例》，发表在《湖北中医杂志》上，弟子陈敏、王秀宝撰写了论文《钟秀美治疗输卵管阻塞性不孕症133例》《钟秀美治疗卵巢功能失调性不孕症经验》，先后在《国医论坛》《福建中医药》上发表。

1996年2月，由钟秀美、王秀宝、陈敏、曾华彬编著的《中医妇科临证备要》由中医古籍出版社出版。该书汇集了钟秀美40余年的临床经验与科研成果。钟秀美研制了宫糜散、黄芪消癥丸、生精丸、滋肾促孕散、温肾孕育散、止痒熏洗剂等6种中药制剂，广泛应用于妇科临床，疗效显著。该书荣获1996—1997年度泉州市科技进步奖三等奖、福建省医药卫生优秀科技著作科技进步三等奖。

1997年1月，钟秀美被国家中医药管理局确定为"第二批全国老中医药专家学术经验继承工作指导老师"。

钟秀美的学术成就获得同行及业界的广泛认可，曾被推举为福建省中医药

柚宁冲　水土共济

学会常务理事，福建省中医药学会中医妇科专业委员会副主任委员、名誉主任委员，福建省第四届卫生系列专业技术高级职务任职资格评审委员会委员，泉州市中医药学会会长等。

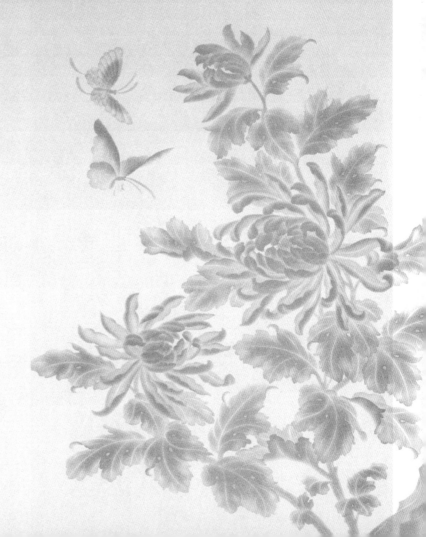

医论篇

第一章

学术特色

第一节　善学名著，博采众长

　　钟秀美的中医妇科学术思想根植于传统中医理论，在熟读中医典籍的基础上，她不断发掘、整理、继承中医学之精华，古为今用。在临床实践中，首先是注重患者的主诉，然后根据主诉和伴随症状结合舌、脉四诊合参，并结合妇检、血检、彩超的结果，使中西医诊断明确，然后根据辨证给出相应的理、法、方、药，即所谓的四诊合参、衷中参西、辨证求因、审因论治。如此处方难能可贵。其次，她在脏腑上重视肝、脾、肾，经络上则尤偏重冲任，同时强调整体观。内病外治，疗效显著，善用同病异治和异病同治，自创验方救人无数，未病先防，已病治惫，非药物治疗屡收效。

　　钟秀美认为只要是中医工作者，应该熟读经典，领悟经典的经旨，否则学无根本，基础就不固。《黄帝内经》是中医理论之渊源，后世医家虽然在理论上有所创新，形成各家之言，但其学术思想都源自《黄帝内经》。而张仲景之《伤寒论》《金匮要略》，乃临床医家之圭臬，辨证论治之大法。从事中医临床工作的人员如不读张仲景之书，则临床治无法度，依无准绳。此外，她还常常要求从事妇科诊疗的学生们善读《傅青主女科》《医学衷中参西录》《妇人大全良方》《妇科玉尺》《温病条辨》等诸家医籍，不是要求学生简单地跟随古人，而是要求更好地发掘、整理、继承中医学，古为今用。只有如此，在临床中才可左右逢源，知常达变，得心应手。她在几十年的从医经历中，对历代妇科经典不机械性地照搬。她认为古代经方不可不用，它是经验的总结；医家所说不可不信，但要拿到实践中加以验证、继承；对他人摸索出的药性配伍应熟记，把它更多应用在患者身上，创造出新的效果。她认为任何一门学科的发展，都必须打破封闭模式，取长补短，中医学的发展更是如此，所以她治病遣药，常以辨证为基础，结合自己学过西医的优势，充分利用现代诊疗技术，辨证与辨病相结合，四诊八纲与检验互参，从而提高治疗效果。在常年的诊疗中，她也发现中医的不足，即在对患者症状体征进行中医辨证时，在没有临床表现的时候，会陷入无证可辨的尴尬窘境。在很多的患者身上，症状体征及据此而来的辨证结论并不能反映疾病的全部本质，还可通过一些西医学的检查，并结合患者的病史及疾病发展演变规律，使辨证更为全面而恰当，这样更能提高临床疗效。随着时代的发展变化，妇女之生活环境已有了显著变化，因此在病理上也有了新的特点，疾病谱也随之产生许多新的变化，必须及时汲取新的西医学知识，才能得心应手地处置遇到的新型病例，解决患者的疾苦。

钟秀美在跟随傅铮辉老中医诊治一些皮肤病患者的基础上，将活血凉血法广泛应用于妇科临床，并从临床和实验两个方面探索其机制，不断完善和总结治疗血热崩漏、血热经行吐衄的有效办法。

● 一、尊经典，集众长

钟秀美精研医理，熟读经典，尤重《黄帝内经》。她根据妇科生理病理特点，强调肝脾肾并重，重视冲任带脉，从瘀论治疑难杂病，对四诊扩大发挥。

她对《黄帝内经》《金匮要略》等中医经典著作颇有研究。《黄帝内经》是中医妇科的奠基石，是中医学著作中最早的一部理论最系统、内容最全面、论述最精辟的医学经典著作。在这部著作中，对妇女的生理特点、发育、生长及衰老过程，对妇科疾病的机制、治疗等都有精辟的论述。如明确提出解剖生理特点，妇女有女子胞即子宫。尤其在《黄帝内经·素问》"上古天真论篇"中指出："女子七岁，肾气盛，齿更发长；二七而天癸至，任脉通，太冲脉盛，月事以时下，故有子；三七，肾气平均，故真牙生而长极；四七，筋骨坚，发长极，身体盛壮；五七，阳明脉衰，面始焦，发始堕；六七，三阳脉衰于上，面皆焦，发始白；七七，任脉虚，太冲脉衰少，天癸竭，地道不通，故形坏而无子也。"系统地阐述了女子生殖功能从成熟到衰退的整个过程，并指明了月经产生的机制，对妇科疾病，如血崩、不月、不孕、肠覃、石瘕和妊娠病的诊断、治疗，都有重要论述。

《金匮要略》是中医妇科学形成的标志。东汉张仲景著《金匮要略》，把一些妇科疾病与内外科疾病分开，归纳为"妇人妊娠病脉证并治""妇人产后病脉证治""妇人杂病脉证并治"3个专篇。"妇人妊娠病脉证并治"篇中精辟论述了妇人妊娠期的征象和一般常见病证的治疗，内容包括妊娠诊断、癥与胎的鉴别、妊娠呕吐、妊娠腹痛、妊娠水气、妊娠小便难、养胎和伤胎等十一节，给后世对妊娠诊断及产前诸病的治疗以很大启发。桂枝茯苓丸治疗癥，当归芍药散治疗妊娠腹痛，胶艾汤治疗妊娠下血，干姜人参半夏丸治疗妊娠呕吐，当归散养血安胎等，成为迄今不废的名方。

"妇人产后病脉证治"深刻地阐述了产后三病，即产后发热、产后郁冒、产后大便难，创立了小柴胡汤治产后感冒，疗效显著。重点论述了产后腹痛及产后中风、产后呕逆、产后下利等。

"妇人杂病脉证并治"深入地论述了妇人杂病的证候、脉象和治法，涉及范围较广，包括热入血室、月经病、带下病、崩漏、腹痛、脏躁等疾患，创制了一些疗效显著的方剂，如抵当汤治瘀血引起的经水不利，温经汤治漏下，红兰花酒治经来腹痛，甘麦大枣汤治脏躁。更为重要的是开创了妇科外治法的先河，如阴中蚀疮烂者，狼牙汤洗之；妇人阴寒，温中坐药，蛇床子散主之。

徐之才的《逐月养胎法》在当时的历史条件下，按妊娠月份编写，具有较高的参考价值，为临床治疗妊娠病及孕妇保健极为重要之书。

孙思邈的《千金要方》把"妇人方"置于全书之首，以示重视。

宋代妇科学家陈自明对妇科的主要贡献是整理总结了宋代以前的妇科理论和临床经验，奠定了中医妇科的理论基础，影响了后世中医妇科学在经、带、胎、产及妇科杂病等方面的发展。其编著的《妇人大全良方》是最完整的中医妇科专著。

钟秀美对"凡医妇人，必须调经"之说尤为推崇，在其行医中多有体现；支持金元四大家的李东恒"内伤脾肾，百病由生"的观点，特别是在临床中广泛采用补脾升阳、益气补血的治法；对朱丹溪提出的"阳常有余，阴常不足"观点也十分认同，尤为重视保护阴精。对胎前产后病的治疗，主张清热养血为主，认为"产前安胎，黄芩、白术为妙药"，对产后病则主张固正气、补气血。她通过学习经典并应用于临床取得较好疗效，如她在论文《小柴胡汤在妇科应用举隅》一文中列举应用小柴胡汤治疗妊娠高热、恶露不绝合并高热、血崩发热 3 例验案，均有寒热往来这一主症，符合使用小柴胡汤的要领即"但见一症便是，不必悉具"，故用之无不收到桴鼓之效。

● 二、不泥古，有建树

（一）阴阳学说是中医妇科理论体系的核心

《黄帝内经》奠定了中医学的理论基础，而阴阳学说更是贯穿于理、法、方、药的各个环节。《黄帝内经·素问》"上古天真论篇"指出："阴阳者，天地之道也，万物之纲纪，变化之父母，生杀之本始，神明之府也。治病必求其本。"女性属阴，阴之生成、发展必赖其阳，阳生才能阴长，所以阳是女性生长发育的内在动力和基础。《黄帝内经·素问》"上古天真论篇"指出，女子一生经、孕、产、乳，数伤于血，血属阴，故女子常处于"阴常不足，阳常有余"之状。阴伤到一定程度即会损阳，阴阳互根，故治疗上要遵"善补阳者，必于阴中求阳，则阳得阴助而生化无穷"。因此，钟秀美在治疗上尤其重视养阴，即使在阳虚、气虚等疾病的治疗上，补虚之末均以养阴调理善后，预防复发，以达阴平阳秘。

阳为动，阴为静，二者相辅相成，相互制约。因此她根据阴阳理论及妇女生理病理特点治病，以动为主，以静制动，动静结合，调其阴阳，以平为顺，达到阴阳平衡、病自痊愈之目的。

根据钟秀美的学术观点，我们以补肾活血法治疗血瘀型围绝经期异常子宫出血。传统的治疗方法是在止血的基础上促使早日绝经，但大量的临床观察发现，促绝经后，骨质疏松的发生率明显上升，而绝经后骨质疏松是危及老年妇女健康的一种常见病和多发病。导致围绝经期子宫异常出血的主要原因是妇女至围绝经期，肾气渐衰，以致肾封藏失职，冲任不固，经血不能受约而成崩漏。围绝经期异常子宫出血的证型虽为血瘀型，然而经云"经水出诸肾"，肾虚是围绝经期异常子宫出血发病的内在因素。实践证明，单纯止涩可致瘀血留滞，使离经之血不能排出，蓄积胞宫，瘀阻经络，络伤血溢。因此，强调或先活血后补肾、或攻补结合，方可取得良效。同时应强调善后复旧。补肾活血法治疗血瘀型围绝经期子宫异常出血，总结得到血瘀型围绝经期子宫异常出血患者的卵巢功能已开始下降，补肾活血法不影响止血效果，且可预防骨质疏松的发生。通过对本病疗法的分析，体现了钟秀美注重调其阴阳，以平为顺，阴平阳秘则病自痊愈的学术思想。

（二）冲任二脉与经孕息息相关

冲为血海，任主胞宫。

《黄帝内经·灵枢》"逆顺肥瘦"曰："夫冲脉者，五脏六腑之海也……"冲脉与三阴三阳取得联系，以调节及滋润温养十二经，故《黄帝内经》称冲脉为"十二经之海"。王冰称"冲为血海"，妇女以血为本，月经以血为用，冲脉盛，月事以时下，任脉主一身之阴经，为阴脉之海，凡精、血、津、液都属任脉所司；王冰称"任主胞胎"，只有冲任之气通，才能促使月经按时来潮和正常孕育。而病理上，《黄帝内经》云"任脉为病……女子带下瘕聚"，又有"冲脉不调，则女子绝孕"，诸经遗热于带脉，寒热抑郁，则赤白带下，《医宗金鉴》也有"孕妇冲任二脉受损，则胎不成实……"

临证上钟秀美治疗崩漏和不孕上常以调冲任为法。

妇科病位在冲任二脉，源于肝、脾、肾三脏，其治疗宜调肝、健脾、补肾，调理冲任。钟秀美善用左归丸、右归丸、四物汤、四君子汤、逍遥散、龙胆泻肝汤等古方，并随证加用调理冲任之品。临床常用补冲任药物如巴戟天、菟丝子、仙茅、仙灵脾（淫羊藿）、覆盆子、肉苁蓉、紫河车、鹿角霜；养冲任药物如枸杞、山茱萸、熟地黄、女贞子、桑椹、旱莲草、黄精等；理冲任药物如三棱、莪术、香附、乌药、王不留行、五灵脂、荔枝核等；通冲任药物如桃红、红花、丹参、川芎、牛膝、泽兰、五灵脂等；温冲任药物如桂枝、艾叶、小茴香、肉桂、制附子等；清冲任药物如黄芩、黄柏、知母、生地黄、栀子、龙胆草、赤芍、牡丹皮、地骨皮等。

钟秀美临床常用疏肝、健脾、补肾，调理冲任，治疗不孕。曾将40例育龄期妇女婚后同居或分娩、流产后两年以上，男方生殖功能正常，未采取避孕措施而不受孕者，按中医辨证分为肝郁型 16 例、肾虚型 20 例、痰湿型 4 例（其中湿热型 2 例），采用中药治疗取得较为满意的效果。肝郁型，治以疏肝理气，取方丹栀逍遥散加减，牡丹皮 10g、山栀 10g、当归 10g、生芍药 10g、柴胡 10g、茯苓 10g、白术 10g、茜草 10g、海螵蛸 15g。肾虚型，用补肾填精调理冲任方法治疗，药用熟地黄 15g、山茱萸 10g、山药 15g、巴戟天 10g、仙灵脾 15g、覆盆子 10g、肉苁蓉 10g、当归 10g、墨旱莲 10g。痰湿型，用健脾燥湿，理气化痰，药用涤痰汤，陈皮 10g、半夏 10g、茯苓 15g、川芎 6g、当归 10g、酒芍药 15g、白术 15g、香附 15g、甘草 3g。结果治疗最长的 6 个月经周期，最短的 1 个月经周期，平均 2 个月经周期即有效。

（三）调肝为先，顾护脾胃

元代朱丹溪所谓"一经怫郁，诸病生焉"，故有"万病不离乎郁，诸郁皆属于肝"之说。妇科疾病之肇端，多以情志所伤为因，情志因素是指喜、怒、忧、思、悲、恐、惊 7 种情志的变化，而情志所伤又以肝先受邪。肝为风木之脏，喜条达而恶抑郁，主疏理一身之气机。人体五脏之气，肺气之宣肃、心气之运血、脾气之散精、肾气之封藏，肝气之疏泄，均各司其职，五行之中，唯木有发荣畅茂之象。肝疏泄功能正常，则气血和谐，情悦体健；情志不遂，则先及肝气，肝气不舒，疏泄失司，即成病害。在临床上，诸凡内、妇科病证，溯本穷源，无不与情志不遂休戚相关，女子因抑郁忿怒，常使气滞、气逆，可致月经后期、痛经、闭经、经行吐衄、缺乳等；因忧思不解，每使气结，气血瘀滞，可致闭经、月经不调、癥瘕等；因惊恐过度，常使气下、气乱，失去对血的统摄和调控，可致月经过多、崩漏、胎动不安、堕胎、小产等。同时，肝主藏血，为经血的来源。肝贮藏充足的血液是女子月经来潮的重要保障。若肝血不足，亦可出现月经量少，甚则闭经的病变。她认为女子以肝为先天，妇科疾病的治疗，以肝、脾、肾为要，尤其是肝，因而确立了调肝为先的治疗思路。

对于妇科疾病，她在注重调肝的同时，亦非常重视脾胃，脾为后天之本，生化之源，气血是经、孕、产、乳的物质基础，有赖于脾的运化统摄。若脾脏功能失常，运化无力，统摄失权，则疾病生焉。脾主运化，有运化水谷和水液之功。脾胃水谷精微是化生血液的主要物质基础，若脾主运化水谷精微的功能失职，就会出现月经量少、产后缺乳等血虚症状；同时，脾有运化水液之功，若脾运失健，则可出现带下绵绵不绝等疾患。另外，脾主统血，有防治血液溢出脉外之功。脾司固摄，能维持人体内脏位置的相对稳定。若脾气虚，统摄乏力，就会出现月经量多、崩漏、堕胎、小产、子宫脱垂等。钟秀美也注重人的气血，气属阳，有温煦功能；血属阴，有滋养作用。"气为血之帅，血为气之母"，即气是推动血液运行的动力，血是气的来源和载体。女子经带胎产的过程往往数伤于血，数脱于气，使气血常处于相对不足状态，在临床中很多虚弱的患者是气血都虚的。因为虚弱的患者脾胃功能差，无法将食物转化为能量和水谷精微，无法使人体血和气正常运行、正常生成，这就出现了一系列相关症状，像女性气血功能更是决定其健康情况，气血紊乱非常容易干扰女性月经、怀孕及相关生理需求。故治肝的同时，重视脾胃，使木得土养则欣欣向荣，土得木助则固若金汤。

（四）补肾为本，肝肾同源

肾为先天之本、元气之根，主宰人体的生长、发育、生殖，与妇人之月经、胎孕关系甚为密切。肾藏精，主藏先天之精和后天之精（五脏六腑之精）。肾精可以化生肾气以施其用，肾气既是肾精的功能体现，又是肾精所化生的物质之气，肾精足则肾气盛，肾精不足则肾气衰，故精化气、气生精，精气互根。肾为水火之宅，元阴元阳之所在，火为元阳，水为元阴，元阳转化为气，元阴转化为精，通过肾的施泄作用，把肾中所藏之精气施泄于各脏腑，以供其生理活动之需，是各脏腑阴阳之本源。《黄帝内经·素问》"上古天真论篇"说明肾的功能在女性生理及病理方面起着关键的作用，肾气的盛衰是人体生长、发育、生殖和衰老的根本。肾主生殖，对女子的经、孕有重要的调节作用。月经的按时来潮与否与肾气盛衰有着密切的关系。对于妇科病应根据不同的年龄特点，辨证施治。青春期患者多因肾虚致肾气不固、封藏失职、开阖无度、冲任失控，所以宜补肾固冲；育龄期患者，身心都在满负荷运转，每多情志不遂，容易以情志因素为病之肇端，肝郁气滞，或经期、产后摄生不慎，蓄血留瘀，瘀血阻滞，所以宜活血化瘀，柔肝补肾；围绝经期患者，肾气已衰，天癸渐竭，此期不必强调恢复卵巢排卵功能，而着重调节和固摄冲任，治以健脾补肾，以后天养先天。肝肾密切相关，两者同居下焦，二脏俱有相火。肝藏血、肾藏精，精血同源，相互资生；肝肾与冲任之间，肝藏血、肾藏精，精化血，冲为血海，任主胞胎，胞络系于肾。肾为阴中之阴，主闭藏，肝为阴中之阳，主疏泄；肝肾同寄相火，肝为木，肾为水，水可涵木；肝木为乙，肾水为类，乙类同源。肝肾共担负着月经、孕育、分娩与哺乳等重要生理功能。女子经、孕、胎、产、乳均受肝肾所统，在生理上依赖肾气充盈、肝血旺盛。肝肾协调则经候如期，胎孕乃成，泌乳正常。在病理上，肾虚为禀赋不足，则脏腑功能、生殖功能发育不全；肝经失调则血海不充，藏血疏泄失司。肾、精、肝、血，一荣俱荣，一损俱损。故在临床上，钟秀美特别注重审察妇人肝郁之情，常常在滋补的同时加用活血行气药。

（五）平衡阴阳，活血化瘀

妇人之体，其阴阳平衡随天癸、冲任通盛及衰竭而变化，以致月经周期波动；如女子二七天癸至，冲任通盛，月经来潮；四七筋骨坚，发长极，身体盛壮；七七天癸竭，任虚冲衰，地道不通。故体内之阴阳平衡，是随天癸、冲任、脏腑盛衰的不同阶段，而保持低、高、低水平的动态平衡。

经前期、经行期及经净后三期女子经过阴血聚下、血泻和生血的过程，体内处于动态的阴阳平衡中，由于月经每月应潮，故"妇人之生，有余于气，不足于血，以其数脱血也"。说明了妇人生理的特点，经前期阴血聚下，脏腑先虚，经脉壅盛，依人之体质，轻则仅见一般症状，重则发为经前诸症。

经前常见的小腹胀满、腰酸体倦、胃纳欠佳、乳房微感发胀，以及性情急躁等，皆因经来之前阴血聚而下达血海，蓄于胞脉，因人之血有其常数，盛于下则机体血分常感不足，因气血流注于下，冲任起于胞中，血流薄疾，经脉壅盛所致。若冲脉气盛，上犯阳明，胃失和降，可见呕恶。如肝失疏泄而致经脉壅阻，可见乳房、乳头、胸胁及小腹胀痛，烦躁易怒等。

脏腑先虚，经脉壅盛，五气先夺，情志失调，或怒、或悲、或恐，情伤见矣；阴虚之体虚热上冲，灼伤脉络，则为吐衄，蚀于口腔，则为发痱；阴常不足，阴虚内热，虚热内发；正虚邪侵，表热可见；热盛毒蕴，透发于外，则生疔肿；阳气不足，经脉不利，则关节疼痛。

辨证时要抓住特点，谨守病机，以诸症表现为重点，又需结合经、带、痛而论治经前诸症。在经，则有期、量、色、质之辨；在带，则有量、色、质、味之异；在痛，则有部位、痛性、时间之别。皆常为诸症病机分析之佐证。同时，应以八纲辨证为准绳，经前诸症多为虚实错杂，尤以本虚标实居多。

妇人一生以血为用，而血又关乎于气、关乎于热、关乎于寒。气滞则血瘀，热则迫血妄行而成离经之血；寒则血凝，终致血瘀。故瘀血是妇科病的最终病理。故钟秀美常以活血化瘀治疗妇科病，只要体不虚均可使用；对体质虚者，或兼益气，或兼养血。

（六）组方严谨，善用药对

钟秀美用药严格遵循传统的中医辨证论治宗旨，结合西医学的理论与检测手段，力求辨证与辨病相结合，组方用药严谨精良，重视标本兼治，重视气血的变化，以及精神情志与疾病的关系。她遣方力求药力适度，直达病所，中病即止，且组方简捷，或二味成对，或三四味成组，药精不杂，丝丝入扣。故每临证取 10~12 味药，剂量轻者 3~5g，重者 12~20g，反对杂乱无章，药物堆砌，甚至相互抵消，亦防劫阴、耗气、伤肝、碍脾之弊。她自创的"黄芪消癥丸"也就 10 来味，疗效显著。

◆ 三、从医治病的整体观

在治疗上，首先强调中医的整体观。整体观是中医的基本观念，它的核心思想就是要整体地、全面地认识人体及人与自然界的相互关系。它揭示了人体的统一性及人与自然界辨证统一关系的基本规律。中医理论正是在整体观念的基础上形成和发展起来的，它贯穿在中医学的各个方面，又普遍地指导着中医各科的临床实践。

中医学关于人体统一性的认识体现在妇科方面，首先是要以相互联系的观点，全面地、整体地认识妇女的生理特点和病理变化。例如，妇女在解剖上有胞宫，是行经和孕育的器官，因而在生理上有月经、胎孕、产育和哺乳等不同于男子的特点。胞宫除与脏腑十二经脉互相联系外，与冲、任、督、带各脉，特别是与冲、任二脉的关系更为密切。又由于经、孕、产、乳的物质基础是血，而血的生成、统摄和运行又有赖于气的运化和调节。而气为肺所主，肺朝百脉，输布精微，下荫于肾。因此，经、孕、产、乳各方面的疾病都不只是胞宫局部器官的病变，而是机体在致病动因的作用下的整体反应。因此，对于妇科疾病的探讨，必须从整体出发，既要了解邪中何经、病在何脏，又要重视脏腑、气血、冲任二脉之间的相互影响，以找出病机转变之所在，切忌只着眼于某一因素，而忽略了由此引起的其他因素。例如，肝气郁结可以导致气血失调，影响冲任。肝的功能失常可以产生经、带、胎、产方面的疾病，又能影响脾胃的消化吸收功能。致使气血生化之源匮乏，加重疾病的发展，所以在治疗上就不仅要疏肝解郁以调经血，还需要兼理脾胃以滋化源，甚至还要以调理脾胃为主。很多妇科疾病往往能通过调理脾胃取得疗效，例如某些慢性胃肠疾患，如消化不良、慢性腹泻、慢性痢疾等，常能导致月经不调，在治疗上常以调理脾胃为主，虽不治血，而经自调。

整体观的另一个方面，是人体与自然的对立统一。疾病的发生是由于正虚邪侵，即所谓"邪之所凑，其气必虚"，而自然界四时气候的变化对疾病的发生、变化、预后和转归都有一定的影响。在诊治妇科疾病时，要掌握季节和气候的转变条件，进行调治。如寒凝血瘀型痛经在冬季病情加重，而夏季则病情减轻，甚至痛止。

第二节　妇科疾病，重肝脾肾

● 一、女子以肝为先天

肝藏血，主疏泄，性喜条达舒畅，在妇科病中占有重要地位，故有"女子以肝为先天"之说。肝与冲任二脉通过经络互为联属，肝之生理功能正常，则藏血守职，气血调畅，冲任通盛，月经得以时下，经、孕、产、乳皆正常。女子一生中经、孕、产、乳数伤于血，又善怀多郁，而肝经绕阴器而抵少腹，挟胃、贯膈、布胁肋，经乳上巅，因此，肝经与因盘踞而汇集于小腹之奇经八脉能互相影响，女子的生长发育与生殖功能，以及乳头、乳房疾患亦常与肝经有关。

肝之主要功能为主疏泄、藏血，体阴而用阳。

肝主疏泄是指肝具有疏散宣泄的功能，对气机的调畅有重大作用，人的精神意识活动，除了由心所主外，与肝的关系也很密切，此外肝还能协调脾胃之气的升降，影响胆汁的分泌，是保持脾胃正常消化功能的重要条件，《血证论》云："木之性主于疏泄，食气入胃，全赖肝木之气以疏泄之，而水谷乃化。"肝还有通利三焦、疏通水道的作用。

肝藏血是指肝脏具有贮藏血液和调节血量的功能，人卧则血归藏于肝，有余则下注于血海，故有"肝司血海"之说，肝的疏泄与藏血的功能，调整着血海的蓄溢有常，使月事如期，故能有子。

肝体阴而用阳，说明肝藏血与疏泄功能相互为用。

"女子以肝为先天"一语古人早已言及，曾首见于清末名医叶天士《临证指南医案》一书，其学生秦天一在叶氏治月经病医案的结语中指出："奇经八脉固属扼要，其次最重调肝，因女子以肝为先天，阴性凝结易于拂郁，郁则气滞血亦滞。"女子以肝为先天的说法实上宗《黄帝内经》"肝为将军之官，谋虑出焉"的论述。其后金元四大家的刘完素指出"妇人童幼天癸未行之间皆属少阴，天癸既行皆以厥阴论治，天癸既绝乃属太阴经也"。

自《黄帝内经》始，历代医家对妇科病的诊治重肝者众，因女子以血用事，血又关乎气，经、孕、产、乳等病无不与气血有关，肝体阴而用阳，主血又主气，正合其意。

患者若情志不畅，肝气郁结，气滞血瘀而致月经不调、痛经、不孕、乳癖、癥瘕等，治当疏肝理气，活血祛瘀，常用逍遥散、柴胡疏肝散等方。血瘀疾病加失笑散；乳房胀痛常加夏枯草、青皮、路路通等；肝郁化热则加牡丹皮、炒栀子。钟秀美治病，在脏首重在肝，钟秀美治疗不孕，重在疏肝，指出了疏肝在妇科疾病治疗中的重要地位。情志所伤，肝气郁结，疏泄功能失常，影响下丘脑—垂体—卵巢轴而抑制排卵。钟秀美常用柴胡、郁金疏肝解郁，当归、白芍养血柔肝，茯苓、白术健脾益气，以资气血生化之源，如此肝郁得除则气机顺畅，同时辅以精神安慰，使其平心定气，舒情畅怀，以养其血、行其用，自能摄精成孕。但肝为刚脏，体阴用阳，故疏肝解郁不可一味依靠辛燥劫阴之品，否则易造成肝郁化燥、气郁化火的病理变化，具体如下。

1. 肝郁化火

常见月经先期、崩漏、经行吐衄、经行头痛、阴痒、带下病等，常用丹栀逍遥丸、龙胆泻肝汤等，常用药有龙胆草、炒栀子、牡丹皮、黄芩、柴胡、夏枯草等。

2. 肝阴血虚

肝为藏血之脏，女性一生经、孕、产、乳数伤于血，血常不足，阴血同源，往往阴血两虚多见，常见有月经量少、闭经、不孕、经断前后诸证等，常用杞菊地黄汤、归脾汤加减等，常用药有枸杞子、杭白菊、女贞子、山药、何首乌、山茱萸、白芍药、熟地黄、桑椹等。

3. 肝气郁结

肝为将军之官，其性刚强，故应疏泄条达，以柔和为顺。若素多抑郁，或暴怒伤肝，可使肝的疏泄功能失常，以致肝郁气滞，血行不畅，胞络受阻，临床可见经行乳胀、痛经、闭经、产后缺乳、月经后期等，常用逍遥散等，常用药有柴胡、白芍、当归、茯苓、白术、生姜、薄荷、甘草等。若肝郁日久化热而肝火亢盛，火热之邪下扰冲任血海，迫血妄行，临床可见月经先期、月经过多、经期延长、崩漏、经行吐衄，或产后乳汁自出诸疾。肝气犯胃，经前、孕期冲脉气盛，夹胃气上逆，可发生经前呕吐、妊娠恶阻，常用苏叶黄连汤，常用药有紫苏叶、陈皮、竹茹、黄连、姜半夏、乌梅等。

4. 肝经湿热

肝郁乘脾，脾失健运，湿从内生，湿郁化热，湿热之邪下注任、带，使任脉不固，带脉失约，可发生带下病、阴痒。湿热蕴结胞宫，或湿热瘀结，阻滞冲任，冲任不畅，发生不孕、盆腔炎等，常用萆薢渗湿汤，常用药有萆薢、薏苡仁、黄柏、茯苓、牡丹皮、苍术等。

5. 肝阴不足

肝藏血，体阴而用阳，阴血足才能柔润以养肝；若肝肾阴虚，或失血伤阴，或热病伤阴，肝阴不足，冲任失养，血海失充，可致月经过少、闭经、不孕等；肝血不足，经前、经时、孕期阴血下注冲任血海，阴血益虚，血虚生风化燥，发生经行风疹团块、妊娠身痒，常用知柏地黄汤加减，常用药有知母、黄柏、泽泻、何首乌、女贞子、枸杞等。

6. 肝阳上亢

肝血素虚，经前或产后阴血下聚冲任、胞宫，阴血益亏，可致肝阳上亢，呈虚火亢盛之象，临床可见经行头晕、经断前后诸证、妊娠眩晕、先兆子痫等，进一步发展至热极生风，肝风内动，可导致妊娠痉症、产后痉症、子痫等。常用龙胆泻肝汤，常用药有龙胆草、柴胡、泽泻、车前子、木通、生地黄、当归等。

肝是人体很重要的脏器之一，虽然"肾为先天之本""脾为后天之本"说明机体功能的物质基础来源于脾肾，但对于生老病死过程中功能的维持和调节，肝脏则是枢纽，肝脏的健康保证了机体的气血调和、阴阳平衡。

《黄帝内经·素问》"五脏别论篇"称胞宫为奇恒之腑，"脑、髓、骨、脉、胆、女子胞……名曰奇恒之府"。《难经·三十六难》曰："命门者，诸神精之所舍，原气之所系也，故男子以藏精，女子以系胞，其气与肾通，故言脏有六也。"胞宫有络脉与肾相通，并赖肾气以维系，《黄帝内经·素问》"奇病论篇"曰："胞络者系于肾。"

天癸是肾气盛实的产物，具有生殖的功能，也具有促使冲任通盛和调节月经的作用，天癸之源在于肾。

肾为冲任之本，冲任二脉属于奇经，同起于胞中，是气血到达胞宫的通道，又与经孕息息相关，肾脉与冲脉合而盛大，为太冲脉，任脉为阴脉之海，在经络交通上，冲任皆有会穴与肾经直接交会，故徐灵胎认为冲任隶于肝肾，冲任二脉在女性生理中起着非常重要的作用，但它们的特殊作用皆受肾的主导，其作用的发挥取决于肾气的充盛，王冰注《黄帝内经·素问》时说："任脉冲脉奇经脉也，肾气全盛，冲任流通，经血渐盈，应时而下。"钟秀美治疗经、孕诸症时常在辨证的基础上用补肾治法。

肾藏精化气，寓元阴元阳，是维系人体阴阳的本源。《景岳全书·命门余义》指出："五脏之阴非此不能滋，五脏之阳，非此不能发。"说明肾脏是五脏六腑之本，它与生殖有关，主司生长、发育、生殖，为"先天之本""生命之根"，在女子的经、孕、产、乳中起重要作用。

肾主藏精而寓元阳，为水火之脏，主生殖而系胞脉，与妇人之月经、胎孕关系甚为密切。肾藏精，精是构成人体生命的基本物质。先天之精，禀受于父母，肾精之气使人开始成熟，特性、特征和生殖能力也逐渐表现出来，肾气始退之后，"任脉虚，太冲脉衰少，天癸竭，地道不通，故形坏而无子也"。肾在妇科中占有极其重要的地位。在治疗疾病时，钟秀美特别重视对肾的调节。而肾又可分为肾阳、肾阴，二者的相互协调维持着机体的生理常态。

肾阳为真阳，对各个脏器起着推动、温煦的作用。肾阳不足则由于命门火衰而致气化失常，上不能温养脾阳，下不能温煦胞宫，故临床上可见月经后期、经行量少、经行泄泻（宫寒）、不孕；肾阳不足不能温化水湿，水湿泛滥可见经行浮肿、妊娠子肿、经断前后诸证等。同时，可出现神疲乏力，形寒肢冷，腰膝冷痛，面色少华或畏风自汗，小便清长或遗尿失禁，舌质淡胖、边有齿痕，脉沉迟无力。

肾阴为真阴，对机体各脏腑组织、器官起着滋养、濡润作用。肾阴不足则由于精血之亏损而致胞脉失养，血海（胞宫）不充，经血不能按时而下，故在临床上可见月经后期、月经过少、闭经、不孕；肾虚冲任不固胎失所养可致胎漏、胎动不安、滑胎等。同时，可伴有五心烦热或面红、头晕目眩、盗汗、失眠、腰膝酸软、足底疼痛、舌红少津或裂或剥、脉细数。

若肾阴阳二者皆虚，在青春发育期出现月经迟发（子宫发育不良）、月经先后无定期或月经稀少（卵巢功能低下）、原发性闭经（幼稚型子宫），在育龄期可出现继发性闭经（卵巢早衰）。

肾为先天之本，关系着生命的起源，以及生老病死等一系列重要问题，在妇科临床上，不少疾病与肾的盛衰密切相关。根据西医学的研究，肾与生殖、泌尿、中枢神经、消化、内分泌腺（肾上腺、垂体、甲状腺、性腺）等系统有着千丝万缕的联系，因此，钟秀美极为赞同对肾的治疗"只补其不足，不伐其有余"。常用的补肾药有温补肾阳药，如紫石英、淫羊藿、巴戟天、肉苁蓉、川续断、狗脊、杜仲、肉桂、胡芦巴；滋补肾阴药，如枸杞子、菟丝子、女贞子、墨旱莲、制黄精、生地黄、熟地黄、山茱萸；补肾血肉有情之品，如鹿角片、阿胶、龟甲、鳖甲、紫河车；促排卵药，如当归、白芍、路路通、皂角刺、仙茅、仙灵脾等。

◆ 三、脾为后天之本，气血生化之源

脾与胃相表里，脾胃功能正常与否，也是妇女生理病理特点的主要反应之一，正如薛己所说："血者水谷之精气也，和调五脏，洒陈六腑，在男子则化为精，在妇人则上为乳汁，下为月水，故虽心主血，肝藏血，亦皆统摄于脾，补脾和胃，血自生矣。"但脾与胃的生理特点又有所不同，而用药则宜顺应其

性。《黄帝内经·灵枢》"决气"云："中焦受气取汁，变化而赤，是谓血。"脾与胃互为表里，足阳明胃经下行，与冲脉会于气街，故有"冲脉隶于阳明"之说，《女科经纶》引程若水说："妇人经水与乳，俱由脾胃所生。"血脉充盛则下注冲任而为经水，钟秀美治疗妇科病，不仅重视肝肾，同时亦强调脾的作用。

《黄帝内经》云"劳者温之，损者益之"。脾统血，为气血生化之源。在临床中遇到因中气不足，冲任不固而致病的，拟方选黄芪补气助阳升提，与党参大补元气，二药协同，补气摄血；炙甘草补中益气，善调脾胃不足，补三焦之气，白术健脾燥湿，"为脾脏补气第一要药"；当归身补血调肝，与参芪配伍，补气能生血，补血能守气，还能滋养脾阴；陈皮理气健脾；升麻升提阳气，又可清热凉血解毒，柴胡疏达肝气，二药与益气健脾药相配，能鼓舞胃气，使清阳上升，又助参芪以升举，除气虚之邪热。钟秀美治疗崩漏善用补中益气汤而少用归脾汤，她认为归脾汤偏温，易助热动血，而地处闽南，用补中益气汤更能奏效。

如脾司中气，其性主升，又为阴土，易损阳气，故治脾应针对其特点，用药多以温阳、益气、升清、化湿、辟秽等法为主。温阳药如炮姜、艾叶等；益气药如党参、黄芪、白术、白扁豆等；升阳药如柴胡、葛根、升麻等；化湿健脾药如苍术、厚朴、半夏、陈皮、薏苡仁、藿香、佩兰等。常用方剂如补中益气汤、参苓白术散、升阳益胃汤等。而胃主受纳，其性主降，又为阳土，其性主燥，最易受热邪影响而耗伤胃津，故治胃之法多以和胃降逆、清热养阴为主。前者如半夏、竹茹、枳壳、佛手、紫苏梗等，后者如沙参、麦冬、石斛、知母、黄连等。常用方如温胆汤、左金丸、麦门冬汤、沙参麦门冬汤等。

脾与肝的关系甚为密切，脾主运化可散精于肝，肝主疏泄可助脾胃之升降，在病理上肝病可以传脾，脾病也能及肝，故治脾又宜兼疏肝，以期土木相安，和平与共。如脾虚所致月经不调、痛经、闭经等，见有面色淡黄，精神倦怠，心悸气短，食少腹胀，大便溏薄，甚则肢面浮肿，舌淡苔白等，常用四君子汤加当归、川芎、柴胡、香附等，培土疏木，或用逍遥散加党参、扁豆等从肝治脾。又如白带异常，多因脾虚气郁、湿热下注所致，故缪希雍说："白带多是脾虚，肝气郁则脾受伤，脾伤则湿土之气下陷，是脾精不守，不能输为营血而下白滑之物。"钟秀美治白带异常常用理气化湿之法，调肝以治脾。如以白术、茯苓、车前子、半夏、陈皮等燥湿健脾，加当归、柴胡、香附、木香等疏肝解郁，每每收到较好的治疗效果。

脾与肾在生理、病理上关系也十分密切，如脾胃的升降纳运功能，必得肾阳命火的温煦作用，才能得以不断运行。倘肾阳不足，火不生土，则可导致脾胃升降失司；反之脾阳久虚也必累及肾阳不足，故治脾尚须兼予温肾。如子宫脱垂多因脾虚下陷、清阳不升所致，其以补中益气药加巴戟天、杜仲、续断等益气补肾药每获效果。又如脾不统血之崩漏，其以举元煎加减治疗，药加人参、黄芪、白术等补气培元固冲；阿胶、熟地黄、枸杞子、女贞子等养血止血；并以杜仲、川续断、菟丝子、山茱萸等益肾之品，从肾治脾，以期脾肾相生，效果更好。

脾为后天之本、气血生化之源，气、血是经、孕、产、乳的物质基础，赖脾的运化统摄。若脾脏功能失常，运化无力，统摄失权，则疾病生焉。肾为先天之本，藏精主生殖，是机体活动的原动力，肾脏的盛衰关系到人体各脏的生理活动及病理变化。若肾精虚、肾气弱，则常衍成崩漏、闭经、滑胎及不孕诸疾，然先天之肾有赖后天之脾的滋养，而后天之脾亦靠先天之肾以温煦，病理上二者相互影响，临床上脾肾两虚者多见。因而钟秀美主张脾肾同治，既重视补益阳气，又注重滋养阴液。

钟秀美治疗妇科疾病不仅重视肝、脾、肾三脏，而且还注重三脏在生理活动中的协调作用。其一，肝肾同源，肝主藏血，肾主藏精，肝血有赖于肾精的滋养，肾精也不断得到肝血所化之精填充，精血同源；肝主疏泄，肾主闭藏，一开一合，使血海蓄溢正常。经云"肾藏精，肝藏血"，冲为血海，女子以血用事，经、带、胎、产无不与血有关，故曰治精在肾，治血在肝。其二，脾肾相资，脾乃气血生化之源，为后天之本，肾主藏精气，为先天之根，脾主运化，须借助肾中阳气的温煦，肾藏精气有赖于脾气化生精微的不断补充，因此，脾与肾、后天与先天，是相互资助，相互促进的，精血充盈，则冲任通盛，月事如期，胎孕正常。如脾虚痰湿内盛、肾虚无以摄精成孕之多囊卵巢综合征，症见月经稀发或闭经、不孕、多毛、双侧卵巢对称性增大等，临床多采用健脾祛湿补肾调经法治疗。

总之，妇科经、孕、产、乳皆与肝、脾、肾关系密切，尤其肝体阴而用阳，且肝司血海，统司经水疏泄，肝经络阴器，故在女子有肝为先天之说，调肝即疏肝和养肝，为妇科重要治则之一；脾为经血生化之源，肝脾为病，经水失去藏生，则无以维持经水满溢；肾为先天之本，主藏精，主生殖，肾为水火之脏，藏真阴而寓真阳，肾中精气最忌耗伤，故肾多不足，治多补肾，或滋肾阴，或补肾阳，或固肾气。钟秀美治病颇具特色，对妇科病机探索，极重肝、脾、肾三脏。处方用药量不在于多，仅十余味；味不在于浓，大多清淡。但配伍严谨，补阴之时兼顾扶阳，养血之时不忘理气，疏肝之时考虑培土（脾）滋水（肾），以求阴生阳长，阴平阳秘。在具体治疗上，钟秀美对月经不调、不孕创立了自己的一套中药周期序贯疗法。

第三节　四诊合参，衷中融西

妇科病不仅要重视其生理病理特点，还要注意妇科疾病的病史采集，妇科病史具有特殊性。临证注重望、闻、问、切四诊，同时将西医的妇科检查融入中医的四诊中，以发挥和扩大中医学四诊在妇科的内容，以更直接的观察手段，更全面地完成病史的采集。不仅要重视全身的状况，还要注意局部的情况。

一、望诊

根据妇科病的特点，望诊除观察患者的神志、形态、面色、唇色、舌质、舌苔外，还应特别注意观察月经、带下和恶露的量、色、质的变化。

1. 望月经

观察月经量、颜色、性质。一般而论，经量多、经色淡红、质稀，多为气虚；经量少、色淡暗、质稀，多为肾阳虚；经量少、色淡红、质稀，多为血虚；若经量多、色深红、质稠，多为血热；经色鲜红、质稠，多为阴虚血热；经色紫暗、有血块，多为血瘀；经量时多时少，多为气郁。

2. 望带下

观察带下量多少、颜色、性质是带下病诊断及辨证的主要依据。若带下量多、色白质清多为脾虚、肾虚；带下量少、阴道干涩，多为津液不足；带下色黄、量多质黏稠，多为湿热；带下色赤或赤白相兼，或稠黏如脓，多为湿热或热毒。

3. 望恶露

产后望恶露量之多少、颜色、性质亦是产后病辨证的重要内容。若恶露量多、色淡红、质稀，多为气虚；色红、质稠，为血热；色紫暗、有血块，多为血瘀；色暗若败酱，应注意是否感染邪毒。

4. 望阴户、阴道

主要观察阴户、阴道形态、肤色。若见解剖异常者，属先天性病变。若有阴户肿块，伴红、肿、热、痛，黄水淋漓，多属热毒；无红、肿、热、痛，多属寒凝；阴户皮肤发红，甚至红肿，多属肝经湿热或虫蚀；阴户肌肤色白或灰白、粗糙增厚或皲裂，多属肾精亏损，肝血不足。若阴户中有块脱出，常见于子宫脱垂或阴道前后壁膨出。

5. 望舌质、舌苔

舌质淡红，多为血虚；舌质红，多为有热；舌质红绛，多为血热；舌质暗红或舌质边尖瘀斑，多为血瘀。

◉ 二、闻诊

闻诊包括耳听声音、鼻嗅气味两个方面。

1. 听声音

声音低而细为气虚，时时叹息嗳气为气郁。妊娠期声音低哑或不能出声为妊娠失音。分娩时不断呵欠，为脱血、夺气、虚脱之兆。

2. 嗅气味

闻分泌物如月经、带下、恶露气味及体味。粗分如带下秽臭者为实热证；带下无味者为寒证或虚证。细分如带下清稀、色白、无味为寒湿或脾肾两虚；带下腥臭色黄或黄绿为湿热下注等；经血秽臭者为热，阴道出血或带下伴有奇臭者，多为恶性肿瘤；带下有臭秽气者多为湿热；妊娠恶阻时口出烂苹果味者为酸中毒；妊娠之后胎动消失，腹不增大，口有臭气者，多见胎死腹中。

在闻诊中，如患者语音低微者，多属中气不足；寡欢少语，时欲太息，多属肝气郁结；声高气粗，甚或语无伦次者，多属实证、热证；嗳气频作，或恶心呕吐者，多属胃气上逆、脾胃不和；喘咳气急者，多属饮停心下，或肺气失宣。口气臭秽，多属血热或湿热蕴结；口气恶臭难闻者，多属邪毒壅盛，或瘀浊败脓等病变。

钟秀美临床上对月经病、带下病尤其在望其分泌物之颜色、形状以判别寒热虚实，但是宫颈疾病、子宫内膜病变等更多结合妇科检查、宫颈癌筛查及阴道彩超，甚至是宫腔镜检查，以明确诊断，减少漏诊、误诊。然后再根据病情需要或中药治疗或中西医结合处理，有一部分病例在妇科检查中或通过超声波影像学检查获取。她临证特别强调中西医诊断一定要明确，方可处方用药。临床中若不结合望诊和闻诊，并配合化验检查，从而对症治疗是难以获效。

◆ 三、问诊

钟秀美特别注重妇科的问诊技巧。

1. 问年龄

如青春期女子肾气初盛，天癸始至，冲任功能尚未稳定；中年妇女因经、孕、产、乳耗伤气血，使肝失血养，情志易伤；老年妇女肾气渐衰，冲任衰少，脾胃易虚。年龄差异所导致疾病也不同，如青春期女子易患月经失调；中年妇女易患带下病、崩漏及胎产诸疾；老年妇女易患经断前后诸证，肿瘤亦相对高发等。

2. 问主诉

了解患者最感痛苦的症状、体征及持续时间，这也是患者求诊的原因。如月经失常、发热、腹痛、带下异常、阴痒、腹部包块、阴疮、胎孕异常、不孕、经行不适、产后异常等。她强调主诉要贴切，主诉既是估计疾病的范围、类别和病情的轻重缓急的依据，也是认识、分析和处理疾病的重要依据。

3. 问现病史

围绕主症询问发病诱因，疾病发生发展过程，检查、治疗情况和结果，目前自觉症状等。她尤其重视腹部的问诊，如主诉腹痛3日，需了解腹痛诱因，发生时间（月经前后、经期、月经中期或孕期产后时日），腹痛是突发性还是循序性，腹痛部位（妇科疾病之腹痛大多位于下腹），以便与阑尾炎、肠道疾病相鉴别，妇科疾病常出现腰酸。腰为肾之外府，带脉之所循，冲、任、督三脉均受带脉之约束以维持其正常功能。因此，询问腰部的情况，可以了解冲任及肾气的盛衰。

4. 问月经史

需询问月经初潮年龄，月经周期，月经持续时间，经量多少、经色、经质稀或稠或有无血块、气味，末次月经日期及伴随月经周期而出现的症状（如乳房胀痛、头痛、腹痛、腹泻、浮肿、吐衄、发热等）。中老年妇女应了解是否绝经和绝经年龄，以及绝经后有无阴道出血、骨质疏松症状。育龄期强调问避孕方法，如血色暗红、夹血块，多为血瘀；经血量少、色淡、质稀，多为血虚；伴头晕气短，动则尤甚，则为气虚或气血两虚。

5. 问带下史

了解带下量多少，带下颜色（如白色、淡黄、黄色、赤色或脓性等），带下性质（稀薄、黏稠），气味及伴随症状。带下量多、质稀、色白，多为脾虚湿盛；带下色黄、有味或阴痒，则多为湿热下注。

6. 问婚育史

需询问婚姻状况是未婚、已婚或再婚。若未婚者，应了解有无性生活史、人工流产史；对已婚者，需了解性生活情况、妊娠胎次、分娩次数，以及有无堕胎、小产、人工流产。孕妇应了解妊娠过程，有无妊娠疾病（如胎漏、胎动不安、妊娠肿胀、头晕、恶阻、子痫等）。

7. 问产后

询问分娩情况，有无难产、产后出血量多少，输血与否。若有产后大出血、昏厥史，可使气血亏损而影响月经，甚则闭经。了解恶露量多少、颜色、性质、气味，有无产后疾病史，以及避孕情况。

8. 问既往史

有针对性地了解与当下疾病有关的既往病史、个人与家族史。

在问诊中，中国妇女深受封建意识、传统观念影响颇深，有些患者对疾病难以言表，甚至对医生持保守态度，因此钟秀美强调诊病时要耐心细致地做患者的思想工作，解除患者的思想顾虑，方可取得准确的病史资料，以免延误病情，同时还要了解就诊前在院外的诊疗情况。

◆ 四、切诊

1. 脉诊

脉象是中医辨证的一个重要依据，对分辨疾病的原因、推断疾病的变化、识别病情的真假、判断疾病的预后等都具有重要的临床意义。钟秀美重视患者的脉象变化，强调切脉要做到三步九段，才能全面反映病情。

决定脉象的内源性因素主要是前面提到的血、脉等方面。决定脉象的外源性因素有地理、气候等。气温降低时，血管收缩、变细，血流会减慢；气温升高时，血管舒张、变宽，血流会加快，脉象就出现了相应的变化。哪怕是外界环境微不足道的变化，在脉象上都可能会出现明显的变化。如果在生理的调节范围内，是正常的脉象；超过生理范围，就是病态的脉象。由于干扰，脉象有时就不准确可靠了，在这时，经验显得尤其重要，诊脉技艺高超、经验丰富的中医大夫可以较准确地发现病变。

2. 腹诊

妇科切诊有别于临床各科，她临证不仅重视脉诊，同时重视腹诊，在腹部的切诊中融入西医妇科检查，丰富和扩大了中医学的腹诊内容，提高诊断水平，以明确诊断，提高疗效。她认为妇科切诊除了切小腹和少腹是否有压痛或反跳痛，更重要的就是妇科双合诊检查，即妇科检查。

腹诊时，主要观察腹壁的紧张度、弹力及有无压痛、癥瘕等，或已婚育有性生活史者可通过妇科检查了解子宫大小、软硬程度，卵巢肿物或附件压痛等。她临证常根据不同的目的，而有不同的侧重检查，如痛经和癥瘕应按其小腹是否有肿块，如有则通过切腹或妇科检查掌握肿块大小、形状、软硬程度、活动度及喜按拒按等以辨别其性质。如按之坚硬、推之不移、按后疼痛加剧，多为实证、血瘀证；如按之有包块、推之可移，多为气滞；同时还应注意包块与妊娠的关系。

钟秀美不仅重视和扩大了望、闻、问、切四诊的内容，而且注重四诊合参。她认为只有这样才能更全面地、系统地了解病情，做出正确判断，从而指导临床用药，并取得较好疗效。

一、妇科病的成因

妇科病在临床上发病率高、患病群体多。尤其是已婚女性，因各种原因导致妇科病的情况时有发生。中医认为，妇科病的病因病机有如下几点。

（一）淫邪为病

淫邪是指六气，即风、寒、暑、湿、燥、火。这些本来是自然界四季气候的正常变化，但如太过、不及或不应时而至，就成为致病因素。导致妇科病的因素，以风、寒、热、湿为主。

1. 风

有外风和内风之分，为百病之长，风邪变化极快，风邪导致妇科疾病，常与寒邪或热邪相会，损伤冲任为病。外风可分两种，一为风寒外来侵袭，可导致产后发热；二为风寒侵袭胞宫，损伤冲任，而发生月经病、带下病、癥瘕等。内风包括肝风内动，可导致妊娠眩晕、子痫等，也包含血虚生风，可产生阴痒、经断前后诸证等。

2. 寒

寒为阴邪，收引凝涩，易伤阳气，影响气血运行。若外感寒邪，过食生冷，或冒雨涉水，血为寒凝，可出现月经后期、痛经、闭经等，若机体阳气不足，寒自内生，脏腑功能失常，可出现带下病、痛经、不孕等。

3. 热

热为阳邪，耗气伤津，每易伤血。若感受热邪，感染邪毒，五志过极化火，过服辛热助阳之品，均致阳热内盛；或素体阴分不足，阳气偏盛，以致阴虚生内热，热盛则迫血妄行，可出现月经先期、月经过多、经行吐衄、崩漏、胎动不安、产后发热等。

4. 湿

湿为阴邪，重浊腻滞，阻塞气机。若因感受水湿，或脾肾阳虚，水湿内停，可出现带下病、妊娠呕吐、妊娠肿胀等。

（二）情志为病

情志分七情，分别为喜、怒、忧、思、悲、恐、惊，属情志致病因素。在七情之中，忧思郁怒、惊恐等更易引起妇科病。

妇女受到过度的精神刺激，可引起机体阴阳失调，气血不和，脏腑功能失常而发病。对这类病，用药物治疗的同时，要使妇女心情舒畅。

（三）其他因素致病

1. 饮食失节

若饥饱无常，过食甘肥，饮食偏嗜，或寒温失宜，均可损伤脾胃，引起诸病。如过食辛辣助阳之品，可致月经失调、月经先期、月经过多、经行吐衄、胎动不安等；过食寒凉生冷食物，可引发痛经、闭经、带下病等。

2. 劳逸过度

劳动是有益而不可缺少的活动。但妇女在月经、妊娠、产育期间劳动要适度。如孕期持重过劳，易致胎动不安、堕胎、小产；反之，过度安逸，气血凝滞，易成滞产。产后持重，操劳过早，易致子宫脱垂。

3. 房劳多产

妇女若先天不足，或早婚、房事不节、产多乳众，均可损伤肾气，耗伤气血，引起月经病、带下病、胎动不安、堕胎小产等。

4. 跌倒损伤

妇女在经期、孕期不慎跌倒损伤，易致崩漏、胎动不安等。

5. 宫内节育器不适

如放各种节育器不适应或移位，易导致月经过多或先期、崩漏等。

◆◇ 二、妇科病的辨证施治

钟秀美一贯强调：在辨证的同时，更要重视"辨证求因，审因论治"原则。她在《黄帝内经》"治病必求其本"的思想指导下，灵活运用脏腑辨证、六经辨证。

她遵循古训，认为辨证求因具体表现为每个病都有引起该病的病因，再根据该病因辨证施治，这也是中医治病的根本原则。如崩漏（异常子宫出血）一病有因气虚，有因血瘀，有因血热，有脾肾两虚，更有肝郁脾虚或肝肾阴虚等证型。她临症常根据具体证型（审因）加以辨证施治（论治）。病因治疗的又一特点体现在运用《黄帝内经》"急则治标，缓则治本"的治疗原则，如异常子宫出血之所以发生，主要是肾精亏损，阴虚无以制阳，使肾—天葵—冲任—胞宫的平衡关系遭到破坏。异常子宫出血的发病、病因多端，寒热错杂，虚实夹杂，致病往往以阴虚内热证居多，因出血日久或出血量过多，气随血耗，或无力运血，出现气血两虚或气虚血瘀。她治疗该病常告诫应以镇住血海，止血为先。她强调先贤的治疗经验值得重视，如蒲辅周主张"不宜一见出血就用止涩之法"，以免闭门留寇；傅青主主张"凡止崩之药，不可独用，必须于补阴之中行止崩之法，因为不用补阴之药，则虚火易于冲击，恐随止随发，以致经年累月不能痊愈……"她治疗异常子宫出血辨证分三型加以施治，即血热证、气虚证、血瘀证。在脏腑责之于脾肾，肾为先天之本，主生殖；脾为后天之本，为气血生化之源。但三型都贯穿着滋阴养血，寓补于止血之中的原则。也正体现其"以动为主，以静制动，动静结合，以平为顺，调其阴阳"之学术思想。

钟秀美治疗先兆流产时，认为脾肾两虚是导致冲任不固的主要原因，冲为血海，任主胞胎，肾为先天之本，胞脉系于肾，脾为后天之本，为气血生化之源，孕后气血充盈才能下聚荫胎，故常用菟丝子、川续断、当归、川芎、党参、白术补肾健脾，调理气血以治之。

在治疗崩漏时，强调辨证求因，根据各年龄段的生理病理特点，分年龄段在辨证基础上侧重治疗。如少女注重补肾，年轻人肾气初盛，常有肾阴虚之兼症，治则以滋肾益阴为主。

第五节　调理冲任，强调整体

◆ 一、妇科上的冲任

"冲为血海，任主胞脉，二者相资，故能有子"说明冲任二脉的通盛虚衰是月经潮止和胎产的关键所在。《临症指南医案》"妇科门"徐灵胎批曰："妇人之疾，除经带之外与男子同治，而经带之疾全属冲任，冲与经有关，经关乎血，冲为血海，任与带有关，任脉为病，女子带下癥瘕。"总之，冲任与月经、胎产有关，调理冲任是治疗妇科病的根本。

临床上冲任的辨证论治尤为重要，如冲任寒证，冲任寒证当分实寒与虚寒。实寒为外寒之邪客于冲任，寒邪易与气血相搏，影响气血运行，致寒凝气滞血瘀，使冲任经气阻滞，引起血寒、血瘀之病理改变；实寒常致痛经、闭经、月经后期、不孕、癥瘕等，其治疗当温经散寒、疏通经血，常用温经汤或少腹逐瘀汤；而虚寒则是素体阳虚，寒从内生，虚寒常见肾虚血瘀所致的不孕、月经不调、痛经等，其治疗虚寒宜缓图，从温阳补肾、活血化瘀，常用金匮肾气丸合四物汤及失笑散。

冲任热证，可分为实热、虚热、郁热、湿热、热毒等证。冲任实热多因素体内热，或过食辛辣之品，或过服暖宫助阳之物致冲任不固，多见月经过多、崩漏、胎漏、产后恶露不绝等。常用清经汤、芩术四物汤、芩栀四物汤等治疗。虚热多因阴虚阳盛所致，常引起月经不调，经断前后诸证，产后缺乳等，常用二地汤、知柏地黄汤、杞菊地黄汤等。郁热则为素有肝气郁结，郁久化热所致，常致月经先后不定期、崩漏、乳癖等，常用丹栀逍遥丸、定经汤等。冲任湿热则为脾虚失运或感染湿热之邪，或湿郁化热，常致经行头痛、带下病、痛经、月经先后不定期等，常用易黄汤、完带汤等。热毒之邪则为热毒外侵或从上而入或自下而上，结于下焦，脾虚失运所致，常见带下病，常用易黄汤、熏洗冲剂、五味消毒饮等。

冲任虚热则因经、孕、产、乳数伤于血，阴不足而阳有余致虚热，多见月经不调、崩漏、带下病、阴痒、阴肿等发生，治宜清热解毒、滋阴化湿，予五味消毒饮合二至丸等加减。

妇科病位在冲、任二脉，源于肝、脾、肾三脏，其治疗宜调肝、健脾、补肾，调理冲任。钟秀美善用左归丸、右归丸、四物汤、四君子汤、逍遥散、龙胆泻肝汤等古方，并随证加用调理冲任之品。临床常用补冲任药如巴戟天、菟丝子、仙茅、淫羊藿、覆盆子、肉苁蓉、紫河车、鹿角霜；养冲任药如枸杞、山茱萸、熟地黄、女贞子、桑椹、墨旱莲、黄精等；理冲任药如三棱、莪术、香附、台乌、王不留行、五灵脂、荔枝核等；通冲任药如桃仁、红花、丹参、川芎、牛膝、泽兰、五灵脂、路路通等；温冲任药如桂枝、艾叶、小茴香、肉桂、制附子等；清冲任药如黄连、黄芩、黄柏、知母、生地黄、栀子、龙胆草、赤芍、牡丹皮、地骨皮等。

女子生理上之胞宫主月经及孕育胎儿，它与奇经八脉中的冲任督带有着密切关系，她临症尤其强调冲任及带脉在妇科的重要地位，如隋代巢元方等在《诸病源候论》中指出"冲任之脉，为经脉之海，皆起于胞内。手太阳，小肠脉也；手少阴，心脉也，是二经为表里，上为乳汁，下为月水"。《黄帝内经·素问》"上古天真论篇"中"女子七岁肾气盛，齿更发长……"也提示冲任与月经、生育有关。

"冲为血海""冲为十二经脉之海"，能调节十二经的气血，所主病候为月经不调、崩漏、带下病等妇科疾患，"任主胞胎"所主病候为月经不调、带下病、不孕、癥瘕等。

钟秀美治病不仅注重人体五脏六腑、经络之间的关系，即人的生理功能和病理变化，同时还结合自然界的气候、环境对不同体质的影响，她认为天、地、人三因是一个整体。同一疾病在不同的气候、环境及不同体质的人群中有着不同的症状。如泉州地处福建东南沿海，春季湿度上升，空气湿度随之增大，早晨雾气弥漫，家里墙壁也挂满水汽，人体易受气候环境的影响出现身困、乏力、纳呆、腹胀、便软等湿气症状，湿邪来慢去迟，故她在此季节处方用药时适当加入薏米、赤小豆、扁豆等。她强调整体观，因人因时因地制宜，提倡个性化诊疗，不孕、月经不调等常结合患者的生理期、工作环境、家庭关系等进行辨证论治提高疗效。

《女科全书》引清代徐灵胎云："凡治妇人，必先明冲任之脉，此皆血之所以从出，胎之所由系，明乎冲任之故，则本原洞委，而后所生之病，千头万绪，可以知其所从起。"强调了冲任在妇科病中的重要作用。

◆○ 二、冲任二脉与肝脾肾三脏的关系

肝脾肾所属的经脉由冲任带脉联系起来，因此，冲任二脉的生理功能可以说是肝脾肾三脏的功能体现，所表现的证候也是肝脾肾的证候。

1. 冲任二脉与肝的关系

足厥阴肝经络阴器，与冲、任二脉相通，肝主血液的贮藏与调节，血液化生之后，除营养周身外均藏于肝，故临床上有"调经肝为先，疏肝经自调"的说法。

2. 冲任二脉与肾的关系

冲脉出会阴至气街，即与足少阴肾经相并而上行，任脉为阴脉之海，在腹部与足少阴肾脉相会，所以冲任二脉均与肾间接相通，肾气盛则任脉通，太冲脉盛，月事才能按时而下，且能孕育生子。若肾气衰，涉及任脉虚衰，太冲脉衰少，地道不通，形坏而无子；肾失闭藏，开合失司，可致崩漏、带下病；肾不系胎则胎漏或无子。

3. 冲任二脉与脾胃的关系

足太阴脾经、足阳明胃经在少腹的气街及三脘穴与冲任二脉相通，故有"太冲脉隶属于阳明"之说。所以冲、任二脉间接与脾、胃相通，脾、胃为气血化生之源，月经之本，"冲脉隶于阳明"之说。

治疗上，冲任带三脉为病而出现的经带胎产病，治疗多以调理肝脾肾为主，通过治疗肝脾肾达到安冲、调冲，调理冲任，约束带脉的目的。

钟秀美治疗妇科病，在脏强调肝脾肾，奇经又重视冲任带三脉，她在治病中更强调中医的整体观，不仅重视天人合一及人的整体性，而且还注重病的整体性。如不孕不仅重在治疗女方，应同时治疗男方。

钟秀美运用《诸病源候论》中"妇人无子者……若夫病妇诊，须将药饵，故得有效也"之男女同治法指导不孕。其治疗方法是夫妻同治。丈夫精液检查正常者，服用自拟生精汤Ⅰ号，组方为五味子 6g，巴戟天 6g，菟丝子 10g，车前子 10g，甘杞 10g，覆盆子 10g，仙灵脾 10g，党参 10g，茯苓 10g，日一剂；精液检查异常者，以补肾为主，辨证为阳虚者，用封髓丹、五子衍宗丸加减；阴虚者，用左归饮、六味地黄汤加减；气虚者，用五子衍宗丸加黄芪、党参、丹参、当归等；兼有湿热者，用封髓丹或五子衍宗丸加绵茵陈、藿香、石菖蒲等，同时加用生精汤Ⅱ号，组方为黄芪 24g，枸杞 15g，海马 1 对，当归 6g，泡酒，每日 1 小杯。妻子则辨证治疗，并于排卵之日夫妻同服参芪四物汤炖鸡，指导性生活，治疗效果显著。另外，钟秀美根据其临床经验总结出女子不孕的经验方有促卵泡汤、促黄体汤、促排卵汤、清热通管汤、脾肾双补汤、温养肾气汤、滋肾助孕散、温肾孕育散等。而同时用于男子不育的有生精丸、补肾丸、生精汤Ⅰ号、生精汤Ⅱ号等。

第六节　病证结合，中西合璧

　　钟秀美认为历代医家各有所长，要综合学习，在临床运用过程中辨证与辨病要有机结合。她认为中医以朴素的辨证法为指导，以脏腑辨证为核心，对各种疾病进行分析归纳，着眼全局，注意病情演变，强调具体情况具体分析，有很大的优越性，但它也存在一定的缺点，如偏重于疾病所表现的全身变化，对局部的病理过程、实质性损害，不能深入了解，当有些疾病的本质不是完全通过证表现出来时，就无法进行辨证，或仅表现出一些假象，病理变化的本质被掩盖时，就容易造成误诊；再如脏腑证候已消失，而病因继续存在时，也无法进行辨证。

　　西医注重病原和病因，对机体的生理、病理研究详细，对疾病的发生发展观察细致，检查手段多，诊断较准确，治疗针对性强，这有很大的优越性，但它也存在着一些缺点，如有时忽视整体治疗，容易陷入机械的局部观点，或对于目前发病机制还未阐明的一些疾病及检查不出明显的器质性病变的疾病，就无法治疗。再如受局部定位等观念的影响，对机体的反应性不予重视。她强调，只有充分认识中医的辨证和西医的辨病，并将二者有机结合起来，便能得到一个比较正确的、全面的反映疾病的准确诊断，以此指导临床，实现更全面、更合理的治疗。

　　中医理论的特点是整体观念强、概括性较高，能从运动的观点出发，认识机体和疾病的关系，既注意疾病的普遍性，又注意疾病的特殊性，在临床实践中，前者就是"异病同治"，后者就是"同病异治"。倡导应用现代科学方法研究古老的中医学，将西医学与中医学有机地结合起来，在诊治疾病中，更加完善、更加正确。如在诊断疾病时，除运用望、闻、问、切四诊外，她还能熟练地运用西医学的妇科检查、彩超检查、内分泌学检查、宫颈黏液检查、CT 检查等来补充中医诊断手法之不足，应用现代药理知识，结合多年临床实践研制出如熏洗冲剂、黄芪消癥丸等方剂，临床疗效满意。

同病异治体现在中医的辨证上，如不孕的辨证分型治疗，钟秀美治疗卵巢功能失调性不孕时，根据患者临床表现和多种检查数据，分为肾虚、肝郁、血瘀、痰湿4型。属肾阳虚的，治以温养肾气，属肾阴虚的，治以滋阴补肾；属肝郁的，治以疏肝解郁；属血瘀的，治以活血理气；属痰湿的，治以健脾燥湿，理气活血。在治疗崩漏时，她根据四诊检查结果将出血期分为血热、气虚、血瘀3型进行辨证施治，血止后又根据各年龄段的生理、病理特点有所侧重地继续治疗，以建立正常的月经周期，如青春期以养血滋阴补肾为主，选用左归饮、二至丸；育龄期以养肝血、理肝郁为主，选用逍遥散，辅以调和情志；更年期以清热活血为主，辅以健脾补肾，选用芩术四物汤、益阴煎、二地汤治疗。

她精读中医经典、经验丰富，学而不厌，手不释卷，且乐于学习西医知识，认为中医、西医各有所长，应互相学习，取长补短，临床常借助理化检查进行诊断，判断疗效。

钟秀美治疗妇科病不仅重视辨病与辨证结合，同时特别重视中西医结合诊治妇科病，以提高疗效。在治疗输卵管阻塞性不孕时借助西医的妇科检查、输卵管通水术、输卵管碘油造影等检查手段以明确诊断。在治疗上又在中医辨证的基础上应用通管汤进行加减治疗，配合侧穹隆封闭，疗效肯定，曾将输卵管阻塞性不孕随机分为综合组、中药组和西药组，并对疗效做统计学处理，证明了综合组治愈率明显高于其他两组，说明中西医结合治疗输卵管阻塞性不孕疗效更佳。

第七节　善用经方，内外合治

钟秀美认为经方是古代学者临证经验总结而成，疗效确切，强调治必有方，用药如用兵，经方是有制之师，配伍得当，针对性强，若舍而不用，临证凑合药味，必顾此失彼，鲜能克敌制胜。但又强调，用经方须辨证加减，以求丝丝入扣，不可胶柱鼓瑟。例如她曾应用小柴胡汤加减治疗妊娠高热，恶露不绝合并发热、血崩发热等，取经文之意"但见一症便是，不必悉具"。妇女以血为本，尤其经期，产后耗伤阴血，机体处于气血虚衰状态中，火热之邪乘虚侵袭，一为热邪郁于少阳，邪正相争，邪胜则恶寒，正胜则发热，寒热往来成为主证；一为热入血室，邪热与血搏结。《女科要旨》云："结于冲任厥阴之经脉，内未入脏，外不在表，而在表里之间，乃属少阳，故寒热往来如疟状。"

钟秀美治疗妇科病的另一特点是内病外治，内外合治，她创立了熏洗冲剂、宫糜散等外用药（均由泉州市中医院制剂室制备），临床疗效肯定。她在《熏洗冲剂治疗外阴阴道炎 210 例疗效观察》一文中说明其总有效率为 98.6%，平均用药 9.7 包，其中非特异性阴道炎 118 例，总有效率 99%，滴虫性阴道炎 43 例，总有效率 97.6%，真菌性阴道炎 31 例，总有效率 95.8%，老年性阴道炎 18 例，有效率 100%。

　　活血化瘀法是中医学中治疗疾病的基本法则。"瘀"是"血"在异常状态的一种病理产物。究其"血瘀"的形成，有因于"气"，"气为血帅，气行则血行，气滞则血瘀"；有因于"寒"，"血得热则行，得寒则凝"；有因于"热"，"血受寒则凝结成块，血受热则熬煎成块"；有因于"伤"，伤后损伤经络，恶血留内；有因"出血后"，"恶血留内，盖即离经之血"；有因"生活失宜"，"夫人饮食起居——失其宜皆能使血瘀滞不行，故百病由污血者多"。这些致病因素，或可导致全身血液运行不畅，或可使局部血液停滞、阻塞，或可致体内留有离经之血，而出现疼痛、胀痛、瘀斑、瘀点、肿块，出血（血块）等血瘀表现。

　　从中医学辨证角度来看，在不同的疾病或某一疾病发展的不同阶段，尽管病因各异，各个具体患者的体质禀赋不一，如出现共同的血瘀的症状，就说明其具有共同的病理基础，就可以采用活血化瘀的法则治疗，即异病同治。钟秀美在辨治时除了抓血瘀主证外，还应按照寒、热、虚、实性质，而分别采用温经通络化瘀、清热凉血活血化瘀、扶正活血化瘀、行气破血化瘀等不同的具体治疗方法，减轻或缓解疾病的发展，促使疾病转向痊愈。

❀　一、血瘀在妇科病的常见表现

1. 疼痛

　　"不通则痛"，由气血运行受阻不畅所致，痛有定处，拒按或喜按。如以血瘀为主则见症以刺痛为主；如以气滞为主则见症以胀痛为主。常见于痛经、子宫内膜异位症、膜样痛经、异位妊娠、急慢性盆腔炎等。

2. 瘀点、瘀斑

　　如各种因素使血不循经，导致唇、舌、皮肤出现青紫、暗红的瘀斑或瘀点。如见于月经过多、异常子宫出血、闭经、倒经、痛经等，并见经血中有大小血块排出。

3. 肿块

由于各种因素阻塞气血之通畅，引起气滞血瘀，而致瘀血积聚脏腑，或离经之恶血凝聚日久而成肿块，按之有形或有触痛、胀感，所谓"气聚为瘕，血聚为癥"。如见于异位妊娠（癥瘕型）、子宫内膜异位症、子宫肌瘤、卵巢囊肿等。

● 二、疑难杂症的活血化瘀治疗经验

不孕、痛经、异位妊娠、子宫肌瘤、卵巢囊肿等，只要有瘀血，即可用活血化瘀法治疗，疗效满意。临床上她多选用桃红四物汤、活络效灵丹、少腹逐瘀汤及黄芪消癥丸等。

（一）不孕

不孕病程长，患者素多抑郁，情志不畅，肝失疏泄，气血不和，冲任不能相资；或盼子心切，焦虑不安，肝郁气滞，冲任失调，以致不孕。正如《景岳全书》云："产育由于气血，气血由于情怀，情怀不畅则冲任不充，冲任不充则胎孕不受。"而气郁日久，血行不畅终至气滞血瘀。

临床上她擅用白芍、当归二药。白芍入肝、脾经，苦酸而微寒，补血敛阴，酸收性合，守而不走，为血中之阴药，具补血敛阴、柔肝止痛、平肝之功。凡血虚月经不调，痛经，崩漏；肝郁不疏之胸胁、脘腹疼痛，四肢拘挛；营阴不固，虚汗不止及肝阴不足，肝阳亢盛的头痛、眩晕，肢体麻木，肌肉跳动等，皆可应用。当归入肝、心、脾经，辛甘而温，补血行血，辛香性开，走而不守，为血中之阳药，其性动而善走，具补血养血、活血散瘀之功。二药合用，辛而不过散，酸而不过敛，一开一合，动静相宜，使补血而不滞血，行血而不耗血，养血补血之功最良。与补肾中药合用，使精血充盈、气血调和、冲任协调而能受孕。

钟秀美治疗炎症引起的不孕患者，除辨证论治外，常加活血通络药物如路

路通、皂角刺等以加强抗炎通络之作用。

对于久治不愈的排卵障碍之不孕，在卵泡期加用活血化瘀药以促进卵泡的生长；排卵期用之则可促排卵。但她也强调黄体期及经前期少用或不用，以免孕后堕胎。

（二）子宫内膜异位症

子宫内膜异位症是妇科常见的一种疑难病症，其发病是由于气滞、血瘀、热结、寒凝、湿热、痰湿、气虚、阴虚等所致。气为血帅，肝郁气滞则血运不畅，肝郁则气结血留为瘀，《医林改错》云"血受寒则凝结成块，血受热则煎熬成块"；湿热内蕴与血相搏，则胶结为瘀，《血证论》云"阴足则火不动，阴虚则阳火易动，气逆火盛而煎熬成瘀"。同时，瘀血壅滞，又易生他变。如血瘀则气滞不畅，水湿不化，久瘀化热，久瘀伤气，久瘀则血枯阴虚。她认为血瘀能与多种病理机制相互影响、相互转化，产生互为因果的作用，所以在治疗上必须随症应变。

子宫内膜异位症中表现为肝郁气滞、瘀血阻络者占较大比例，正如《血证论》中指出："瘀之为病，总是气与血胶结而成，须破血行气以推除之。"对子宫内膜异位症的治疗，钟秀美主要依据历代医家治疗血瘕、癥结的经验，以理气活血、化瘀散结为大法，并注意整体辨证，结合病因治疗，以调整脏腑、气血、阴阳的生理功能。

治疗时要抓住瘀血这一关键病机，以活血祛瘀为法，并根据本病"离经之血"形成因素的不同和人的体质不同而随证加减。以黄芪消癥丸为主加减治疗，组方为黄芪15g、半枝莲15g、三棱15g、莪术15g、黄药子15g、赤芍15g、香附15g、夏枯草15g、延胡索15g、山楂15g、生牡蛎15g、益母草15g，共研成细末，炼蜜为丸，每次10g，每日2次，20日为1个疗程，经期停服。全方益气活血，软坚散结，如痛经剧烈则于经前7~10日改中药汤剂治疗。处方为桃仁10g、红花10g、川芎10g、当归10g、赤芍15g、夏枯草15g、白花蛇舌草15g、路路通15g、生蒲黄10g、五灵脂15g、川楝子10g、醋延胡索15g、牛膝10g、三七粉3g（另冲），7~10剂。

妇女以血为本，以气为用，若血行不畅，瘀结在内，则发生病变。疑难杂病、久病或多或少地存在着瘀血症状，参照血瘀的诊断标准，从瘀论治，取得良效。

《黄帝内经·素问》"调经论篇"云："五藏之道，皆出于经隧，以行气血，血气不和，百病乃变化而生。"《黄帝内经·素问》"至真要大论篇"谓："疏其血气，令其条达，而致和平""血实宜决之，去菀陈莝。"以上均指出了血瘀的病因病机，并对其治法做了精辟的论述。

妇科病瘀血为患，多因经期，产后杂病调治失当，离经之血出而不尽或过早应用止涩药，以致血瘀冲任、胞宫。瘀血的辨证要点是疼痛、瘀斑、癥瘕及舌脉的改变。

（三）异常子宫出血

异常子宫出血，也是妇科常见的疑难杂病。钟秀美在治疗中强调不能一见出血就一味地止血，这样易有闭门留寇之弊，而应辨证治疗。瘀血是常见妇科出血症的主要病机之一，由于瘀阻胞脉、冲任，以致血不循经，阴道出血不止，主要表现是量多如崩，或量少如漏，色暗红或褐色，有血块，既有瘀血又有失血的体征。不祛瘀则血不止，专补血则易留瘀，若能寓化瘀于养血之中，则有利于机体康复。

异常子宫出血之所以发生，主要是肾精亏损，阴虚无以制阳，使肾—天癸—冲任—胞宫的平衡关系遭到破坏。异常子宫出血的发病，病因多端，寒热错综，虚实夹杂，始病时往往以血热证居多，因出血日久或出血量过多，气随血耗，可出现气血两虚或气虚血瘀。临证时既要注意不同年龄段发病机制的特异性，又要注意轻重缓急，密切观察证情，根据出血期、量、色、质的变化，参合兼症、舌脉进行辨证论治。

异常子宫出血的治疗，应以镇住血海，止血为先。在临床实践中，先贤的治疗经验值得重视，蒲辅周主张不宜一见血就用止涩之品，"以免闭门留寇"，傅青主主张"是止崩之药，不可独用，必须于补阴之中行止崩之法"，因为"不用补阴之药，则虚火易于冲击，恐随止随发，以致经年累月不能痊愈"。这些主张都是不容忽视的真知灼见。

女性属阴，以血为用，由于经、孕、产、乳等生理特点，耗伤阴血，故血常不足。且肝藏血，肾藏精，精血互生，肝肾同源，肝血不足，肾阴亦虚，阴虚阳盛，则迫血妄行。女性多郁，稍不顺心，情志内郁，郁久化火，灼伤阴血，阴虚火炽，故血走而崩。何况崩漏耗伤阴血，虚火愈炽，病症加重，所以血热型异常子宫出血患者居多。

临床实践中，她认为血热型异常子宫出血的辨证主要应根据出血的时间、量、色、质和脉象的变化，舌质仅作参考，异常子宫出血患者都有不同程度的贫血，舌质偏淡并不鲜见。

本着"急则治标，缓则治本"的原则和"塞流、澄源、复旧"的辨证论治大法，血热崩漏，阴血暴失，止血是当务之急。苦寒之品虽可直折火势，塞流之剂也可取止血之功，但恐有留瘀之弊，且因阴血耗伤，则虚火易于冲击，有随止随发之祸。芩术四物汤诚属养血滋阴、清热止血之良方。方中生地黄甘寒滋阴凉血，生白芍苦酸养血平肝制郁火，地芍同为血中之血药，共奏滋养阴血，以熄虚火之功；少量当归补血活血，引血归经，川芎活血行气，归芎同为血中气药，补而不滞；黄芩苦寒既清热又止血，白术甘温培补脾胃，芩术配伍，寒不伤胃，生血有源，易于康复；侧柏、地榆止血凉血。全方滋阴和清热并用，止血和活血互制，从而达到滋其不足，泻其有余，止血不留瘀，清热不寒滞，补中有行，行中有敛，对血热崩漏的止血和调整月经周期有较好疗效。

青春期和育龄期的血热型异常子宫出血患者，止血后要恢复月经周期，经期、经量就成为主要问题。由于阴血已伤，气随血失，血海空虚，余火未灭，应重在滋养阴血，培补脾胃，可根据证情，选用芩术四物汤、二至丸、地骨皮饮、左归饮、补中益气汤，适当应用血肉有情之品，滋补阴血，借以充填血海，使月事以时而下。

七七之年，月经后期，经量减少，乃是正常现象。异常子宫出血止后，重在调和气血，促使绝经乃为上策，芩术四物汤确有促使绝经的疗效，其药理作用有待今后研究。

（四）异位妊娠

异位妊娠是妇科的疑难杂症和急重症（破裂型），诊治本病时要在严密视察患者的生命体征如血压、脉搏、神志等情况下，结合动态阴道彩超、人绒毛膜促性腺激素（hCG）、血常规等检查，方可进行，一旦破裂，立即转诊手术治疗。异位妊娠以输卵管妊娠最常见。根据中医八纲辨证，诊断输卵管妊娠属于少腹血瘀痛则不通之实证，治疗以活血化瘀、散结消癥为主，并按照发病的不同阶段辨证施治。

有下列情况之一者，应立即手术治疗：①内出血多，且休克严重，经抢救而不易控制者。②妊娠试验持续阳性，血 hCG 持续上升或血色素持续下降，包块继续增大，杀胚无效者。③疑为输卵管间质部或残角子宫妊娠者。

（五）子宫肌瘤、卵巢囊肿

子宫肌瘤和卵巢囊肿均属"癥瘕"范畴，主要症状是癥瘕、疼痛、崩漏、带下病，而无论临床兼有气虚、血热、肝郁、肾虚诸症，然瘀血是子宫肌瘤的主要病机，"无瘀不成癥"，因此治疗上采取清热逐瘀，消癥软坚，辅以扶助正气，以达到"消瘤、止血，扶正固本、恢复元气"的目的，活血化瘀是治疗的手段，消癥散结是治疗的目的。古往今来"塞流、澄源、复旧"是治崩三大法则，子宫肌瘤是血瘀造成的脏腑功能失调而致冲任不固，所以本病的治疗在经期当止血不忘祛瘀，但祛瘀不能动血，盖本病多合并气血两亏之征，不能一味动用耗血之品，故常用止血祛瘀兼施，如她临床常用加味桃红四物汤治疗癥瘕所致的崩漏，即取桃红四物汤养血活血止血，茜草、海螵蛸一散一涩，其用一行一止，止血而不留瘀，活血而不动血，二者互制互济，相反相成。因本病病程长，失血多，阴血同源，故常有阴虚内热之证，且气随血耗，而致气虚，故非经期常以益气清热、活血化瘀、软坚消癥为治则，常用经验方黄芪消癥丸治疗。

（六）盆腔炎性疾病

急性盆腔炎虽为病原体引起的女性生殖道的一组感染性疾病，中医学虽无专篇论述，但散在"月经不调""痛经""崩漏""带下病""癥瘕""热入血室"等疾病有类似的记载。其发生多于经后、产后、术后，胞宫空虚，内有瘀血留滞，若感染热毒之邪，邪瘀互结于胞宫胞脉而发病。所以治疗当清热解毒，佐活血化瘀，虽为热毒内侵，但其病机最终致瘀热互结，故治疗上以清热解毒配合活血化瘀最佳，方可使热清瘀消，病自痊愈。

（七）先兆流产

王清任《医林改错》云："不知子宫内，先有瘀血占其地，胎至三月再长，其内无容身之地，胎病靠挤，血不能入胎胞，从旁流而下，故先见血。血既不入胎胞，胎无血养，故小产。"一为迫胎外流，二为胎失所养，均导致胎动不安、胎漏。临床上常见黏膜下肌瘤、子宫肌腺病、子宫内膜息肉等，阻滞胚胎着床和发育。

治疗上应活血化瘀，用于素有子宫黏膜下肌瘤，或子宫肌腺病，或子宫内膜息肉等属癥瘕者。怀孕后，小腹时时作痛，腰酸，或伴有阴道少量出血，色暗红，苔白，脉滑或弦滑。方选当归散加味，组方为川芎、当归、生白芍、白术、黄芩、夏枯草、海螵蛸、茜草、续断、苎麻根。方中川芎、茜草活血化瘀，当归、白芍养血柔肝，白术健脾益气，黄芩清热止血安胎，夏枯草软坚散结，海螵蛸收敛止血，苎麻根凉血止血，续断补肝肾、行血脉。

而在治疗母儿ABO血型不合时，钟秀美常用活血化瘀法治疗妊娠期间阴道出血、色暗红或挟血块、伴小腹疼痛、舌质暗红或瘀斑、脉弦或涩、血清抗体效价较高的患者。处方为当归、生白芍、川芎、茯苓、白术、绵茵陈、木香、黄芩、甘草。方中当归补血活血，川芎乃血中之气药；黄芩清热安胎，具有抗前列腺素作用而制约当归、川芎收缩子宫；木香芳香健胃，行气止痛；绵茵陈清热祛湿，可有效缓解新生儿黄疸；白芍养血敛阴，与甘草同用以缓急止痛。朱丹溪云："黄芩、白术为安胎之圣药。"以上诸药入肝经，肝胆相表里，符合西医溶血的理论。据学者研究，本方具有降低血清抗体效价的作用。但需指出的是，目前鉴于医患关系，孕期使用活血化瘀药物要慎之又慎，能不用尽量不用。

第九节　同病异治，异病同治

中医诊疗疾病的一种基本方法，即根据不同疾病的各自特征，做出相应的疾病诊断，并针对不同疾病，进行相应的或特异的治疗。一种具体的病往往具有特定的病因、病机和症状，因而显示其特异性，并反映在病因作用和正虚邪凑的条件下，体内出现一定发展规律的邪正交争、阴阳失调的全部演变过程。因此，辨病论治可以把握疾病的基本矛盾变化，有利于从疾病的全局考虑其治疗方法，而且还能采用某些特异性治法和方药，进行特异性治疗。因人、病、证之异而采用同病异治、异病同治法。临床上宜谨守病机，各司其属。

一、同病异治

同病异治，指同一种病，由于发病的时间、地域不同，或所处的疾病阶段或类型不同，或患者的体质有异，故反映出的证候不同，因而治疗也就有异。如原发性痛经治法可采用"温肾助阳，暖宫止痛"，或"益气养血，得荣不痛"或"行气活血，化瘀止痛"。又如围绝经期综合征的治法可采用"滋养肝肾，平肝潜阳"或"阴阳双补，调和气血"或"养心安神，清心泻火"。

"同病异治"一词源于《黄帝内经·素问》"五常政大论篇"，其曾明确提出："西北之气，散而寒之；东南之气，收而温之，所谓同病异治也。"《黄帝内经·素问》"病能篇"又指出："有病颈痈者，或石治之，或针灸治之，而皆已，其真安在？岐伯曰：此同名异等者也。夫痈气之息者，宜以针开除去之；夫气盛血聚者，宜石而泻之，此所谓同病异治也。"

专方专药辨病论治注重疾病的基本特征，善于抓住病变本质，采用特异性方药进行针对性治疗，如《黄帝内经》"十三方"中鸡矢醴治臌胀，泽泻饮治酒风等均属这种方式。历代许多医书所载单方、验方及其主治病证，也大多属于这种方式的辨病论治。

在把握疾病基本特征的基础上，还注意到由于体质、病情、病程、年龄、性别的不同，治疗亦有所区别。如崩漏，气滞血瘀型其临床表现为出血淋漓不止，或暴崩下血，血色暗红，夹有血块，伴小腹胀痛、拒按，块下痛减，舌质暗红，或舌边尖有瘀斑，脉弦细；而气血两虚之崩漏则见出血量多或量少，崩漏而下，血色暗红，清稀，伴头晕神疲，面色苍白，舌淡白，少苔，脉沉细无力。同为崩漏之病，由于临床表现不同，证型各异，治疗也完全不同。此时前者应理气活血止血，方用桃红四物汤加减，药用桃仁、红花、川芎、当归、白芍、熟地黄、柴胡、香附、益母草；而后者则用益气养血法，方用参芪四物汤或圣愈汤加减，药用党参、黄芪、当归、白芍、熟地黄、川芎、鸡血藤、桑椹等。这就是中医学的同病异治法，遵此法临证、辨证，用药得当，可取得事半功倍的疗效。

同病异治是中医辨证论治思想的充分体现，同病异治的基础是不同的疾病所处的病理阶段、病性虚实、邪处部位、病理机制等不同。如同为月经后期，有补肾活血、补肾疏肝、补肾养血、补肾化痰的不同。在临床疾病治疗过程中必须抓住相同疾病的特殊点进行辨证论治，否则难见成效。

● 二、异病同治

异病同治是指不同的病证，在发展的过程中，出现了相同的病机变化或相同的证候表现时，可以采用相同的方法进行治疗。"异病同治"一词在《黄帝内经》中并无明确的文字表述，但与"同病异治"相对已体现了这种治疗思想，尤其是《金匮要略》在辨证治疗方法和具体方药的运用上已经充分体现了"异病同治"的精神，于是后人根据"同病异治"的精神提出了"异病同治"，进一步丰富了中医学的治则治法。

《黄帝内经》有一个观点：阳化气，阴成形，阳不足，百病生。因为"阳不足"所以"阴成形"，就像水蒸气遇冷凝结成水珠，很多疾病，尤其是女性病，几乎都是"阳不足"所导致的。这除了与女性先天体质阴寒有关外，还与一些不良生活习惯脱不了干系。女性最常见的乳腺增生、子宫肌瘤、卵巢囊肿等也是因为阳气不足，气化不利，继而形成痰浊水饮等阴邪凝滞。只要阳气充足了，气化功能增强了，阴邪就会自然消失。可见，调理任何"阴成形"的病，都必须扶阳气以化阴寒，当然临床上还是应辨证施治，这才是正确的调理方法。

同一病因，治法相同。如甲状腺结节、乳腺增生、子宫肌瘤这几种常见病、多发病，在中医中可以采用异病同治的方法治疗。一是不同疾病，病因相同，治法相同；二是不同疾病，病机相同，治法相同；三是不同疾病患者，体质相同，治法相同。如《金匮要略》"腹满寒疝宿食病脉证治"载："寒疝腹中痛，及胁痛里急者，当归生姜羊肉汤主之。"《金匮要略》"妇人产后病脉证治"载："产后腹中痛，当归生姜羊肉汤主之。"寒疝与产后腹痛虽是不同的疾病，但二者的病因相同，都是血虚里寒所致。故皆用当归生姜羊肉汤以养血补虚，温中散寒止痛。无论内科、妇科、外科、儿科各疾，凡气阴不足者，多用生脉散为主方；凡各病主证表现为湿热者，常用三仁汤加五味消毒饮。可以说中医治病只要辨证准确，没有开不出有效处方的，但要提高疗效，就必须辨识病的个性（特点）。

异病同治固然可以治好不同的疾病，但既然是不同的病种，其间必然有不同的特点和临床表现，可能有时只有细微的差别，但如果某一方不加改变地给予治疗，其疗效也会是参差不齐的。这就要求我们在采用相同的治法时，要考虑疾病的特殊之处及药物作用的细微差别，这样才能体现出中医学辨证论治的灵活性。

同一病机，治法相同。确定病机，就把握住了疾病当下最真实的动态，中医学强调的治病求本的"本"就是病机。中医论治的首要依据也正是病机，例如，对一个患者仅诊断为"头痛"病名，是不能形成立法处方依据的。只有在识别出"头痛"所属的风寒、风热、痰浊、肝阳或气血虚弱等具体病机动态，并在这个基础上，判断病势走向，将预判方案融入处方，治疗法则随即形成。临床一个疾病可以呈现出众多的证候，而一个证候也可由多种病机引起，同一个病机也可引起多个证候，证候与证候之间、病机与病机之间，又存在着不同程度的联系，只有分清主次，探求联系，辨别因果，抓住核心，把握动态，着眼整体，纲举目张，切实抓住阶段病机（病位、病性、病势），做出相应处置方案，才有可能得心应手地解决临床难题。

当然，对病机的完美掌控是个高级技术，需要坚实的理论与大量实践经验的累积方能形成，确实有的时候难以直达，这个时候，连续观测形成动态辨证是支撑这个高级技术的常规操作，病机本身就是疾病发展过程中的当下真实动态，难的是对疾病发展病势的预判。

中医的辨证观是一个运动观、发展观。它注重疾病的联系性、发展性和阶段性，强调治病必须抓住疾病的根本矛盾，即"治病必求于本"。

从中可以看出，中医治病主要不是着重于"病"的异同，而是着重于病机的区别，一种病出现不同的病机可以用不同的治法，不同的病种只要出现相同的病机，就可以采用基本相同的治法，所谓"证同治亦同，证异治亦异"。

中医最有特色的是"同病异治"与"异病同治"，中医辨病论治既要针对病的共性及基本规律进行治疗，又要结合个体及不同证候分别处理。中医学的辨证施治包含了"异病同治"与"同病异治"，二者相互补充。

第十节　中药外治，疗效显著

中药外治疗法是中医学中最宝贵的疗法之一，其作用迅速，简、便、廉、验，易学易用，容易推广，使用安全，毒副作用小，乐为患者接受，故能千载不衰。在我国现存最完整的中医药典著作《黄帝内经》中，不仅全面系统地阐述了人体解剖、生理、病理、诊断、治疗，而且较详细地论述了中药外治的方法和内容。清代吴尚先更是对外治进行了系统的整理和理论探索，著成举世闻名的《理瀹骈文》一书，为后世应用中药外治法开拓了法门，铸就了中药外治发展史上的一块丰碑。

中药外治法对妇科病也有显著疗效，尤其对于妇科盆腔炎方面的治疗效果远远高于其他任何疗法，可获得令人满意的疗效。中医认为，外治以内治之理为依据，外治和内治只不过是给药的途径不同。内服药需先入胃，经消化道分清别浊后再输入全身，药物的精华无法进入经脉，能入者实际是药物的气味；外治法使药物切近皮肤，能彻到内理之中，也同样能将药物的气味透过皮肤直达经脉，融化于津液之中。

◆　一、常用外治法

妇科常用中医外治法包括坐浴，外阴、阴道冲洗（常用量每次约 500mL），阴道纳药，贴敷法，宫腔注入（药量一般 20~30mL），直肠导入，中药离子导入，介入治疗。

（一）熏洗法

熏洗法即用药水熏蒸和洗涤外阴局部的方法，主要用于外阴病变，如瘙痒、湿疹、肿胀、溃疡等。

使用方法：将所用药物包煎，必须煮沸 20~30min 后方可外用。用时将药水倾入专用盆内，趁热熏洗患部，先熏后洗，待温度适中可以洗涤外阴或坐盆，每次 15min。溃疡者不浸洗。7 日为一疗程，每日 1 剂，煎 2 次，分早晚熏洗。

（二）冲洗法

冲洗法即用药水冲洗阴道、外阴的方法，主要用于阴道及宫颈的病变，如滴虫性阴道炎、真菌性阴道炎、非特异性阴道炎、急慢性宫颈炎（糜烂）等。

使用方法：将所用药物包煎，煮沸 20~30min。待药水温度适宜（与体温基本一致）时，置阴道冲洗器内进行冲洗。7 日为一疗程，每日 1 剂，煎 2 次，分早晚冲洗。坐盆洗者每次 10min。

（三）纳药法

纳药法即将外用药物放置于阴道后穹隆的方法，主要用于宫颈及阴道的病变，如宫颈炎性疾病、滴虫性阴道炎、真菌性阴道炎、非特异性阴道炎、老年性阴道炎等。

使用方法：将外治药物按需要制成栓剂、膏剂或粉剂等消毒后备用。待外阴或阴道清洁处理后，栓剂可放置于阴道后穹隆，膏剂可涂于无菌纱布上，贴敷于患处，粉剂可以蘸在带线棉球上，由医务人员常规操作置于创面上。7~10次为一疗程，每日或隔日上药 1 次。

（四）贴敷法

贴敷法即将外治用的水剂、散剂或膏剂用无菌纱布蘸浸后贴敷于患处的方法，主要用于外阴或乳房的病变，如外阴肿胀、外阴溃疡、外阴脓肿切开、外阴前庭大腺脓肿，急性乳腺炎或回乳等。

使用方法：水剂可将无菌纱布浸蘸药水，贴敷于患处；散剂可直接撒布于破溃之创面上；膏剂可涂于无菌纱布上，贴敷于患处，然后覆盖纱布固定。每日或隔日换药 1 次，至痊愈为止。

（五）中药保留灌肠法

中药保留灌肠法是指将中药药液通过灌肠器从肛门灌入直肠或结肠，使药液保留在肠道内，通过肠黏膜的吸收以达到活血化瘀、清热解毒、软坚散结、泄浊排毒等作用。对治疗盆腔炎性疾病、输卵管阻塞性不孕、卵巢囊肿等疾病疗效甚佳。

此外，钟秀美特别强调在妇科临床上使用外治法时，必须遵守的几项原则。

（1）所有外用制剂（栓、膏、散等）必须按标准操作规程制备，并在消毒后使用；所有自煎外用药水，必须煮沸 20~30min 以上方可使用，药温 30~35℃，以防烫伤。

（2）治疗部位应常规清洁或消毒。

（3）月经期前、后 3 日内不宜施用阴道内的外治法，妊娠期、新产后宜少采用外治法，特殊需要者除外。

（4）外用药物治疗期间，禁止房事和盆浴。

（5）从整体观念出发，强调局部外治与全身调治相结合的原则，突出辨证论治。

二、首创熏洗冲剂

钟秀美曾遇一位十六七岁的女工，诉说外阴瘙痒难忍，西医诊为非特异性外阴炎，经过多方治疗未能取效，诉说得声泪俱下，十分可怜，患者一再恳求她帮助解除痛苦。钟秀美心灵受到震撼，答应一定帮患者找到良方。当时钟秀美刚毕业不久，临床经验有限。但她为了帮助患者解除痛苦，那几天一有空闲时间，就翻看有关的中医药书籍，包括民间验方，对每一味药的功效和现代药理研究成果都进行了反复比较和琢磨，草拟了一个药方，将苦参根、蛇床子、明矾、艾叶等药煎成药汤，趁热先熏后浸洗患处，每日 1 次，每次 20min。患者使用后病情大为减轻，经 3 日治疗就痊愈了。从此以后，遇到这一类患者，就用这四味药，都取得良好效果。但患者普遍反映一大包药放到锅里煮，非常不便也不雅观。后与药房的老药师商量，得到了鼎力支持。限于当时的条件，他们把药加工成粗的药末，装入纱布袋，供患者用开水冲泡熏洗，并命名为熏洗冲剂。该药沿用至今，总有效率约 98.5%。

三、宫糜散治疗子宫颈糜烂及宫颈 HPV 感染

宫糜散是钟秀美的经验方，由海螵蛸、黄柏、硼砂、冰片、煅海蛤壳、青

黛按一定比例研粉备用，于 1997 年泉州市中医院协定处方，用于治疗宫颈糜烂、外阴溃疡等病，取得较好疗效。2019 年改变剂型，制成宫糜散软膏，由该院黄健妹带领的研究生团队做"宫糜散软膏"对湿热内蕴证高级别宫颈上皮内瘤变患者 Leep 刀手术后的系列研究。

● 四、外治的应用举隅

（一）盆腔炎症包块和盆腔炎

1. 中药保留灌肠

半枝莲、夏枯草、制乳香、制没药、皂角刺、赤芍。湿热瘀结型加白花蛇舌草、苦参根、败酱草等；寒湿瘀阻型加台乌药、桂枝、川椒等；肾虚血瘀型加补骨脂、蛇床子等。上药加水 300mL 浓煎至 100mL 做保留灌肠，每日 1 次。

2. 中药湿热外敷

朴硝、三棱、莪术、路路通，加水 300mL，煎至 200mL，待水温 30~35℃时做小腹局部湿热外敷，每次 30min，每日 2 次。

3. 侧穹隆封闭

用复方丹参注射液 2mL、卡那霉素 0.5g、利多卡因 1mL，做阴道侧穹隆封闭，二日 1 次，左右交替，每月 5~6 次。

（二）急性乳腺炎

临床治疗产后乳汁不通而引起的急性乳腺炎时，在对症治疗的基础上常配合朴硝 50g 煮化后药温 40~45℃时做乳腺局部湿热外敷，每次半小时，每日 2 次。对局部消散肿块有一定效果，一旦化脓应转诊外科处理。用本法一定要嘱患者停止哺乳并及时吸出瘀积之陈乳，注意防止婴儿误食朴硝残留物引起泄泻。

第十一节 未病先防，非药而治

◆ 一、未病先防

"上医治未病"最早源自于《黄帝内经》所说："上工治未病，不治已病，此之谓也。"治未病即未病先防、既病防变和瘥后防复。

（一）"未病先防"是"治未病"的首要原则

"治未病"是指在未患病之前采用预防的方法从而避免亚健康状态与疾病的发生。"未病"有两个含义，一是健康状态；二是亚健康状态，疾病潜伏，但尚未发生疾病。

中医认为，人体阳气主要有三大作用：一是生化作用，人体靠阳气生化气血、精血津液；二是宣化作用，人体的气血、津液主要精微要靠阳气输送、散布；三是卫外作用，阳气有防御和卫外作用，即抵御疾病。正是围绕这一重要的中医理论思想，加之现代生活中大部分人非时作息、不适运动、嗜食肥甘厚腻、药物滥用等不能"顺应天时，天人合一"的生活方式导致阳不归根，耗伤阳气。因此，必须养阴扶阳，使阴平阳秘，病安何来。如多囊卵巢综合征的患者，很多在最初患病的几年就有月经愆期而至，甚至闭经，有伴体瘦的，更多是肥胖的，此时患者处于青春期，钟秀美经常与患者家属沟通，首先要按时服药、生活规律、适当锻炼、控制体重；更重要的是告知患者家属，这种病应长期管理，尤其是对生育的影响较大，因为多囊卵巢内有许多发育不成熟的卵泡，就犹如不成熟的种子种不出庄稼一般，同时告诫家属新婚期的意外排卵率相对较高，此类患者无须有意避孕，但患者应坚持中西药治疗，这可相对降低婚后不孕的发生，这正是未病先防的体现。

《黄帝内经》里提到"上古之人，其知道者，法于阴阳，和于术数，食饮有节，起居有常，不妄作劳，故能形与神俱，而尽终其天年，度百岁乃去。今时之人不然也，以酒为浆，以妄为常，醉以入房，以欲竭其精，以耗散其真，不知持满，不时御神，务快其心，逆于生乐，起居无节，故半百而衰也"。故"未病先防"强调重视体质的内在因素，一方面提出"饮食有节，起居有常，不妄作劳"和"精神内守，病安从来"的养生之道；另一方面要求人们"顺应天时，天人合一"，做到"阴平阳秘"的阴阳平衡状态。因此，早期预防疾病的发生或减少疾病对机体的伤害。未病先防正是与现代"预防为主"的新医学模式相吻合。

（二）"既病防变"是指未病之时，注重防患于未然

一旦发病，当注意早期诊断和早期治疗。早期诊断、早期治疗是既病防变的关键，一方面可控制病邪蔓延，另一方面又可避免正气的过度损耗，增强疗效和促进恢复健康。同时，先安未受邪之地。她在诊治疾病时，还注意根据疾病发展传变的规律，准确预测病邪传变趋向，采取预防措施，阻止其发展、转变。《难经》"七十七难"云："所谓治未病者，见肝之病，则知肝当传之与脾，故先实其脾气，无令得受肝之邪，故曰治未病焉。"她应用中医药治疗产后恶露不净（或药流后阴道出血等疾病）独具特色。产后及流产后冲任受损，易感邪毒，造成瘀阻胞宫，血不归经，而致阴道出血不止，同时，瘀久生热，瘀热相搏，影响冲任致血热妄行，亦可造成流产后出血时间长。临床表现为患者恶露不止，量或多或少，色鲜，质稠有块，有时可伴有小腹隐痛，相当于西医学的子宫内膜炎，甚至附件炎、盆腔炎。产后立即服用加味生化汤治疗，常用药物有当归、川芎、益母草、桃仁、炮姜、制大黄、牡丹皮、马齿苋、红藤、败酱草及失笑散等预防盆腔炎症。经验认为清热化瘀药宜早用，相当于西医学的预防性抗感染，可减少产后及流产后的远期并发症。

所谓既病防变，不是简单的早期治疗，而是防止疾病的发展和加重。必须掌握病变的内在规律，认识疾病的发展趋势，提前预判，主动预先采取措施，把疾病控制在较轻的阶段，避免疾病的进一步发展变化。如盆腔炎性疾病，在疾病的急性期，往往处于正邪斗争的初期，是正邪斗争的关键时期，在这个时期要强力祛邪，采取行之有效的治法，避免拖延病情而变成难以治愈的慢性盆腔炎。根据急性盆腔炎的病因采用清热解毒，佐活血化瘀法，该法治疗必须及

时彻底，因初病邪毒炽盛，正气未衰，邪正交斗剧烈，属实热证，若足够应用清热解毒药物可尽快驱邪扶正，使病速愈。

（三）"瘥后防复"是指疾病初愈，要防止疾病复发或滋生其他疾病

瘥后防复的理念，为后人根据《黄帝内经》"治未病"的思想总结而来。包括瘥后调摄，采取各种措施，防止疾病的复发。疾病初愈的瘥后阶段，虽然症状消失，但此时邪气未尽，正气未复，脏腑功能尚未健旺，必待调理方能渐趋康复。瘥后可适当用药物巩固疗效，同时配合饮食调养，以期早日康复，避免疾病的复发。

◆◇ 二、非药而治

常见中医非药物疗法有针刺、艾灸、刮痧、火疗、热敷及情志养生。

（一）心理疏导法

《黄帝内经·素问》"阴阳应象大论篇"曰："人有五脏化五气，以生喜怒悲忧恐。"说明五脏皆寓有情志。精神心理因素对不孕的影响已是公认的一种不孕因素，有研究表明，约有5%的不孕是由精神因素引起的。不孕夫妻常有较重的心理压力和精神负担，盼子心切，过度焦虑，都会引起不孕，因人的精神状态可直接影响精子的产生和排卵功能，精神紧张和情绪紊乱还可影响正常的性功能，女性可见性欲淡漠、性厌恶及性高潮障碍，男性常有性欲减退、阳痿及早泄，以致无法交合而不孕。不孕也可引起情感波动，情绪变化又导致受孕更难，从而形成不孕的恶性循环。医生应仔细听取患者的意见，理解和同情他们，对其进行心理疏导，使其放下思想包袱，放松紧张情绪，消除对不孕不必要的恐惧，帮助他们建立良好的心理状态，以期得到满意的结果。临床不乏多年不孕夫妻在抱养了孩子后很快即怀孕的例子，这是由于他们那种盼子心切的心情因抱养孩子而被淡化，紧张情绪随之消失的缘故。妇女的性格特点是多思多忧、易愁易郁，情绪变化在妇女表现尤为突出，因此情绪致病是妇科最常见的病因之一。妇科很多疾病产生于心理失调，而这种心理失调又反过来加

重疾病的发展。西医学理论研究证明，情绪不仅对胃肠道功能有影响，对中枢神经大脑皮质、心血管、内分泌等功能都可产生影响，因此情绪稳定可以调节机体功能。《华佗神医秘传》记载"劳者，劳于神气也。伤者，伤于形容也。饥饱无度则伤脾，思虑过度则伤心，色欲过度则伤肾，起居过常则伤肝，喜怒悲愁过度则伤肺"。说明人的心理活动可以累及五脏而致病。因此重视心理现象是中医学的又一基本特点。钟秀美在临床常采用解释法，通过耐心地对患者进行病机分析，告知其病因及可能的病程和转归，帮助患者建立战胜疾病的信心；暗示法，通过介绍就诊过程中成功治愈的病例，使患者信任医生，提高患者治疗和检查的依从性，从而提高疗效；疏导法，从心理上对患者进行开导；转移法，转移患者高度紧张、专注于所患疾病的注意力，减轻其心理负担。有时几法合用，对治疗起到相辅相成的作用。

情志因素在中医妇科病因与发病中占有重要地位。《黄帝内经·素问》"举痛论篇"曰："百病生于气也，怒则气上，喜则气缓，悲则气消，恐则气下，惊则气乱，思则气结。"《黄帝内经·素问》"阴阳应象大论篇"云"怒伤肝""喜伤心""思伤脾""忧伤肺""恐伤肾"。不良情绪刺激会单独致病或导致病情的恶化。而良好的心态、稳定的情绪是妇科"治未病"的第一基础。《黄帝内经·素问》"阴阳别论篇"曰："二阳之病发心脾，有不得隐曲，女子不月。"学习紧张、压力过大、焦虑抑郁等情志刺激易导致青春期月经紊乱、闭经、子宫异常出血等，临床针对诱因予以必要的心理疏导，嘱其转移注意力、劳逸结合、尽量放松。

（二）针灸疗法

子宫内膜异位症主要临床表现为不孕、痛经和月经量多。针灸疗法通过四诊合参进行辨证施治，通过针灸相关穴位，改善患者的内分泌、激素等水平，助其水平逐渐恢复正常，调节患者气血运行，从而起到疏通经络、活血化瘀等功效，带动患者的子宫功能恢复正常。其次，针灸还能活血化瘀。当女性的身体存在瘀滞时，月经就不能完全顺利排出，导致部分子宫内膜碎片随着经血进入腹腔，从而形成内异症。如果患者使用针灸治疗，就能通过局部的刺激促进子宫内的瘀滞尽快消除，使经血在排出体外时能顺利进行。同时，随着子宫内部瘀堵的消除，子宫的内部循环也会恢复正常。最后，针灸能减轻内异症的疼痛症状。在女性患上这种疾病后，疼痛是最为明显的症状之一。患者在使用针灸治疗后，体内的异位内膜生长会得到有效抑制，在这样的情况下，患者的疼痛感也会明显减轻。对于比较严重的患者，还可通过口服药物和针灸相结合来治疗内异症，这样就能取得更好的治疗效果。另外，在患者的异常症状消失后，也应该继续增加一个疗程的针灸来巩固治疗效果。

第二章

临证经验

第一节　月经不调，分期诊治

正常月经以每月（28日）1次，常年不变，古人也称为月信。月经的正常与否常表现在经期、经量、经色、经质4个方面，而任何一方面发生变化或经期出现其他伴随症状均为月经不调，轻则不利健康，重则影响工作和生育，临床常见的月经病有月经先期、月经后期、月经先后不定期、月经过多、月经量少等。

钟秀美认为月经不调的治疗就是调经，调经的具体治则就是调其阴阳，使阴平阳秘，则月经自调。

一、月经先期

月经先期指月经不是每月1次，即提前至21日以内行经1次，且连续3个月经周期以上者称为月经先期。月经先期具有周期性、规律性，并排除子宫占位性疾病。本病多见于青春期和围绝经期，因为在这两个时期排卵功能不稳定。青春期肾气初盛，天癸始至，此时应以肾虚为主，脾虚为辅，故治疗以补肾健脾为主。围绝经期则为女性生殖走向衰退时期，肾气将衰，天癸将绝，她认为此期仍需调固治疗，但如调固无望，则健脾疏肝助其绝经。本病的主要病机为热迫血行，热有实热和虚热之分，实热者为肝郁化热多见，用丹栀逍遥散加减，药用牡丹皮、栀子、柴胡、当归、茯苓、白芍、白术、甘草；虚热者则为肾阴虚，虚热迫血下行，方用知柏地黄汤加减。药用知母、黄柏、山茱萸、山药、牡丹皮、泽泻、生地黄、茯苓。

本病应与经间期出血（排卵期出血）、异常子宫出血（无周期性，经期、经量、经色、经质均发生紊乱）、子宫肌瘤所致出血（通过彩超可鉴别）相鉴别。

育龄期则多因经、孕、产、乳数伤阴血而致。以虚热型为多，常表现为月经先期，经量偏多，或量少、色红，或夹血块，手足心热，口燥咽干，潮热盗汗，心烦不寐，尿黄便干，舌红少津，苔少，脉细或略数。治予滋阴清热，养血调经。方用清经散或两地汤加减，药用地骨皮、牡丹皮、青蒿、炒黄柏、茯苓、白芍、生地黄、龟甲、菟丝子。

◆ 二、月经后期

月经后期指月经周期退后 7 日以上甚至 2~3 个月 1 行，连续 3 个月以上，且月经周期仍具有周期性，有规律可循，多见于青春期、围绝经期和多囊卵巢综合征等。青春期月经初潮 1 年以内，天癸始至，若月经后期，钟秀美主张不用药物调理，先予食疗及加强锻炼去改善。食疗多以小母鸡、骨头汤、蔬菜、水果等，但要适当控制体重。若月经超过 3 个月以上则应药物干预，主要是补肾调周，配合辨证施治。围绝经期则是女性生殖功能的衰退，肾气渐衰，天癸将竭之时，此时应补肾健脾，以后天（脾）养先天（肾），也要注意子宫附件彩超检查，以排除器质性病变。同时在月经第 2~5 日查性激素 6 项，以了解生殖内分泌情况，排除早孕；检查甲状腺和肾上腺皮质功能，以排除相关疾病。

本病应与先兆流产（停经史、阴道出血等，可查 hCG 鉴别），多囊卵巢综合征（可通过彩超和性激素六项检查鉴别），并月（两月一行的月经）、季经（三月一行的月经）都是正常的。

1. 阴血虚少

伴头晕神疲，带少，口干唇白，夜寐欠佳，舌淡，苔薄，脉细弱。治以滋阴补肾，养血调经。药用菟丝子、杜仲、熟地黄、山茱萸、枸杞、当归、茯苓、山药。

2. 脾肾两虚

经量多或少，色淡红，质稀，伴头晕耳鸣，腰膝酸软，神疲乏力，舌淡红，苔薄白，脉细弱。治以健脾益肾。方选脾肾双补汤（钟秀美经验方），药用菟丝子、续断、覆盆子、白术、陈皮、黄芪、薏苡仁等。

3. 痰湿瘀阻

经量少，色淡红，质黏稠，形体肥胖，且不易控制，痤疮，胸闷，痰多，多毛，舌淡或红，苔白或黄腻，脉弦滑。治以燥湿化痰，活血调经。方选苍附导痰汤合归芍地黄汤加减，药用苍术、陈皮、茯苓、半夏、胆南星、枳壳、甘草、当归、白芍、熟地黄。

4. 气滞血瘀

经量少，色暗红，血块，小腹胀痛，胸闷心烦，腰酸腿软，口干不喜饮，舌边尖瘀斑，苔黄或白。治以活血化瘀，理气调经。方选血府逐瘀汤加减，药用桃红、红花、赤芍、川芎、丹参、牛膝、桔梗、炒枳壳、山楂、柴胡、苍术、生地黄。

5. 肝气郁结

量少色暗红，小血块，胸闷叹息，夜难入寐，纳可，二便调，舌淡红，或边有瘀斑，苔黄或白，脉弦细。治以疏肝解郁，理气调经。方选逍遥散加减，药用当归、柴胡、茯苓、白术、生姜、薄荷、郁金、合欢花、代代花、玫瑰花等。

◆ 三、月经先后不定期

月经先后不定期是指月经忽前忽后、前后不一，但先期是以 21 日以内，后期是以 35 日以上，常表现为月经落后 2~3 个月忽然又提前来 1~2 个月，先后不定。本病多见于青春期或围绝经期。青春期是女性生殖的发育期，是肾气始盛，天癸始至之上升期，故以补肾调周为根本，行经期则辨证论治。围绝经期是女性生殖的衰退时期，是肾气将衰、天癸将竭的下降时期，调周无望则可促其绝经，治疗以后天（脾）养先天（肾），并结合辨证论治。

本病应通过彩超排除器质性病变，通过生殖内分泌检查了解卵巢功能，常见卵巢低反应、黄体功能不健、多囊卵巢综合征等。

1. 肾虚

月经先后不定，量或多或少，色或红或暗，质稀。偏于阴虚者，伴头晕，腰酸，口干烦热，夜寐多梦，便干尿黄，舌质红，苔少，脉细或带数；偏于阳虚者，头晕耳鸣，形体偏寒，小便频数，夜尿多，带下清稀，舌质淡红，苔白腻，脉沉细弱。治以补肾调经。偏于阴者，滋阴清热；偏于阳者，补肾助阳。偏于阴虚者，方选杞菊地黄汤，药用枸杞子、菊花、大生地黄、山药、山茱萸、炒牡丹皮、茯苓、泽泻、白芍。偏于阳虚者，方选内补丸加减，药用潼蒺藜、菟丝子、覆盆子、山药、熟地黄、黄芪、山茱萸、紫河车、鹿茸、肉苁蓉、白芍。经后期服，每日1剂，水煎2次分服，经净后2日，连服10日。经期加泽兰叶、益母草等。

2. 脾虚

月经先后无定期，经量稍多，偶有偏少者，色淡红，无块，腹胀，便溏，神疲乏力，头晕心悸，面色萎黄，胸闷叹气，带下量多、色白，舌质淡红，苔腻白，脉细弱。治以健脾调经。方选人参养荣汤加减，药用党参、黄芪、炒白术、茯苓、木香、陈皮、砂仁、远志、炒枣仁、白芍、炙甘草。经净后2日，连服10日，每日1剂，水煎分2次服。

3. 肝郁

月经先后无定期，经量或多或少，色暗红，有小血块，小腹闷胀，胸闷烦躁，乳房胀痛，时或叹气，夜难入寐，舌质淡红，苔黄，脉细弦。治以解郁疏肝，养血调经。方选逍遥散加减，药用当归、白芍、白术、茯苓、炒柴胡、广郁金、陈皮、薄荷、甘草。经净后2日，连服10日，每日1剂，水煎2次分服。

◆ 四、月经过多

月经过多指行经期间出血量较平时多达3倍以上，本病主要原因是热和瘀或瘀热互结或气虚所致。

本病应排除血液方面疾病，应做相关性血液检查，如血常规、凝血功能检查、生殖内分泌检查、阴道彩超或宫腔镜检查，以排除黏膜下子宫肌瘤及子宫内膜息肉。

本病应与先兆流产、不全流产或生化妊娠（可通过血hCG及彩超检查鉴别）、异常子宫出血（无周期性，可通过彩超及相关血检鉴别）相鉴别。

本病有虚、实及虚实夹杂之分，实则多见瘀热互结，或肝经郁热；虚则多见脾肾两虚；虚实夹杂的则多见阴虚血热和气虚血瘀。

1. 瘀热互结

经行量多，色紫红，有血块，小腹疼痛，块下痛减，胸闷烦躁，便难尿黄，口苦口渴，舌质红，边有瘀斑，脉细弦或带数。治以清热凉血，化瘀止血。方选芩术四物汤加减，药用黄芩、白术、川芎、当归、赤芍、生地黄、茜草、海螵蛸、益母草、马齿苋。

2. 肝经郁热

经来量多，色暗红，夹血块，小腹胀痛，胸闷烦躁，乳房胀痛，大便或干或稀，舌质红，苔黄，脉弦。治以清肝解郁，调经止血。方选丹栀逍遥散加减，药用黑山栀、牡丹皮、当归、白芍、白术、茯苓、柴胡、薄荷、茜草、海螵蛸、益母草。经前期服，每日1剂，水煎分2次服。

3. 脾肾两虚

月经量多，色淡红，无块，头晕神疲，腰膝酸软，腹胀矢气，大便偏溏，形体畏寒，舌质淡红，苔白腻，脉沉细。治以健脾益气，补肾固冲。方选脾肾双补汤（钟秀美经验方），药用菟丝子、续断、覆盆子、白术、陈皮、黄芪、炒薏苡仁等。经前期服，每日1剂，水煎分2次服。

4. 阴虚血热

月经量多，色鲜红，质黏稠，有小血块，头晕腰酸，烦热口渴，尿黄便难，舌质红，苔黄干燥，脉弦细滑数。治以滋阴清热，凉血止血。方选保阴煎加减，药用生地黄、熟地黄、黄柏、白芍、山药、川续断、生甘草。经前期服，每日1

剂，水煎分 2 次服。

5. 气虚血瘀

经量较多，色淡红，夹血块；小腹作痛，块下痛减，头晕腰酸，面色苍白，心悸寐差，神疲乏力，腹胀矢气，大便不净，舌质暗淡红，边有瘀斑，脉细弦。治以益气摄血，化瘀固冲。方选圣愈汤加减，药用黄芪、白术、陈皮、党参、当归、川芎、白芍、生地黄、仙鹤草、海螵蛸、马齿苋。

◆ 五、月经过少

月经过少指月经量减少，一次经量不足 30mL，周期正常或经期缩短小于 3 日即净，甚或点滴即净者。

本病应与早期妊娠少量出血，或月经后期仅少许出血误为未来月经相鉴别，可通过妇科检查、彩超，或性激素检查、血 hCG 检查鉴别。还需与异位妊娠（停经史伴少量出血，或伴腹痛，可查血 hCG 或阴道 B 超鉴别）、宫颈粘连（可通过宫腔镜检查鉴别）、子宫内膜菲薄（可通过阴道彩超或宫腔镜鉴别）、卵巢早衰（可通过性激素检查鉴别）相鉴别。

1. 阴血虚少

月经量少，且越来越少，色淡红，质稀薄；伴头晕耳鸣，腰膝酸软，小便频数，带下少，口渴咽干，舌质淡红，少苔，脉细弦。治以滋阴养血调经。方选归芍地黄汤加味，药用当归、白芍、牡丹皮、山茱萸、怀牛膝、龟甲、茯苓、熟地黄。经后期服，每日 1 剂，水煎分 2 次服。

2. 阴阳两虚

月经量少，经行后期，色暗红，质稀薄，伴头晕耳鸣，腰膝酸软，或伴恶寒，小便频数，带下少，舌质稍红，苔白，脉细弱。治以滋阴助阳调经。方选归芍地黄汤加菟丝子、巴戟天、仙茅。

3. 肝郁肾虚

月经量少，色暗红，月经先后不定期，夹小血块，头昏腰酸，胸闷烦热，乳房胀痛，便艰尿黄，带下偏少，脉象细弦数，舌质偏红，苔黄腻。治以疏肝解郁，滋肾调经。方选六味地黄汤合逍遥散加减，药用熟地黄、当归、山药、山茱萸、牡丹皮、泽泻、柴胡、茯苓、酸枣仁、白芍。经后期服，每日1剂，水煎分2次服。

第二节　崩漏为病，止活结合

崩漏是指经血非时暴下不止或淋漓不尽，前者为"崩中"，后者称为"漏下"，由于二者常相互转化，故概称为崩漏。西医学无排卵性异常子宫出血可参照本病辨证治疗。异常子宫出血是妇科的常见病、多发病，也是妇科最常见的出血性疾病，急性出血时是危急重症。其排除了妊娠、肿瘤、炎症、产后及全身性出血性疾病，是由于下丘脑—垂体—卵巢轴的神经内分泌失调引起的出血。异常子宫出血可发生在青春期、育龄期、围绝经期等各个时期的任何年龄段，但以青春期、围绝经期为多见。目前，西医学大多采用两种方法治疗，一是药物治疗即止血剂或性激素类药物止血，二是刮宫手术止血。治疗相对比较棘手。

中医学认为，肾气盛衰，天癸至竭，冲任通、盛、虚、衰，主导月经的潮止。月经又是由胞宫蓄藏和排出的。因此，肾—天癸—冲任—胞宫是月经产生的主轴。脏腑、气血、经络的活动是月经产生的基础。只有肾气充盛，肾精充沛，天癸泌至，任通冲盛时，气血作用于胞宫，血海满盈，月经方可来潮。肝、脾、肾功能正常，气血调和，月经则能应时而下。也就是说，月经是肾气主导，经量的规律衡定则受脏腑、气血、经络调节。当身体受到某种致病因素的伤害，如饮食失常、劳累过度、产伤房事、七情所伤等，导致脏腑功能失常，气血失调，直接或间接破坏了肾—天癸—冲任—胞宫的平衡关系，就会导致藏泄失司，摄血无能，经血菲时而下。

◆　一、病因病机

崩漏病因繁多，机制复杂，主要有血热、血瘀、肾虚、脾虚等。病因间常是因果相干，气血同病，多脏受累，寒热湿瘀交错。

1.血热

实热：素体阳盛或过食辛热助阳之品，或外感热邪，热伏冲任，扰动血海，迫血妄行。

虚热：素体阴虚或久病伤阴，阴虚水亏，虚火内炽，扰动血海，迫血妄行。

2. 血瘀

七情所伤，冲任郁滞：经期产后，余血未尽，复感寒热湿邪，致寒凝、热滞、湿郁、瘀阻冲任；或因崩漏之时，过用寒凉之药而致瘀；或久漏暴崩，气随血衰，气虚而致瘀等。

肝郁化热：平素肝旺；或怒气伤肝，疏泄太过；或七情所伤，肝气郁结，耗损肝阴；或郁久化火，扰动血海，迫血妄行。

3. 肾虚

肾气虚：由于房事不节，多产频育，手术创伤，产后失调，损伤肾气，或年老肾气渐虚，或年少肾气未充，封藏失司，冲任不固，不能制约经血。

肾阴虚：年少之时，肾阴本虚；或年老之时，阳气内动，损伤阴络，冲任不固；或经期产后，失于调理，耗损肾阴，导致阴虚失守，虚火动血。

4. 脾虚

忧思过度、饮食劳倦，损伤脾气，脾伤则气陷，统摄无权，冲任失固，不能制约经血。

● 二、辨证要点

崩漏虚证多而实证少，热者多而寒者少，即使有火亦是虚火多而实火少。在大量出血之际，多见标证；血势缓和或出血停止，方显本证。临证应审证求因，掌握辨证要点，视其转归，判断证情的轻重缓急和寒热虚实。

1. 辨寒热虚实

根据出血时间、血量、血色、血质以辨别寒热虚实。一般说来，经血非时而下，量多势急，继而淋漓不止，色淡，质稀，多属虚证。经血非时暴下，色鲜红或暗红，质黏稠，多属热证。淋漓漏下，色暗，质稠，多属虚热；苔色暗黑，有臭味或有血块，多属湿热。经来无期，时来时止，或停经而突然崩血，或久漏不止，血色暗褐，质稠，有血块，多属瘀滞。血色暗红，质稀，多属寒、属虚。出血时间久，出血量多，多属气血虚弱，或兼有瘀滞。

2. 察脏腑气血病变

根据兼症、舌脉诊察脏腑气血的病变情况。口渴喜饮，烦热，舌红，苔黄，脉滑数，多属血热实证。口干不喜饮，心烦，手足心热，舌红少苔，脉细数，多为血热虚证。口苦口干，胸闷烦躁，易怒多梦，舌暗红，苔薄黄，脉弦数，多为肝郁化热。神疲乏力，纳少便溏，面色萎黄，舌淡胖，苔白，脉细弱，为脾虚；兼有小腹下坠感，或阴部坠胀感的，为中气虚陷；兼有心悸怔忡，为心脾两虚；兼有腰酸耳鸣，为脾肾两虚；腰腿酸软，畏寒肢冷，面色晦暗，舌淡，苔白，脉沉细，为肾气虚；头晕耳鸣，口干，腰酸，舌红少苔，脉细数，为肾阴虚。小腹疼痛，或胀痛，舌暗红，有瘀点，脉弦或涩，为血瘀证。

3. 参年龄特点

不同年龄段的特点，是辨证的重要参考。青春期崩漏，多属肾气不足，肾水阴虚。育龄期崩漏，以肝郁血热为多见。围绝经期崩漏，多见肝肾亏损，或脾气虚弱，或有瘀滞。

❖ 三、治则与治法

（一）治则

《济阴纲目》指出，治疗崩漏"初用止血以塞其流，中用清热凉血以澄其源，未用补血以还其旧"。《傅青主女科》强调："止崩之药不可独用，必于补阴之中行止崩之法""因不用补阴之药，则虚火易于冲击，恐随止随发，以致终年累月不能痊愈者有之。"蒲辅周主张："不宜一见血就用止血之品，以免闭门留寇。"根据前贤的经验，对崩漏的辨证治疗，钟秀美掌握"塞流、澄源、复旧"原则，临床疗效显著。

1. 在澄源的基础上塞流

塞流、澄源、复旧是历来中医治疗妇科出血的三大法则。塞流、澄源、复旧三法相互融合，密不可分，应根据不同证型把三法有机结合起来，在澄源的基础上塞流，血止之后重在复旧，方可收到立竿见影的效果。

2. 滋阴养血，寓补阴于止血之中

女性以血为用，以血为主。血者，阴液也，长期出血，可造成失血耗阴。阴血损伤、阴虚火旺、虚火动血可使子宫出血反复发作。因此，无论气虚证或血热证，都应注意滋阴养血。

3. 培本调经，防止复发

崩漏的治疗效果如何，止血是先决条件，调整月经周期是关键。止血之后，应在辨证基础上，参照各年龄段的生理病理特点，进行合理的药物治疗、必要的生活指导。青春期宜滋补肾阴为主；育龄期宜疏肝理气为主；围绝经期宜调和气血，促使绝经。

4. 苦寒之剂，逐瘀之品，中病即止

不可大剂独任，或长久应用，以免耗伤气血。辛热助阳之物，不可过服，以防燥邪伤阴。血肉有情之品，则以平补为宜。

（二）治法

1. 通法

用于崩漏主要是取中医治法中的"通因通用"法"瘀血不去则新血不归经"之意。主要临床表现为出血量多如崩，或量少淋漓不净，血色暗红，有血块，或伴小腹疼痛，块下痛减，舌暗红，苔薄，脉弦或细。治以活血化瘀，临床常用桃红四物汤（气滞血瘀）、芩术四物汤（瘀热互结）等。

2. 清法

用于实热或虚热所致热迫血行之崩漏，临床常见阴道出血量多如崩，或量少淋漓不净，血色暗红，有血块，或淡红黏稠，伴口干喜饮，便干溲赤，舌红，苔黄，脉弦或细。实热则清热通经，达到止血目的，临床常用丹栀逍遥散、芩术四物汤、清经汤等，以清热活血、凉血止血；虚热则多用两地汤等滋阴清热，

凉血止血。

3. 涩法

主要用于长期出血，气血两虚或气阴两虚，临床常见阴道出血量少，色淡红，无块，小腹隐隐不适，伴头晕神疲，或气短懒言，舌淡白，苔少或苔黄而干，脉细弱。治以益气养血止血或益气养阴止血，常用安冲汤、补中益气汤或圣愈汤治疗。

4. 养法

主要用于因出血引起的气血两虚，甚至阳虚及因出血致脾肾等脏器虚损，通过止血治疗后的调经防止复发也是"治崩三法"中"复旧"的体现。常用治法为气虚者，常用补中益气汤或四君子汤；血虚者，常用四物汤；气血两虚者常用八珍汤等；肾虚者，根据辨证分为肾阴虚、肾阳虚或肾气虚，分别采用左归丸、右归丸、金匮肾气丸等治疗；脾虚者，常用归脾汤；肝郁者，需疏肝解郁，用逍遥丸治疗。她在临证的同时还会做好患者在精神、情绪方面的调理，也可配合药膳治疗。

5. 兼顾治疗

临床上由于病情错综复杂，很少出现单一疾病，而是2~3个证型同时出现，此时她常用以下方法兼顾治疗。

通、清、涩、养四法是妇科治崩之常用法，临证常搭配应用，并取得较好效果。

（1）通涩兼施：止血不留瘀，活血不伤正。如常用的药对茜草和海螵蛸，取茜草活血化瘀而海螵蛸收涩止血，二者配伍使活血不伤正，止血不留瘀。

单用通法恐经行量多或伤及肾气，单纯止涩又惧留瘀之弊，故寓通于涩，通涩兼施。她常取药对如茜草配海螵蛸、仙鹤草配益母草、大黄炭合炮姜炭、川牛膝伍川续断，以及具有通涩双相作用的药物如山楂炭、茜草、花蕊石、海螵蛸、三七粉等组方。通涩比例视病情而定，或以通为主，辅以止涩；或以涩为主，佐以活血。

（2）清通兼顾：用于瘀热互结之崩漏，常用芩术四物汤或芩栀四物汤加减。

清通兼顾用于瘀热交结之崩中漏下伴腹痛，常见于经期或产后误犯房帏、人流或放环后感染、子宫内膜异位症、子宫肌瘤、盆腔炎等。多用蒲公英、紫花地丁、败酱草、红藤、蒲黄、赤芍、延胡索、川楝子、甘草等。

（3）清养并举：用于肾虚肝火证，方用清经汤合二至丸加减。

清养并举用于素体阴虚内热或出血日久，阴血耗伤，虚热内生，迫血妄行者，滋水涵木、相辅相成。常用生地黄、白芍、青蒿、地榆、侧柏叶、椿根皮、女贞子、桑椹、枸杞子、墨旱莲、白花蛇舌草、夏枯草、生牡蛎等。

（4）涩养并重：用于瘀血已去，脾肾两虚，常用经验方脾肾双补汤加减，组成为菟丝子、覆盆子、白术、陈皮、白芍、黄芪、桑螵蛸、海螵蛸、仙鹤草。

涩养并重（益气止血、补肾固冲法）用于瘀血已净，脾肾气虚，冲任固摄乏力者，取补养和固涩止血药同用，也可选涩养兼备之药，她善用桑螵蛸、海螵蛸、仙鹤草、山茱萸、覆盆子、五倍子、金樱子、党参、白术。

（5）通涩清养四法并举：用于阴虚内热兼有瘀滞之崩漏出血，如围绝经期伴子宫肌瘤出血，子宫内膜异位症或盆腔炎病久阴血已耗，经行腹痛量多夹瘀之症。

第三节　闭经证治，养活相兼

凡是女性年龄超过 13 岁，第二性征未发育；或年龄超过 15 岁，第二性征已发育，月经尚未来潮，或经行一段时间后又中断 6 个月以上的，称为闭经。前者称为原发性闭经，后者称为继发性闭经。

一、病因病机

早在巢元方《诸病源候论》中就指出："妇人月水不通者，由劳损血气，致令体虚受风冷。风冷邪气客于胞内，伤损冲任之脉，并于太阳少阴之经，致胞络内绝，血气不通故也。"万全《妇人秘科》进一步指出："妇人女子经闭不行，其候有三，乃脾胃伤损，饮食减少，气耗血枯而不行者……一则忧愁思虑，恼怒怨恨，气郁血滞而经不行者，一则躯脂痞塞，痰涎壅滞而经不行者……"根据前贤的论述和闭经的临床症状，闭经的病因主要有虚实两种：虚则以脾肾虚弱、气血两虚、阴虚血燥为主，实则以气滞血瘀和痰湿内生相关。

1. 脾肾虚弱

先天禀赋不足，肾气未盛，精气未充，饮食不当，肝气犯胃，致脾气虚弱，气血生化之源不足，精血匮乏，源竭流涸，冲任俱虚，经闭不行，或肾阳虚，胞宫失温煦，寒凝血滞而致闭经。

2. 气血两虚

素体脾胃虚弱，化源不足，或忧思恐惧，精神抑郁，损伤心脾，或大病久病，产后大出血，以致营血亏损，冲任空虚，无血下达胞宫，经闭不行。

3. 阴虚血燥

素体阴虚或失血伤阴，或久病耗血，劳瘵阴虚，或过食辛燥，灼伤津血，以致阴虚血燥，营阴不足，血海燥涩干涸，经闭不行。

4. 气滞血瘀

情志抑郁，肝气郁结，血行不畅，气滞血瘀；或经期产后，余血未尽，外感寒邪，内伤寒凉生冷，血为寒凝，冲任受阻；或肝郁化火，心疗热盛，热邪伤津，而致血瘀。气滞则血瘀，血瘀必气滞，冲任瘀阻，血行不畅，遂致经闭。

5. 痰湿阻滞

脾失健运，聚湿成痰，痰湿阻滞冲任，以致胞脉闭塞，经闭不行。

◆◇ 二、治疗

1. 补肾调肝，养血通经

用于禀赋不足，肾气虚弱，年逾13周岁尚未行经者，或月经逐渐延后、量少，渐至经闭者，伴头晕，腰酸，耳鸣，神疲乏力，舌淡红，苔少，脉沉弱或细涩。证属肝肾不足，宜补肾调肝，养血通经。选归肾丸加味，组成为菟丝子、杜仲、甘杞、山萸肉、当归、熟地黄、山药、茯苓，加鸡血藤、何首乌。方中菟丝子、杜仲补益肾气；熟地黄、山萸肉、甘杞滋肾养肝；山药、茯苓健脾和胃；当归、鸡血藤、何首乌补血。全方具有补肾气、益精气、调肝脾、补气血之功效，使肾气足，肝血和，冲任得养，血海渐盈，月经来潮。

2. 补益元气，养血通经

用于心脾亏损，化源不足而引起月经退后，经量渐减，经色淡，继之经闭，伴面色苍白，头晕眼花，心悸气短，神疲肢软，食欲不振，毛发不泽，舌淡，苔白，脉沉缓无力。证属气血虚弱，宜补益元气，养血调经。方选人参养营汤，组成为白芍、当归、陈皮、黄芪、肉桂、人参、白术、甘草、熟地黄、五味子、茯苓、远志。方中人参大补元气；黄芪、白术、茯苓、甘草、陈皮补中益气；当归、白芍、熟地黄养血调经；五味子益气养心；远志宁心安神；肉桂温阳和营。全方具有补气生血养营之作用，使血海满盈，月经来潮。

3. 滋阴清热，凉血通经

用于阴虚内热，热燥血亏引起的月经量渐减，终至经闭，伴五心烦热，盗汗颧红，或骨蒸劳热，或咳嗽咯血，舌红，苔少，脉细数。证属阴虚血燥，宜滋阴清热，凉血通经。方选加减一阴煎加味，组成为生地黄、白芍、麦冬、熟地黄、知母、地骨皮、甘草，加黄精、丹参、枳壳。方取生地黄、麦冬、知母滋阴清热；熟地黄、黄精、白芍养血益精；地骨皮凉血退蒸，除虚热；丹参活血凉血，除烦安神；枳壳调气宽中；甘草健脾和中。全方具有滋阴养血、清热凉血、健脾通经之功效。虚烦潮热者，加青蒿、鳖甲；兼咳嗽咯血者，加五味子、川贝母、百合、阿胶；虚烦少寐心悸者，加夜交藤、柏子仁；实火灼阴者，加玄参、黄柏。

4. 活血化瘀，理气通经

用于气机阻滞，瘀血内停而引起的闭经，伴精神抑郁，烦躁易怒，胸胁胀满，少腹胀痛或拒按，舌紫暗、有瘀点，脉沉弦或沉涩。宜活血化瘀，理气通经。方用通经汤（经验方），组成为桃仁、红花、当归尾、赤芍、泽兰、香附、牛膝、益母草、鸡内金。取桃仁、红花、泽兰、益母草活血化瘀，通经止痛；当归尾、赤芍活血止痛；香附理气解郁，调经止痛；牛膝破血通经，引血下行；鸡内金健脾补胃，消化瘀积。全方具有活血化瘀、理气解郁、通经止痛之作用。

5. 温经散寒，活血通经

用于寒邪入侵，寒凝血瘀引起的闭经，伴四肢不温，小腹冷痛，苔白，脉沉紧。证属寒凝血瘀，宜温经散寒，活血通经，方选温经汤（出自《校注妇人良方》），组成为当归、川芎、白芍、肉桂、莪术、牡丹皮、人参、牛膝、甘草。方中肉桂温中补阳，散寒止痛；当归、白芍补血调肝；人参大补元气，补脾益气生津；川芎、牡丹皮、莪术活血化瘀；牛膝破血通经，引血下行。全方具有温经散寒，活血通经，使寒散瘀祛而经水自调之作用。

6. 除湿祛痰，活血通经

用于脾湿不运，痰湿内阻所致闭经，形体肥胖，胸胁满闷，呕恶痰多，神疲倦怠，或面浮肢肿，或带下量多、色白，苔白腻，脉滑。证属痰湿阻滞，宜除湿祛痰，活血通经。方选苍附导痰丸加味，组成为茯苓、半夏、陈皮、甘草、苍术、香附、胆南星、枳壳、生姜、神曲，加川芎、赤芍、牛膝。方中茯苓、半夏、陈皮、甘草化痰燥湿，和胃健脾；苍术健脾燥湿；香附、枳壳理气行滞；胆南星燥湿化痰；生姜温中和胃；川芎、赤芍活血通经；牛膝活血，引血下行。全方具有燥湿健脾、行气消痰、活血通经之作用。

7. 通腑化瘀，泻热通经

用于阳明腑实，经闭不行，大便秘结，小腹疼痛，口渴喜饮，舌苔黄，脉滑数。方选玉烛散，组成为大黄、芒硝、当归、川芎、生地黄、赤芍、甘草。方中大黄、芒硝、甘草缓下阳明热结；生地黄滋阴凉血；川芎、当归、赤芍活血化瘀，共奏泻热通经之功效。

8. 滋养心阴，和血通经

用于营阴暗耗，经闭不行，伴心悸，失眠多梦，舌红，脉细数。方选柏子仁丸加味，组成为熟地黄、柏子仁、牛膝、卷柏、泽兰、续断，加当归、赤芍。方中柏子仁养心安神；熟地黄滋阴补肾；牛膝、续断补肾通经；泽兰、卷柏活血化瘀；当归、赤芍养血活血，化瘀通经。

如因闭经所致其他疾患，如泌乳素太高要做垂体 CT 或 MR 检查以排除垂体肿瘤，若确为肿瘤，应做相应处理，中药疗效不佳时，可服溴隐停治疗。若因多囊卵巢综合征所致，则应根据患者是否要求生育进行治疗。如要求生育者，在中药治疗中同时要配合促排卵治疗，对垂体促黄体生成激素过高者则先使用 2~3 个月达英 -35 或优思明、优思悦，再行促排卵治疗；若不要求生育者，则辨证治疗，或配合使用西药（视病情选用达英 -35、优思明、优思悦等）。

第四节　痛经之疾，辨证止痛

　　凡是在经期前后或正值经期，发生下腹部及腰骶部疼痛，严重时伴有面色苍白，头面汗出，恶心呕吐，手足厥冷，甚至晕厥，以致影响工作和生活，并随月经周期而发作者，称为痛经，又称经期腹痛。疼痛是一种临床自觉症状，目前尚难以用科学的、客观的方法来衡量疼痛程度。多数妇女在经前或经期有不同程度的小腹不适，不能一概称为痛经。

　　痛经分为原发性痛经、继发性痛经两类。原发性痛经，也称为功能性痛经，系指经详细检查未能发现盆腔器官有明显异常者，多见于未婚未育妇女，往往生育后痛经即缓解或消失。继发性痛经指盆腔器官有明显病变者，如子宫内膜异位症、盆腔炎、肿瘤等引起的月经疼痛。

◆　一、病因病机

　　痛经最早见于张仲景《金匮要略》"妇人杂病脉证并治"云："带下，经水不利，少腹满痛，经一月再见。"隋代巢元方《诸病源候论》首立"月水来腹痛候"，认为"妇人月水来腹痛者，由劳伤气血，以致体虚，受风冷之气客于胞络，损冲任之脉"，为研究痛经奠定了理论基础。

　　妇女在经期或经期后，血海由满盈而溢泻，气血变化急骤，易受各种致病因素的影响，妇女经期的生理特点为痛经的发病提供了内在条件。"邪之所凑，其气必虚""正气存内，邪不可干"。由于身体素质的差异，如先天禀赋不足，冲任未充，或后天失调，气血不足，每逢经期气血变化急骤之时，气血益见不足，病邪乘机侵袭，便可发生痛经。由此可见罹患痛经跟身体素质虚弱息息相关。

　　脏腑功能失调导致的气血运行不畅或气血虚弱等是痛经的主要机制，提出其病机是气血运行不畅，经血流通受阻，以致不通则痛；或冲任、胞宫失于濡养，不荣则痛。其病位在冲任、胞宫，变化在气血，表现为痛经。常见的有以下 5 个方面病因。

1. 气滞血瘀

素体抑郁，情志内伤，肝气不疏，血海气机不利，经血运行受阻，致气滞血瘀而作痛。

2. 寒凝胞中

多因濒临经行或正值经期，冒雨受寒，涉水游泳，久卧湿地，过食生冷，风冷寒湿客于冲任、胞中，与血相结，则寒湿凝滞，以致经血运行不畅，不通则痛。

3. 热滞血瘀

经期产后，湿热之邪乘虚而入，留滞胞中，与经血相搏结；或因肝气郁结，气有余便是火，久郁则化热化火，灼血伤津，血热燥涩，流通不畅，不通则痛。

4. 气血虚弱

脾胃素弱，化源不足，或因大病久病，气血俱虚，经行血泻，血海更为空虚，冲任、胞脉失于濡养，兼之气虚血滞，经血运行无力，不荣而痛。

5. 肝肾亏损

禀赋素弱，肝肾本虚，或因房劳多产，损伤肝肾，精亏血少，冲任不足，胞脉失养，经行之后，精血更虚，冲任、胞宫失于濡养，不荣而痛。

◆ ○ **二、辨证要点**

1. 发生时间

经前腹痛属于实证，但有气滞和血瘀之分，前者胀甚于痛，后者痛甚于胀。经行一半而腹痛者，余血未尽有瘀积也；膜性痛经多数在经期第 2 日剧痛，并向腰臀部放射；经后腹痛多为虚证，气血虚弱，肝肾亏损。

2. 疼痛性质和部位

小腹正中疼痛，多为气滞血瘀，寒凝胞中或热滞血瘀；小腹两侧或一侧疼痛，有时牵连胸胁，多为肝气郁结或气滞血瘀；胀甚于痛，时痛时止，为气滞。绞痛，持续作痛，血块排出后疼痛减轻，或少顷又剧痛者，为血瘀；冷痛、酸痛、抽痛、绞痛、刀割样痛、针刺样痛者，为寒凝血滞；灼热痛为热痛；隐痛、坠痛、喜揉喜温喜按者属虚。

3. 经量、期、色、质与舌脉表现

月经推后、量或多或少、质黏稠、有血块，经行不畅，舌暗红，苔薄，脉弦为气滞血瘀；月经推后、经色紫暗、有血块，舌暗紫、有瘀点，苔白，脉沉弦，为血瘀；月经后期，经色紫暗、有血块，或如墨汁，经行不畅，小腹冷痛，舌淡胖，苔白或腻，脉沉弦，为寒湿凝滞；月经后期、量少、色淡、质稀，舌淡，苔薄，脉细弱，为虚证。

◆ 三、治疗

（一）治则

不同证型的痛经致病因素不同。因寒则寒凝血滞，血行不畅而痛；因热则血燥涩不利而痛；因湿则湿瘀阻滞经脉而痛；更多的是因肝郁气滞，经行不畅而痛。痛经的原因诸多，其主要机制是不通则痛和不荣则痛。

钟秀美治疗痛经的原则以调理气血、畅通经脉为主，临证选用对应方法。实性痛经使"通则不痛"，虚性痛经则使"荣则不痛"。其治疗又分两步：经前、经期调血止痛，治标为主；平时则辨证求因治其本。一般于经前2~5日开始服药，至经期1~2日，经净续服药3~5日，效果较好。且需连服3个月经周期，疗效才能巩固。除药物治疗外，生活调理至为重要，要保持心情舒畅，避免不良的精神刺激。经期勿饮生冷，不涉水、不游泳、不做冷水浴、不做剧烈的运动。

（二）治法

1. 活血化瘀

用于瘀血阻滞，不通则痛，见经前2h或经行第3日，小腹剧痛难忍，呈痉

挛性疼痛或阵发性加剧，或伴呕吐，或四末厥冷，面色苍白，月经色暗红或褐色，有血块或有膜样组织，舌暗红，或有瘀点，脉弦或沉涩，方选活络效灵丹加味，组成为丹参、当归、乳香、没药。便秘者，加大黄；呕吐者，加代赭石；偏寒者，加桂枝、细辛；经血含膜样组织者，加益母草、醋延胡索、生蒲黄。方中当归活血养血；丹参助当归以加强活血祛瘀之力；乳香、没药相须为用，活血祛瘀，行气止痛。四药合用，力专效宏，瘀祛络通，诸证自愈。

2. 理气活血

用于气机阻滞，经欲行而气不应，见经前 3~5 日，小腹胀甚于痛，月经后期，量少或时多，色暗红，有血块，经行则胀除，舌暗红，苔白，脉弦。方选乌药散加味，组成为台乌、砂仁、香附、木香、槟榔、延胡索、当归、赤芍、牛膝、甘草。方中乌药、砂仁、香附、木香、延胡索、槟榔等疏肝理气止痛，佐以甘草之缓急，并调和诸药；当归、赤芍活血化瘀；牛膝引血下行，通经止痛。服之自能气行血畅，血畅则经自调、痛自止。

3. 疏肝理气

用于七情所伤，肝气郁结，见经前胸闷，喜叹息，乳房胀痛，小腹胀痛，烦躁易怒，夜难入寐，多噩梦，月经周期正常或退后，量中，色暗红，质黏稠或有血块，经行不畅，舌暗红，苔白，脉弦略数。方选逍遥散加味，组成为当归、赤芍、柴胡、茯苓、白术、甘草，加川楝子、延胡索、夏枯草、郁金、穿山甲[1]、王不留行。方中柴胡疏肝解郁；当归、赤芍养血调肝；白术、茯苓、甘草健脾益气；川楝子、延胡索、郁金活血行气止痛；穿山甲、王不留行通络止痛；夏枯草散结消滞。偏热者，加牡丹皮、山栀子；胀甚者，加香附；经行不畅者，加牛膝。本法也可用于瘀血痛经的经后调理。

4. 散寒除湿

用于寒湿凝滞，瘀血阻滞，见经前数日小腹绞痛、冷痛、刺痛，得热痛减，

---

[1] 本书为保存医家选方原貌，仍收载了部分珍稀濒危动植物类中药材，然编者支持野生动植物保护，请读者应注意使用替代品。

或腰酸，月经推后、量中、色褐、有血块，舌暗红、胖大，苔白厚，脉弦紧。方选少腹逐瘀汤，组成为小茴香、干姜、桂枝、延胡索、炒五灵脂、黑蒲黄、没药、川芎、当归、赤芍。方中川芎、当归、赤芍、延胡索、五灵脂、黑蒲黄、没药均有活血祛瘀止痛的作用；小茴香、干姜、桂枝具有温经散寒、祛湿止痛的作用。

5. 温经暖宫

用于肾阳虚弱，寒自内生，见经期或经后，小腹冷痛、隐痛，喜热，经量少、色淡暗、质稀，腰酸腿软，舌淡红，苔薄白，脉沉细。方选金匮温经汤，组成为当归、酒芍药、桂枝、吴茱萸、川芎、党参、半夏、麦冬、阿胶、牡丹皮、生姜、甘草。方中吴茱萸、桂枝温经散寒，通利血脉；当归、川芎、酒芍药活血祛瘀，养血调经；牡丹皮祛瘀通络，并退虚热；阿胶、麦冬益阴养血；党参、甘草补中气，健脾胃，以助生化之源；半夏通降胃气而散结；生姜温胃气以助生化。全方具有生新祛瘀、暖子宫、补冲任之作用。本法可用于寒湿凝滞痛经的经后调理。

6. 清热化瘀

用于热滞血瘀，见经期经后小腹灼热疼痛，拒按，腰骶胀痛，或伴低热，月经量多、色暗红、黏稠、有小血块，平素黄带较多，口苦咽干，舌红，苔黄，脉弦数或濡数。方选桃红四物汤加减，组成为桃仁、红花、川芎、当归、赤芍、蒲公英、牡丹皮、延胡索、香附、败酱草。方中桃仁、红花、赤芍、牡丹皮活血化瘀；当归养血调经；延胡索、香附活血祛瘀，理气止痛；蒲公英、败酱草清热活血散瘀。

7. 益气补血

用于气血虚弱，不荣则痛，见经后小腹隐隐作痛，喜揉按，或小腹下坠感，经量少、色淡红、质稀，伴头晕，疲乏无力，面色无华，贫血外观，舌淡，苔薄白，脉细弱。方选：①参芪四物汤，组成为党参、黄芪、川芎、当归、酒芍药、熟地黄。取四物汤补血、活血、调经；党参、黄芪大补元气。全方具有益气生血之作用。②归芪建中汤，组成为当归、黄芪、桂枝、酒芍药、生姜、大枣、甘草、饴糖，取小建中汤温中补虚，缓急止痛；当归补血和血；黄芪补虚益气。

8. 温肾壮腰

用于经期及经前后腰酸如折，转身乏力，月经量中、色暗红、质稀，或怕冷，或耳鸣，苔薄白，脉沉细。方选安肾汤，组成为胡芦巴、补骨脂、川楝子、续断、桃仁、杏仁、小茴香、茯苓、山药。方中胡芦巴、补骨脂、续断、山药温肾阳，逐寒湿，强腰脊；桃仁祛瘀生新；川楝子行气止痛；小茴香祛寒止痛；茯苓利水除湿；杏仁苦温，散寒行滞，配合川楝子、小茴香以增强止痛之功。

她治疗中还强调"经前防，经期治，经后固"。经前防指以上次行经日期为标准，在经前一周治以理气活血，温经止痛，常用药为川芎、当归、炒白芍、桂枝、香附、小茴香、艾叶、吴茱萸、枳壳、炙甘草等；经期治指行经期临床表现较急重，在治本同时，须辅以止痛，常用温经散寒、活血止痛药如乳香、没药、川楝子、延胡索、广木香、台乌药等；经后固指月经净后，腹痛消失，但小腹仍有不适感，常伴神疲乏力、腰酸等，此时常用养血温胞、调和气血之品调理善后，常用药为当归、川芎、炒白芍、艾叶、狗脊、续断、陈皮、炙甘草，其后续以上述辨证施治，如此循环治疗，明显提高疗效。

（三）子宫内膜异位症引起的痛经的治疗

钟秀美强调临床诊疗时辨病与辨证相结合，此处介绍她治疗子宫内膜异位症引起的痛经临症经验。她治疗子宫内膜异位症，强调要抓住瘀血这一关键病机，以活血化瘀为主，主方用丹参、赤芍、乳香、没药、乌药、川楝子、延胡索、生蒲黄、五灵脂、三七粉等。若为卵巢巧克力囊肿，则加鳖甲、海藻、黄药子、益母草以消癥散结；对于急腹痛、痛经者，则配合针灸关元、气海、神阙、足三里、合谷等，针药配合，明显提高止痛效果。

她对本病之治还根据月经周期分别用药。月经期，经行腹痛时常在以上经期方中加血竭（冲服），以破瘀散结、理血止痛，一般在经前5~7日开始用药。经行量多如崩者，则以崩漏之塞流、澄源、复旧加以治疗，暴崩之际当先治标，以止血为要，常用通因通用之法，以桃红四物汤加减治疗。如有热象，则用芩栀四物汤或芩术四物汤加减，出血量特别大，如急性大出血甚至出现贫血症状时，则配合输液止血之西药或加用大量孕激素或达英 -35、优思悦等急性止血，血止后再作调理。经间期，治疗癥瘕，按"血实宜决之"的治疗原则，用经验方黄芪消癥胶囊治疗；经前期，在黄芪消癥胶囊加路路通、生蒲黄、五灵脂、三七粉。

第五节 辨治不孕，审因为先

妇女婚后一年，或曾有孕育一年以上，夫妇同居，男方生育功能正常，无避孕而不受孕者，称为不孕。从未受孕者，称原发性不孕；曾有过孕育者，称继发性不孕。

中医学早就有不孕的记载。最早见于《黄帝内经·素问》"骨空论篇"曰："督脉为病……其女子不孕……"历代妇科医学典籍，都设有"求嗣""种子""嗣育"等专篇加以论述。唐代孙思邈《千金要方》把原发性不孕称为"全不产"，而把继发性不孕称为"断绪"。明代万密斋《广嗣纪要》提出"五不女"，即螺、纹、鼓、角、脉5种，大多属于女子先天性生理缺陷，非药物所能取效。

从中医学来说，受孕育胎的3个必备条件：①阴阳完实。男女双方必当成年，发育健全，男精实，女经调。②阴阳和。男女无痼疾劳伤损精，无生殖器官畸形，无碍交合，构精需于氤氲之候期。③两精相搏，种子胞宫。男女生殖之精搏合成精，并能种植于发育良好的胞宫，还须得肾气、天癸、冲任、气血的资灌方能成胎。受孕是一个复杂的生理过程，正常的受孕有赖于肾气旺盛，肾阳充足；肝气舒畅，肝血充盈；脾气旺盛，气血生化有源；然后任脉通调，冲脉旺盛才能排卵和受孕。因此，月经正常与否是受孕的首要条件。《黄帝内经·灵枢》"决气"曰："两精相搏，合而成形，常先身生，是谓精。"

一、病因病机

不孕的原因很多，但最主要的是与冲任、肝、脾、肾关系密切。冲为血海，任主胞宫，肝主疏泄藏血，女子善怀多郁，女子经、孕、产、乳数伤于血，阴血同源，肝失阴血滋养，容易致肝气郁结。

中医的受孕生理是从人体内环境宏观方面去认识的。认为人之所以能受孕，依赖肾气旺盛、精血充沛、任冲二脉充盛、胞宫的功能正常，如此才能两精相搏，合而成形，完成受孕。

肾为先天之本、生殖发育之源，是藏真阴而寓元阳之脏。肾上通于脑，下连冲任二脉，是贮藏五脏六腑精气之宅，为生命之根。肾对生殖功能的调节是通过"肾—冲任—胞宫"来完成的。所以肾精滋长是排卵的基础，冲任经脉、气血和畅是排卵的条件，肾阴肾阳消长转化失常是卵巢功能失调病机的关键所在，是排卵功能障碍的根本原因。

《黄帝内经·素问》"上古天真论篇"论述了肾气充盛是天癸发育的条件，在肾气作用下，女子天癸发育成熟，促使冲任二脉通盛，作用于胞宫，故能来月经及有子。肾气的充盛是孕育的先决条件，而冲任二脉功能直接影响经血及孕育，冲为血海，月经没有冲脉沟通，不能来潮，故肾虚、冲任失调为不孕的根本。肾是先天之本，靠后天脾胃的滋养才能保持其正常生理功能，肝藏血，肝肾同源，故临床常见肝肾同病或脾肾同病。

二、辨证要点

临证时应详细询问月经史、婚姻史、产育史（包括流产）、性生活史、既往病史（是否患盆腔炎、内分泌疾病、腹部手术等）及白带的性状等，有助于找出造成不孕的原因。与此同时，应认真进行妇科检查（了解子宫位置、大小、宫颈、附件、分泌物等）、基础体温测定、子宫颈黏液检查、阴道B超测排卵、输卵管通畅检查。必要时还可进行阴道上皮细胞检查、诊断性刮宫、子宫内膜病检、性交后子宫颈管内精液试验，染色体组型分析检查等，以进一步明确诊断，包括病因诊断。她特别强调西医诊断明确，有助于中医中药的治疗，即审因为先。

不孕原因诸多，证候复杂，宜借助西医学检测手段，查明致病原因，把中医辨证和辨病结合起来，尤其辨明脏腑虚实，气血盛衰；根据冲任通盛与否，可分别采用温补肾气、滋肾养阴、补肾健脾、理气化痰、活血化瘀、清热通管、清热止带、滋肾养肝、疏肝解郁、聚精养血等治法，以调整机体功能，促使阴阳气血平衡。首先辨明是因排卵障碍所致或为多囊卵巢综合征，还是因卵巢储备功能低下，抑或是因黄体功能不健、输卵管阻塞等，再进行辨证治疗。

（一）治则

1. 调经

调经是不孕的基本治则。调经之法主要为辨证求因，审因论治，虚则补之，寒则温之，热则清之，郁则疏之，瘀则化之。

临床所见不孕，除器质性病变以外，大多有月经不调史，经过治疗，月经周期调整后，不孕的妇女多有受孕的可能，因此，调理月经就成为治疗不孕的关键。而月经不调大体上有先期、后期、先后不定期、量多、量少等几种情况。月经量多或经行先期以气虚、血热者为多见；月经量少或经行后期以气滞、瘀积、寒凝者为多见，但三者往往互相影响，故兼见者较多；先后不定期以气血不足，冲任不调者较多。以上各种因素都可以引起冲任失调，从而导致妇女生育功能障碍。

（1）经前以理气为主。女子经、孕、产、乳易使机体处于血常不足，气常有余的状态。妇女以血为本，以气为用。今血不足而气有余，阴阳已失去平衡，再加上七情的干扰，导致肝气郁结，疏泄失常，或郁而化火。故经前常见胸乳胀痛，或夹杂腰背胀痛，烦躁易怒，头晕头痛等。她主张经前凡见胸乳胀痛即用调经方治疗，理气消胀。

（2）经期以活血为主。经期胞宫泻而不藏，经血以通为顺。若经血不通畅，甚至疼痛，则必有瘀血阻滞胞络，不通则痛也，故经期常以活血为主。

（3）经后以养血柔肝，调理冲任为主。经后由于胞宫开泻，经血流失，阴血不足，则肝血亦不足，肝失所养，无以柔润条达，致肝气郁滞，而形成肝郁血虚之证。她常用养血柔肝、调理冲任法。

2. 辨病与辨证相结合

引起不孕的原因很多，常见的原因有输卵管阻塞、排卵功能障碍、免疫性不孕及原因不明者。引起不孕的常见疾病有盆腔炎、子宫内膜异位症、多囊卵巢综合征、高催乳素血症、子宫肌瘤、功能紊乱性月经失调等。由此可见不孕常是许多病症的综合表现。而同一疾病引起不孕的原因也不尽相同。如子宫内膜异位症引起的不孕，可能是由于内分泌紊乱而出现卵巢排卵功能障碍，也可能是免疫功能异常引起不孕，或是由于盆腔内器官和组织广泛粘连，输卵管变硬僵直，影响输卵管的蠕动，从而影响卵子的排出和受精卵的输送。因此，子宫内膜异位症所致不孕既可以是排卵功能障碍和输卵管功能障碍并见，也可能排卵功能障碍和免疫功能异常并存，也可以三者兼有。即使同是子宫内膜异位症，由于临床表现不同，辨证不同，治疗也不同。她临证强调辨证与辨病相结合，首先明确导致不孕的主要原因及所属疾病，再根据临床表现，四诊合参，辨证施治。在治疗排卵功能障碍时，则辨证选药以促排卵为主，同时注意观察基础体温或阴道彩超监测排卵，随时调整用药，并指导患者择期同房以利妊娠；治疗输卵管阻塞时，根据输卵管造影或通液情况，选择多途径用药治疗；治疗免疫性不孕时，强调疏肝活血，认为肝郁血滞是免疫性不孕的主要原因。

在治疗上，她注重辨证与辨病相结合。虽然辨病上有时采用专方专药，但始终不忘本病与肾的密切关系，补肾药在各种不同证型中自始至终应用。其次重视治疗冲任不调，治疗时调理冲任、调经养血贯穿治疗始终。辨证时根据每个人的个体差异，以补肾调经为中心，灵活变通，一般若兼有气滞、血瘀、痰湿、湿热等实证者，先祛邪，后治本，或根据情况标本兼施，根据患者症状、舌脉的变化，随时调整治疗方案。在辨证辨病基础上，注意月经周期的变化，不同时期用药也有所侧重，如月经周期的前半期以补肾为主，后半期以补肾加活血调经为主。

3. 中西医结合，取长补短

中西医的理论虽是不同体系，但二者在诊治疾病时，有互补之处。她主张衷中参西，中西医结合认为中医理论中肾—天癸—冲任—胞宫的作用与关系，与西医学下丘脑—垂体—卵巢—子宫有很多相似之处，天癸的作用类似女性激素。在中西医理论的指导下，正确使用，可以提高疗效。

在临床运用中药的同时，充分利用西医学的诊疗手段，如对内分泌紊乱的不孕患者，利用阴道脱落细胞检查观察激素水平的变化指导其用药，将中医的辨证论治灵活自如地用于临床实践中。通过几十年的观察，总结出巴戟天、仙灵脾、龟甲、鹿角霜、紫河车、鳖甲等药物有助于提高女性激素水平；桃仁、红花、香附、鸡血藤等活血理气药有促排卵作用。还在辨证论治的基础上，根据月经周期激素水平的变化，对不同时期的治疗侧重不同。如月经期疏肝健脾，活血养血祛瘀；月经中期以活血理气为主，助其阴阳转化，促进排卵；月经后期，补肾健脾疏肝。

在西药配合应用方面也有独特的经验，如西医治疗内分泌紊乱多用女性激素，大剂量可引起某些不良反应，长期应用易产生药物依赖性。对某些顽固性内分泌疾病，如Ⅱ度闭经（用黄体酮后仍不能来月经）单用中药难以见效，用中药同时配合使用小剂量雌性激素，如每日服己烯雌酚 0.1mg（现多用补佳乐），连服 22 日，下周期重复治疗，起到诱导作用，根据病情多中西医并用 3 个月，维持了 3 个正常周期后，再用中药维持巩固疗效，常获得良好效果。

4. 灵活应用中药人工周期，把握阴阳转化规律

中药人工周期是模仿妇女月经周期的生理变化而分期用药的方法。通过调节下丘脑—垂体—卵巢轴改善性腺的功能，诱发促黄体生成素高峰，促进排卵，使月经恢复正常。通过多年的临床应用，她认为中药人工周期不是替代卵巢功能，而是发挥调节作用。利用月经周期的 4 个不同阶段中阴阳转化的规律，灵活应用补肾滋阴温阳法，使阴阳适时转化，胞宫藏泻有序。其特点在于不人为地规定各期的治疗天数，因为排卵障碍的月经周期多数不规律或卵泡期长、黄体期短，以基础体温、子宫颈黏液、阴道超声检查结果来调整治疗方案比较客观。

（1）卵泡期。此为月经干净后至排卵前，为阴长阳弱期。由于肾虚精亏，血海空虚，阴长缓慢，卵泡常常发育不良，卵泡期长。她以子宫颈黏液及阴道超声来观察卵泡发育情况。此期多表现为腰酸疲惫、白带少、面色晦暗、性欲低下、子宫颈黏液无典型羊齿状结晶出现，阴道超声检查为小卵泡，其治疗以

养血补肾填精为法。患者经过治疗，至 20 日以上仍不排卵，则行 B 超检查子宫内膜的厚度及有无优势卵泡出现。就子宫内膜来说，当子宫内膜厚度小于 1.0cm 时，则藏而不泻，可以继续健脾补肾填精使冲任得滋，胞宫充盛；当子宫内膜厚度大于 1.2cm 时，常用活血化瘀、行气通经法治疗，使胞宫该泻则泻，以期开始下一周期的治疗。

（2）排卵期。此期为重阴转阳期，阴精蓄积充足，阴液满溢，阳气躁动，只待化生。此期患者多表现为白带透明、量增多，情绪兴奋，性欲增强，下腹略有胀疼，子宫颈黏液出现典型老化羊齿状结晶，此期主张补肾助阳、活血通络。温肾助阳，促进其转化，活血可以增加卵巢的血流量，加速卵泡发育至成熟而排卵。

（3）黄体期。此期为阳长阴弱期，阴精化为阳气，温煦子宫，以利于孕卵生长如阴精不足，肾阳亏虚，则宫寒不能成孕，即由于卵泡发育欠佳而导致黄体功能不足，基础体温多呈爬坡状，持续时间少于 12 日。此时白带减少、转黏稠，多有腰痛、乳胀、烦躁等。治疗当以补肾助阳为主，但要加疏肝健脾之品，调畅冲任气机，使气血和调，胞宫得充而能藏。健脾是为了培补后天之本，以养先天，充实胞宫而利于孕卵着床生长。

（4）经期。未受孕者黄体退化，子宫内膜脱落进入月经期。此期经血来潮，月经量或多或少，并伴有腰酸腹痛等症，她主张养血活血、行气通经，以疏通冲任，祛瘀生新。

5. 夫妻同治

不孕与男子有相当大的关系，对男方精液检查异常者诊治可明显提高疗效；对男方精液正常者同诊治可使女方在心理上得到平衡而促其怀孕，同服补肾方药还可明显提高性功能和精子活力，有助孕育。运用夫妻配对疗法治疗不孕时，丈夫精液检查正常者，服用自拟生精汤 1 号，组成为五味子 6g、巴戟天 6g、菟丝子 10g、车前子 10g、甘杞 10g、覆盆子 10g、仙灵脾 10g、党参 10g、茯苓 10g，水煎服，日 1 剂，连服 10 剂。并根据临床症状辨证为阳虚、阴虚、气虚及兼有湿阻证型进行治疗，服药的同时，配合黄芪、甘杞、海马 1 对、当归浸酒，每日饮 1 小杯，连服 1~3 个月。妻子以辨证论治为主，对症疗法为辅。分别采用补肾法，包括滋补肾阴，方用六味地黄汤或左归饮加减；温养肾气，方用右归饮或温养肾气汤；疏肝健脾法，方选逍遥散加减；健脾涤痰法，方选涤痰汤加减。对不排卵者，加用促排卵汤，排卵后改用促黄体汤；对排卵障碍者，用促卵泡汤；对黄体功能不健者，滤泡期以补肾为主，排卵后则改用促黄体汤；对输卵管不通者，则采用侧穹隆封闭法，同时煎服清热通管汤。

不孕与男子有相当大的关系，采用夫妻配对疗法，交之以时是受孕的良机，因此，男子应清心寡欲以聚精，女子平时应静气以养血，再资以血肉有情之品，取参芪四物汤炖鸡，于排卵前夕，夫妇共食之，使心情舒畅，肾精充足，以时交之，受孕率就很高。

（二）治法

不孕的病情无时不在变化，证型随治疗进展也不断改变，因此，不宜仅守一法，只用一方，应根据不同时期、不同证候，灵活立法，遣方择药。

1. 温补肾气

用于肾气虚，胞宫虚寒，见婚久不孕，月经后期，甚或闭经，经量少，质稀，性欲减退，腰膝酸，形寒肢冷，舌淡，苔白，脉细弱，基础体温单相或不典型双相，属无排卵或黄体功能不健。方选温养肾气汤（经验方），组成为巴戟天、仙灵脾、覆盆子、菟丝子、续断、当归、墨旱莲、女贞子。方中巴戟天、仙灵脾、覆盆子、菟丝子、续断温养肾气；当归补血养血；墨旱莲、女贞子滋养肾阴，以阴中求阳，使阴阳平衡，有助于卵泡发育。本方宜于经后服。若头晕者，加甘杞、何首乌，以补益精血。临近排卵期，子宫颈黏液检查提示羊齿结晶旺盛，则加丹参助当归养血活血，促排卵。若素有黄体功能不健或早衰者，排卵后宜续服温养肾气汤。

2. 滋肾养阴

用于肾阴不足，见婚久不孕，月经后期，量少，色红，无血块，头晕耳鸣，腰酸，舌红，苔少，脉细数。方选左归饮加味，组成为熟地黄、山药、山茱萸、甘杞、茯苓、甘草,加墨旱莲、女贞子、巴戟天、仙灵脾。方中墨旱莲、女贞子、熟地黄、山茱萸、甘杞滋养肾阴;山药、茯苓、甘草补脾益肾;巴戟天、仙灵脾温补肾气,以阳中求阴。本方宜经后服。

3. 补肾健脾

用于多囊卵巢综合征,见形体肥胖,闭经或稀发月经,不孕,带下量多,乳晕周围长毛,外阴毛多,一侧或双侧卵巢增大。B超检查示,卵巢增大、多囊;基础体温测定示,单相;子宫颈黏液检查为整个月经周期未见椭圆体;舌淡胖,脉滑。证属脾肾阳虚,运化失职,聚湿生痰,阻滞胞络,致不孕。方用补肾健脾汤(经验方),组成为续断、菟丝子、巴戟天、仙灵脾、覆盆子、墨旱莲、黄芪、白术、薏苡仁、陈皮、丹参。方中续断、菟丝子、巴戟天、仙灵脾、覆盆子温补肾气;黄芪、白术补益脾气;薏苡仁健脾利湿消痰;陈皮理气化痰;丹参活血通络;墨旱莲滋养肾阴。经后服,排卵后改服温养肾气汤。

4. 理气化痰

用于痰湿内阻,见婚久不孕,形体肥胖,胸闷欲呕,或咯痰,带下量多,月经周期基本正常,经量多或少,色淡,质黏稠,舌淡胖,苔白,脉滑。方选妇科涤痰汤,组成为陈皮、半夏、茯苓、甘草、川芎、酒芍、当归、白术、香附。方中二陈汤理气化痰;白术、甘草健脾益气;当归、川芎、酒芍养血活血;香附理气通络。

5. 活血化瘀

用于瘀血内阻,见婚久不孕,痛经,或膜样痛经,或慢性卵巢炎,月经后期,经量正常,色暗红,有血块,舌暗红或瘀点,脉沉弦。妇科检查示,卵巢增大,压痛;基础体温测定示,梯形上升。以痛经为主者,经期选服活络效灵丹,组成为丹参、当归、乳香、没药,活血化瘀止痛。小腹胀者,加台乌,理气止痛。慢性卵巢炎引起的排卵障碍,方用桃红四物汤加味,组成为桃仁、红花、川芎、当归、赤芍、生地黄,加穿山甲、夏枯草、茜草、续断、仙灵脾。方中桃红四物及穿山甲、茜草、夏枯草活血化瘀,软坚,促排卵;续断、仙灵脾温补肾气。于排卵前3~4日开始服，每日1剂，可连服3~5剂。

6. 清热通管

用于慢性盆腔炎、输卵管阻塞、输卵管周围粘连，见婚久不孕或流产后未孕，月经周期、经期、经量基本正常，伴有痛经，舌暗红，苔白，脉弦。妇科检查示，子宫体后位或侧位，活动受限；输卵管增粗、压痛。输卵管通畅试验示，阻塞不通。药用通管汤（经验方），组成为蒲公英、败酱草、半枝莲、夏枯草、穿山甲、王不留行、路路通、枳壳、薏苡仁、皂角刺。方中蒲公英、败酱草、半枝莲清热解毒消炎；夏枯草软坚，配合穿山甲、路路通、王不留行、枳壳、皂角刺活血理气通络；薏苡仁健脾利水消肿。输卵管积水者，加益母草活血化瘀，利水消肿。本方宜经净后服，每日1剂，连服5剂。

7. 滋肾养肝

用于肾虚肝郁，见婚久不孕，月经先后不定期，经期、经量可正常，经前乳胀胸闷，经后头晕腰酸乏力，舌淡红，苔薄白，脉弦细。方选定经汤加减，组成为当归、白芍、柴胡、茯苓、熟地黄、山药、菟丝子、仙灵脾、女贞子、墨旱莲、甘草。方中当归、白芍、柴胡养肝疏肝；熟地黄、墨旱莲、女贞子滋养肾阴以生精；菟丝子、仙灵脾温补肾气；茯苓、山药、甘草健脾补肾以生血。乳房胀痛者，加麦芽、青皮理气通络消胀。本方经后服。

8. 清热止带

用于外阴阴道炎、滴虫、真菌、淋菌等感染而引起的不孕，见婚久不孕，带下量多、黄稠，或呈脓性，或泡沫状，或豆渣样，其气臭秽，伴口苦口干，或外阴瘙痒，舌红，苔黄，脉滑数。妇科检查示，外阴潮湿，阴道内脓性分泌物，阴道壁潮红，清洁度为Ⅲ度；镜检示，滴虫或真菌或革兰氏阴性双球菌。方选龙胆泻肝汤加减，组成为龙胆草、山栀子、车前子、黄芩、木通、泽泻、甘草、苦参根、椿根皮、白术、芡实、山药。方中龙胆草、山栀子、黄芩、苦参根、椿根皮清热燥湿止带；泽泻、车前子、木通利尿祛湿；白术、芡实、山药、甘草健脾益气止带。另用苦参根、蛇床子、艾叶、明矾煎汤先熏后浸洗，以清热除湿，止带止痒。

9. 疏肝解郁

用于情志损伤，肝气郁结，疏泄功能失常，影响下丘脑—垂体—卵巢轴功能，抑制了排卵，见婚久不孕，胸闷，烦躁易怒，少寐多梦，经前乳房胀痛，甚至结块疼痛，舌暗红，苔白，脉弦。方选丹栀逍遥散，组成为牡丹皮、栀子、当归、芍药、柴胡、白术、茯苓、甘草。方中逍遥散养肝血，疏肝气；牡丹皮、栀子清泄肝火。多梦者，加夜交藤以安神；头痛者，加钩藤、白菊花平肝止痛；乳房结块者，加穿山甲、夏枯草活血理气，软坚散结。本方宜于经后服，并辅以心理治疗，舒情畅怀。

10. 聚精养血

用于房事不节，堕胎小产，久病失养，气血虚弱，见婚久不孕，头晕眼花，疲乏无力，月经后期，量少，色淡，贫血外观，舌淡，苔白，脉细弱。宜聚精养血，经后补血益气，方选：①当归补血汤，组成为黄芪、当归，炖鸡。②当归养血膏，并节欲以聚精，尤以排卵前数日停止房事，预测排卵日期，同时用党参、黄芪、甘杞、川芎、当归、熟地黄、酒芍，炖乌骨鸡，夫妇同服。在排卵时行房事，受孕率高。

第六节　带下之病，内服外用

带下一词，有广义、狭义之分。广义带下泛指女性经、带、胎、产、杂病。由于这些疾病都发生在带脉之下，故称为"带下病"。狭义带下又分为生理性带下及病理性带下。健康女子，润泽于阴户、阴道内的无色无臭、黏而不稠的液体，称为生理性带下。《沈氏女科辑要》引古人王孟英所说"带下，女子生而即有，津津常润，本非病也"。带下的产生是源于肾中精气与脾胃化生的水谷精液，禀肾之藏泄功能和脾运摄能力，由任脉主司，受带脉约束，当肾气盛，天癸至，脾运旺，任脉固，阴液泄至胞中，布施阴部，而成生理性带下。西医学进一步证实，生理性白带是由阴道黏膜渗出物、子宫颈腺体及部分来自子宫内膜的分泌物混合而成的。内含黏液、阴道上皮脱落细胞、白细胞及阴道杆菌，极少量杂菌。阴道上皮细胞中含有糖原，在阴道杆菌作用下变成乳酸，维持阴道酸性环境，pH 值平均为 4.5 左右，从而起到一种阴道自净作用。白带的量和性状与雌激素水平高低、生殖器官是否充血有关。育龄期妇女在排卵期，子宫颈内膜腺细胞分泌旺盛，白带增多，清澈透明，稀薄似鸡蛋清；排卵后白带又变混浊、黏稠，且量少；行经前后因盆腔充血，阴道黏膜渗出物增加，白带往往增多；妊娠期因雌激素水平高，阴道黏膜渗出物和子宫颈分泌物都增加，故白带也较多；绝经后妇女因雌激素水平低，白带少，上皮细胞糖原含量也少，阴道 pH 值上升，致病菌易于入侵，从而引起一系列疾病。

带下病是妇科常见病、多发病之一。首见于《黄帝内经·素问》"骨空论篇"中，云"任脉为病……女子带下瘕聚"。当脾阳虚，气化无力，阴湿内盛，下注任带而成寒湿带下病；而肾阳虚，火不暖土，脾失健运或土不制水，湿浊之邪下注带脉而成脾虚带下病，湿郁化热，湿热下注则为湿热带下病，故《景岳全书》曰"然带下由脾肾之虚滑者多"。

❖ 一、分型论治

治疗带下的关键在于脾、肾，钟秀美特别注意带下的量、色、质，如量多或量少，质清稀或质稠，色有黄、白、青、黑，味有腥臭或无味或腐肉味，临床常将带下病分型治疗。

1. 脾虚

"带不离湿"，脾虚寒湿带下病常见带下色白质稀，无味，面色不华，神疲乏力，纳呆，便溏，舌淡，苔白，脉沉细弱，治宜健脾利湿止带，方用完带汤加减，组成为党参、苍白术、柴胡、黑荆芥穗、白芍、牡丹皮、车前子、山药、炙甘草，常用山药为其特色。腰痛者，加狗脊、杜仲、续断；寒甚者，加艾叶、吴茱萸；夹热者，加败酱草、金银花；白带夹血丝者，加地榆、生地黄、仙鹤草；兼肾阴虚者，加熟地黄、生地黄、枸杞、菟丝子、金樱子；兼肾阳虚者，加仙灵脾、鹿角、鹿鞭、狗脊；白带量多者，加海螵蛸、椿根皮、白果、煅龙骨、煅牡蛎。

2. 湿热下注

常见带下色黄质稠，有味或伴阴痒，口苦咽干，小便黄，大便结，舌红，苔黄或黄腻，脉弦滑，治宜清热利湿止带，方用五味消毒饮加减，组成为蒲公英、紫花地丁、金银花、野菊花、薏苡仁、白术、丹参、川楝子、延胡索、皂角刺等。

3. 肾虚

带下量多，清稀如水，伴腰酸如折，面色不华，小便清长，夜尿频多，体质清瘦，舌质苔薄，脉细无力，治宜固肾止带，药用菟丝子、金樱子、覆盆子、山茱萸、海螵蛸、黄芪、山药、巴戟天、白果、煅牡蛎。

❖ 二、内外并治

"带下俱是湿证"，而治带方法不只内服药物，而应配合外治法。带下病合并阴痒者，内外并治为宜。对于湿热下注者，予龙胆泻肝汤或二妙丸加减口服，外洗坐浴则以研制的熏洗冲剂（经验方）。热重者，加蒲公英、金银花、紫花地丁、大黄等；湿重者，加苍耳子、白鲜皮、兰香、车前子或车前草等；肝火重者，加白蒺藜、木贼草、夏枯草等；虫邪所侵者，加百部、土槿皮等。对于肝肾不足者，常以六味地黄丸、知柏地黄丸、二仙汤加减口服。

钟秀美自拟熏洗冲剂，方中蛇床子、苦参根、艾叶、明矾按3∶3∶3∶2研成细末，用纱布袋包装，每包30g，开水泡后趁热先熏外阴，水温后洗阴部，坐浴15min，该方收录于《中国中医秘方大全（下册）》（胡熙明主编，1989，文汇出版社），治疗70例，痊愈56例，减轻13例，总有效率为98.5%，平均用9包即愈。方中蛇床子、苦参清热解毒，燥湿杀虫止痒；艾叶温经散寒止痛，药理研究对细菌与真菌有明显的抗菌作用；明矾解毒消肿，收敛止痒，药理试验有较好的抑菌作用。

泉州市中医院谢丽芬、黄健妹应用钟秀美熏洗冲剂（后更名止痒灵）对调整阴道微生态方面可能存在的治疗作用进行研究，结果表明中医辨证运用止痒灵坐浴辅助治疗湿热下注型子宫颈低级别鳞状上皮内瘤变（LSIL）伴HR-HPV感染患者能明显缓解患者的临床症状，改善阴道微生态，有助于提高患者HR-HPV的转阴率。

钟秀美另一经验方"宫糜散"，组成为海螵蛸、煅儿茶、黄柏、青黛、硼砂、煅海蛤壳、冰片，由泉州市中医院制剂室按一定比例将其研磨成粉，外涂子宫颈处。治疗子宫颈糜烂所致的带下量多及子宫颈糜烂局部出血。泉州市中医院妇科黄健妹团队对宫糜散做进一步的系列临床研究，主要是将宫糜散的剂型由散剂改变为软膏剂，更方便患者自行用药。

◆● 三、合而根治

对于带下病阴痒者，在诊治过程中特别强调饮食、卫生、房事，嘱咐患者要忌辛辣刺激性食品，内裤要勤换、勤晒、勤煮，治疗期间要禁房事。往往于经期后易复发，因此要患者连续治疗3个月经周期，即每次经后3日用药1个疗程，以根治。

治带同时不忘瘀，在运用活血化瘀法治疗此病时，带下病虽以湿为主，但带脉失约除外感六淫、内伤七情，还与妇女胎前产后、手术操作、房劳过度等因素有关，带下病久治不愈，是由湿与瘀结、阻隔阳气、带脉失约导致的，常加用丹参、益母草、牛膝、茜草等，使湿化瘀散，则带下病自愈。治疗带下病还应特别注意预防复发：①注意卫生，勤换内裤，并穿纯棉、透气性好的内裤，忌长期使用卫生护垫（经期除外），已婚或有性生活史者发病期间应禁欲，性伴侣同诊治。②饮食宜清淡，忌辛辣刺激性食物。③保证充足的睡眠。④情绪稳定，忌郁怒。

第七节　盆腔炎症，多途给药

盆腔炎症指女性内生殖器及其周围结缔组织、盆腔腹膜发生的炎症，包括子宫内膜炎、输卵管炎、输卵管卵巢脓肿、盆腔腹膜炎等。其症可局限于某一部位，也可几个部位同时发生。临床上有急性盆腔炎和盆腔炎性疾病（以前病名为慢性盆腔炎）。急性盆腔炎多用抗生素静脉滴注消炎以达速效，而求治中医者以盆腔炎性疾病居多，其特点是病虽不重，但缠绵难愈、反复发作。

一、病因病机

由于盆腔炎性疾病反复发作，正气已虚，复因湿热或寒湿之邪瘀积胞中。以致引起脏腑功能失常，气血失调，冲任损伤，导致腹痛、带下病、癥瘕、痛经、不孕、月经不调等。主要病机为：①余邪未尽，湿热郁结，气机不利，以致低热，小腹及腰骶疼痛、有下坠感，带下增多，尿频，尿痛。②正气已虚，抗邪力弱，因虚致瘀或气滞血瘀，湿、热、瘀互结，阻滞胞络，形成或大或小的包块，即癥瘕。③气血失调，冲任损伤，致月经不调、不孕。

二、临床表现

盆腔炎性疾病的全身症状多不明显，有时可有低热，最易感疲乏，病程较长，时有精神不振、周身不适、失眠等。主要表现为：①腹痛、腰痛，下腹多有不同程度的疼痛，大多为隐痛性不适感；腰背部、腰骶部酸痛、发胀、有下坠感，常因劳累而加剧。盆腔粘连时，可有尿频、肛门坠胀感。②月经不调，因盆腔充血、卵巢功能障碍引起月经过频、经量过多等。③不孕，因输卵管阻塞，以致常有不孕，发病率为 20%~30%。④痛经，因盆腔充血，易致瘀血性痛经，多在经前一周左右开始腹痛，越近经期越痛，直至月经来潮。⑤白带增多、性交疼痛等。⑥异位妊娠，发病率是健康妇女的 8~10 倍。

检查时，两侧下腹部可有轻度触痛，阴道分泌物增多。子宫颈多有糜烂、外翻，有黏液或脓性带下。子宫多后倾或后屈，活动受限，甚至可在盆腔两侧或宫体后侧，触及大小不一、不规则、不固定的包块，多有压痛。壁厚实而粘连严重的囊性肿块，多为脓肿；壁薄而张力大且稍能活动的，多为输卵管积水。

三、辨证分型

1. 湿热瘀结

头晕，烦躁，身热，胸胁痞闷，口干不欲饮，少腹疼痛拒按，腰酸腹胀连及腿痛，带下黄白腥秽有味，小便短赤，灼热，尿痛，大便秘结，月经提前，经色黑成块，面色黄、有油垢，舌苔黄腻，脉滑数或濡数。

2. 寒湿凝滞

腰胁作痛，冷痛拘挛，小腹坠痛或隐痛绵绵不休，喜热喜按，得热痛减，食欲不振，憎寒，带下清冷，经水量少，色泽不鲜，血块黑如豆汁，时有闭经或经行错后，面色白，舌苔白或白腻而滑，脉沉紧或濡缓。

3. 肝郁气滞

精神抑郁，头胀晕眩，心烦急躁，胸闷乳胀，恶心食少，两胁窜痛，少腹抽痛，或有癥瘕痞块，拒按，白带质黏、色青绿，经行量少、淋漓不畅、有血块，舌质淡红略暗，苔薄白，脉弦或沉弦细。

4. 血瘀

小腹疼痛且硬拒按，或有癥瘕，肌肤甲错，目眶黑，心烦急躁，大便干燥色黑，小便不爽，舌边紫或有瘀斑点，脉沉滑或沉涩。

5. 阴虚内热

头目眩晕，颧红口干，手足心热，心悸少寐，腰酸腿软，潮热盗汗，尿频而黄，腹痛带下，带黄黏稠，月经先期，量少有小血块，舌质红，苔花剥或无苔，脉细数。

6. 盆腔炎性包块

急性盆腔炎初起时，邪毒炽盛，正气未衰，邪正交争剧烈，临床表现大多为实证热证，应使用足够的清热解毒药，以尽快驱除邪气，扶助正气，使病速愈。不能拘于产后、术后宜温补之误，治不彻底将迁延成为盆腔炎性疾病，给患者带来长期痛苦。急性盆腔炎多发生于经后、产后、宫腔手术后，大多有瘀血滞留，必须在清热解毒方中，佐以活血化瘀，促进血液循环，加速炎症渗出物的吸收。若炎症包块形成，宜加用软坚散结之品，尤以海藻、昆布一类药物，促使病理产物和炎症渗出物吸收，病态组织崩溃和溶解。若炎症包块较大，患病时间久，宜内外同治，内外夹攻，使包块消散，疾病早日痊愈。

◆ 四、治则治法

盆腔炎性疾病大多为多虚、多湿、多瘀，治疗应以益气、活血、利湿为主，佐以清热解毒。由于病情较顽固，难以迅速根治，恢复较为缓慢。因此，要注意增强患者战胜疾病的信心，适当增加营养，注意休息，以增强体质，提高抗病能力，同时要注意全身治疗和局部治疗，内外合治、多途径给药。具体治法如下。

（一）内治法

1. 温经散寒，活血通络

用于小腹隐痛，腰骶酸痛，时有便意感，白带多、稀黏，怕冷，舌淡，苔白，脉沉细。证属虚寒湿滞，脉络受阻，宜温经补虚，活血通络，方用当归四逆散加味，组成为当归、桂枝、细辛、白芍、通草、甘草、大枣、白术、丹参、延胡索、川楝子。方中桂枝、细辛温经散寒，通络止痛；当归、白芍养血补血和营；通草与桂枝、细辛配伍，增强温通血脉之作用；白术、甘草、大枣健脾益气，资其生血之源；丹参、延胡索、川楝子活血化瘀，理气止痛。全方具有温经散寒、活血化瘀、养血通络、理气止痛之功效。

2. 清热化瘀，理气止痛

用于小腹隐痛、胀感，房事和经期疼痛加剧，腰酸，不孕，舌暗红，苔白，脉弦。证属气滞血瘀，宜清热化瘀，理气止痛，药用蒲公英、败酱草、夏枯草、海藻、延胡索、赤芍、皂角刺、薏苡仁、路路通、穿山甲、王不留行。方中蒲公英、败酱草清热解毒，化瘀祛湿；延胡索、赤芍活血化瘀止痛；皂角刺、穿山甲行散善窜，通经络，破积聚；路路通、王不留行活血通络；夏枯草、海藻软坚散结；薏苡仁健脾利湿止带。胀痛甚者，加台乌散理气止痛；大便秘结者，加大黄；纳呆者，加山楂；便溏者，加白术；疲乏无力者，加黄芪。

3. 健脾理气，化痰通络

用于小腹疼痛，白带增多，不孕，腰酸，便溏，舌淡胖，苔白腻，脉缓。证属痰湿互结，宜健脾理气，化痰通络，药用蒲公英、陈皮、茯苓、薏苡仁、白术、黄药子、夏枯草、海藻、白芥子、丹参、枳壳、益母草。方中蒲公英清热利湿；陈皮、白术燥湿祛痰，理气健脾；茯苓、薏苡仁利水渗湿，健脾和中；丹参、益母草活血化瘀；黄药子、夏枯草、海藻、白芥子化痰软坚散结；枳壳化痰理气。全方具有健脾理气、燥湿祛痰、活血化瘀、软坚散结之功效。

（二）外治法

中药保留灌肠法、中药湿热外敷法均可用于盆腔炎性疾病。还可采用侧穹隆封闭法和中药离子导入法等在临证时灵活加以运用。

1. 中药保留灌肠

用半枝莲、夏枯草、制乳香、制没药、皂角刺、赤芍等加减。湿热瘀结型，加白花蛇舌草、苦参根、败酱草等；寒湿瘀阻型，加乌药、桂枝、川椒等；肾虚血瘀型，加补骨脂、蛇床子等。加水 300mL 浓煎至 100mL 做保留灌肠，每日 1 次。中药灌肠可使药物直达病所，主要是通过直肠黏膜的吸收，使盆腔血液循环得到改善，促使增生粘连的结缔组织软化，消除局部充血水肿，促进炎症渗出物的吸收和消散，促使组织恢复和再生。

2. 中药湿热外敷

朴硝、三棱、莪术、路路通，加水 300mL，煎至 200mL，待水温 35~45℃时做小腹局部湿热外敷，每次 30min，每日 2 次。

3. 侧穹隆封闭

丁胺卡那霉素 0.5g，利多卡因 1mL，醋酸泼尼松龙 1mL（血瘀明显的改复方丹参注射液 2mL），做阴道侧穹隆封闭，2 日 1 次，左右交替，每月 6~8 次。卡那霉素为广谱抗生素，对很多革兰氏阳性菌、阴性菌和结核杆菌均有抑制作用，泼尼松龙具有抗炎及抗过敏作用，能抑制结缔组织增生，降低毛细血管壁和细胞膜的通透性，减少炎性渗出，并能抑制组织胺及其他毒性物质的形成和释放，与抗生素合用，解毒抗炎作用更强，利多卡因为局麻药，可减轻封闭引起的局部疼痛症状。

五、实践经验

盆腔炎性疾病往往由经行、分娩时不注意卫生或经期性交感染病邪，或妇科手术损伤，细菌趁机侵入内生殖器官及其周围结缔组织所致。

慢性炎症多由急性炎症发展而成，但慢性炎症也可能出现急性发作，即虚中有实，虚实互相转化等，而盆腔炎症包块都属虚实夹杂。其临床症状较为复杂，如发热、小腹疼痛、少腹肿块、腰酸或肛门坠胀感、带下量多、不孕等。

1. 急性炎症，清热解毒，祛邪为主

急性盆腔炎主要因妇女经期、产后血室大开，气血耗损，胞脉空虚或余血未尽，邪毒乘虚侵入，湿热之毒壅滞胞宫、气血运行不畅，冲任损伤所致，致病菌主要是葡萄球菌、链球菌、大肠杆菌、变形杆菌等。此期大多为实证、热证，应重用清热解毒药，以尽快驱除邪气、扶助正气，使病速愈，不能拘于产后、术后宜温补之说，同时，在清解过程中少佐活血化瘀药，以促进血液循环，加速炎症渗出物的吸收。她常用经验方急盆汤内服，药选金银花、连翘、蒲公

英、败酱草、紫花地丁、薏苡仁、牡丹皮、延胡索、丹参、皂角刺等。腹胀便秘者，加生大黄、枳壳；带下量多、色黄、有臭气者，加苍术、黄柏；经期者，加茜草、海螵蛸、失笑散，并配合中药芒硝、半枝莲、皂角刺、莪术等外敷下腹部。方中金银花、连翘、蒲公英、败酱草、紫花地丁均具有清热解毒、消肿散结作用。据现代药理研究，它们对葡萄球菌、溶血性链球菌、大肠杆菌等均有抑菌作用，具有广谱抗菌的效能。败酱草、牡丹皮清热解毒、凉血祛瘀；延胡索、丹参活血化瘀止痛，从而加快血液循环，促进炎症渗出物吸收；薏苡仁、皂角刺有抑菌作用，具有广谱的抗菌效能。

2. 若症缓解，清活并举，攻补兼施

盆腔炎性疾病因急性盆腔炎未彻底治愈或感染炎症不重，迁延日久，便转入慢性。因病程长，病情变化多端，病久正虚，临床以多虚、多湿、多瘀为特点，故治疗当以益气、利湿、活血为主，中药内服、灌肠并举，配合侧穹隆封闭。内服中药当辨证论治，寒湿凝滞者宜温经散寒，方用当归四逆散加味，药用当归、桂枝、白芍、细辛、甘草、通草、大枣、白术、丹参、延胡索、川楝子等；瘀热互结者宜清热化瘀，理气止痛，用钟秀美经验方慢盆汤治疗，药用蒲公英、败酱草、海藻、夏枯草、延胡索、赤芍、薏苡仁、路路通、皂角刺、王不留行、穿山甲等；痰湿内阻者宜健脾理气，化痰通络，药用钟秀美经验方，组成为蒲公英、陈皮、制半夏、茯苓、薏苡仁、黄药子、夏枯草、海藻、白术、丹参、枳壳、益母草等。中药外治参照上述外治法，包括中药保留灌肠药、侧穹隆封闭等。

3. 益气活血，多途用药，综合施治

治疗盆腔炎性疾病及盆腔炎性包块，多采用中药辨证内服及保留灌肠、外敷、侧穹隆封闭等以达内外合治，局部和全身并举，汤剂与针剂兼施。又"久病必瘀"，故活血化瘀是治疗本病的常法，而女性经孕产乳数伤于血，血又赖气而生，赖气以行，故常伴有气虚不足以运血之症，除急性炎症期外，均配合较大剂量生黄芪以益气助血运行。

4. 健脾补肾，调节起居，预防复发

盆腔炎性疾病经治疗后，症状消失，但常易因经期来潮或劳累等而复发，故病愈后强调益气健脾补肾，常服中药生黄芪、枸杞子、山茱萸、山药、牡丹皮、生地黄、当归、薏苡仁等以预防复发。或常服莲子猪肚汤、薏苡仁粥、洋参炖鸭汤等食疗，同时嘱患者注意起居及卫生习惯，增强体质，提高机体的免疫力，配合精神调理。

5. 辨证辨病，相互结合，指导用药

盆腔炎患者的每一证型都有不同程度的瘀血证表现，治疗上强调活血化瘀贯穿始终，不论证型如何，均配合活血化瘀药，辨证与辨病相结合，临床上取得良好的疗效。因为活血化瘀药可降低血液黏稠度，改善血液循环，扩张血管，改善组织血供，改善毛细血管通透性，改善细胞免疫和体液免疫，还具有抑菌、抗炎、解热镇痛作用，疗效确切。

第八节 先兆流产，固肾安胎

凡是妊娠不满 20 周，一般在 12 周内发生阴道少量出血，有时伴轻度下腹疼痛，存在早孕反应，妇科检查子宫颈口未开，子宫大小与妊娠月份相符者，称为先兆流产。一般出血量比月经少，血色初呈鲜红色、淡红色，渐变为褐色，下腹疼痛常伴腰酸、下坠感，小便次数多等症状。

先兆流产属中医学"胎漏""胎动不安"范畴。胎漏系指妊娠后阴道少量出血，时下时止而无腰酸腹痛者；胎动不安系指妊娠期仅有腰酸腹痛或下腹坠胀，或伴有少量阴道出血者。前者仅有阴道出血，后者则有腹痛，或伴阴道出血。胎漏与胎动不安常是堕胎、小产的先兆。首见于《诸病源候论》的妊娠漏胞候、妊娠胎动候。历代医家积累了丰富的治疗经验。

● 一、病因病机

中医学认为胎漏、胎动不安的主要原因有二：一是胎元不固，尤其胎元有缺陷，使胎儿不能成实而易殒堕；二是母体肾气不足，气血虚弱的缘故。肾为先天之本，主生殖，胞络系于肾，母体肾气是胎儿生长发育的动力。胎儿成长发育靠气血供养，气血又由脾所生化。因此，凡是能导致肾气不足、脾胃虚弱、气血运行不畅的，均可导致先兆流产的发生，临床上常见的病因病机如下。

1. 肾虚

张锡纯指出："男女生育皆赖肾脏作强，肾旺自能荫胎也。"若先天肾气不足，孕后不节房事，耗损肾精；或堕胎小产，数伤于肾，肾虚冲任不固，胎失所系，以致胎元不固，故胎动不安、胎漏。

2. 气血虚弱

朱丹溪指出："气血虚损，不足荣养，其胎自堕。"气虚不能载胎，血虚不能养胎。气血虚损责之于脾，脾为气血生化之源。若脾胃虚损，生化乏源，或纳少耗多，使气血亏虚，胎气不固，故阴道少量出血或腰酸腹痛。

3. 血热

张景岳指出：“胎元有热而不安。”若素体阳盛或外感热邪，或阴虚内热，或情志损伤，五志化火，或过食辛热助阳之品，使血热旺盛，热扰胞宫，迫血妄行，故阴道下血或腰酸腹痛。

4. 血瘀

王清任指出：“子宫内，先有瘀血占其地，……其内无容身之地。”一为迫胎外流，二为胎失所养，导致胎动不安、胎漏。临床上常见黏膜下肌瘤、子宫肌腺病、子宫腔息肉等，阻滞胚胎着床和发育。

西医学的许多医学家认为，先兆流产的主要原因有：①卵子或精子异常，即可能由于卵子或精子缺陷，或两者均有缺陷而引起的。②母体方面因素。诸如内分泌功能失调，包括黄体功能不全、孕酮分泌不足、线毛膜促性腺激素减少、前列腺素浓度增高；生殖器官疾患，包括子宫畸形、子宫发育不良、纵隔子宫、黏膜下肌瘤等；周身疾病，包括高热、严重贫血、心衰、重度肾炎、梅毒等；神经、精神严重创伤，包括过度惊恐、极度悲痛等。③遗传基因缺陷及其他因素，例如染色体异常，母子血型不合等。

◆ 二、诊断要点

根据临床症状和相关检查，首先应确定为妊娠，然后判断胎元已殒未殒，若胎元未殒，先兆流产的诊断方能成立。先兆流产的主要症状为停经史，阴道少量出血，小腹疼痛，不拒按，伴有下坠感、腰酸，脉滑。

主要检查项目有血或尿妊娠试验阳性，早孕反应存在，孕 16 周前基础体温测定 37℃，子宫颈黏液涂片镜检呈典型椭圆体，妇科检查示宫体大小与孕月相符，B 型超声检查示子宫大小与孕周相符，羊水平段、胎动、胎心正常等。

◆ 三、治疗方法

先兆流产的治疗以安胎为主，结合病因，审证施治，用固肾、补气、养血、清热等法，以达到迅速止血，腹痛消失，能继续妊娠至足月分娩。除药物治疗外，应卧床休息，严禁房事，注意饮食以防止便秘或腹泻。

保胎治疗上虽然根据辨证分为肾虚、气血两虚、血热和血瘀，但是古人有"胞脉者系于肾"之说，所以在治疗上固肾安胎是所有证型均适用的。然后根据具体证型加减用药。

1. 固肾安胎

用于肾虚系胎无力，见妊娠早期阴道少量出血，色淡或暗红，腰腿酸软，小腹疼痛，有下坠感或伴头晕耳鸣，小便频数，夜尿多，或有堕胎史，舌淡红，苔白，脉沉滑、尺弱。方选寿胎丸加味，组成为菟丝子、桑寄生、续断、阿胶，加仙灵脾、黄芪、白术、墨旱莲、女贞子。方中菟丝子补益肾精；桑寄生、续断固肾壮腰以系胎；阿胶养血止血；仙灵脾、墨旱莲、女贞子补益肝肾；黄芪、白术健脾益气。全方重在补肾益气，固摄冲任，则胎自安矣。兼中气下陷者，则寿胎丸合补中益气汤，即菟丝子、续断、桑寄生、阿胶、党参、黄芪、当归、陈皮、升麻、柴胡、白术、甘草。

2. 滋阴清热

用于阴虚血热，热扰胎元，迫血下行，见妊娠期阴道少量出血，色鲜红，腰酸坠胀感，烦热口渴，或手足心热，舌红，苔薄黄，脉滑数。方选清热保胎饮（经验方），组成为黄芩、生地黄、生白芍、地骨皮、菟丝子、仙灵脾、墨旱莲、女贞子、续断、苎麻根、侧柏、地榆。方中黄芩清热泄火；生地黄滋阴养血；生白芍益血敛阴；地骨皮善清虚热；菟丝子、续断固肾安胎；苎麻根、侧柏、地榆凉血止血；仙灵脾、墨旱莲、女贞子补肝肾之阴以安胎。

3. 养血育胎

用于气血虚弱，载胎无力，胎元失养，见妊娠期间阴道少量出血，色淡红，质稀，头晕心悸，神疲乏力，面色苍白，舌淡红，苔薄白，脉细数。方选：
①泰山磐石汤，组成为川芎、当归、酒芍、熟地黄、党参、白术、黄芪、黄参、砂仁、续断、甘草、糯米。本方乃是十全大补汤去茯苓、肉桂，加黄芩、续断、

砂仁、糯米组成，具有益气健脾、养血安胎之作用。②参芪四物汤加味，组成为党参、黄芪、川芎、当归、酒芍、熟地黄，加杜仲、砂仁、续断。方中参芪四物汤补气益血；续断、杜仲补肾安胎；砂仁理气调中。若是跌打闪挫损伤胎元，致腰酸腹痛者，用上述方药也有良效。

4. 养肝健脾

用于肝血不足，脾气虚弱，见妊娠后小腹绵绵作痛，头晕乏力，腰酸腹痛，或面浮肢肿，面色无华，舌淡红，苔白，脉细滑。方选当归芍药散，组成为当归、酒芍、川芎、白术、茯苓、泽泻。方中当归养血和血；川芎行血中之滞；白芍养血缓急止痛；白术、泽泻、茯苓健脾渗湿。全方具有养血调肝、健脾除湿之作用，妊娠腹痛用之每获良效。兼热者，加黄芩以清热泄火；血虚者，加枸杞、何首乌补肝肾，益精血；腰酸者，加菟丝子、续断、杜仲，固肾壮腰以安胎。

5. 活血化瘀

用于素有子宫黏膜下肌瘤，或子宫肌腺病，或子宫腔息肉等，属癥瘕者，怀孕后，小腹时时作痛，腰酸，或伴有阴道少量出血，色暗红，苔白，脉滑或弦滑。方选当归散加味，组成为川芎、当归、生白芍、白术、黄芩、夏枯草、海螵蛸、茜草、续断、苎麻根。方中川芎、茜草活血化瘀；当归、白芍养血柔肝；白术健脾益气；黄芩清热止血安胎；夏枯草软坚散结；海螵蛸收敛止血；苎麻根凉血止血；续断补肝肾，行血脉。

第九节　滑胎为病，预防为主

凡堕胎或小产连续发生 3 次或以上者，称为"滑胎"，亦称"数堕胎"。西医学复发性流产可参照本病辨证治疗。其原因多为黄体功能不全、甲状腺功能低下、先天性子宫发育异常、子宫颈内口闭锁不全及子宫肌瘤等。

一、治则

滑胎应以预防为主，本病首先应查明发病的原因，在排除器质性原因和男方因素后，一般宜以补肾健脾、固气养血法进行调治，切实做到"堕后大补，未孕先治，已孕防堕，既病早治"。

二、治法

1. 堕后大补

堕胎后，肾气大伤，气血耗损，除了休息、增加营养外，宜于堕胎后第 1 周，服用十全大补汤加味，组成为熟地黄、白芍、当归、川芎、白术、茯苓、甘杞、肉桂、黄芪、西洋参、鹿茸。既可温补脾肾阳气，又有益气养血，预防今后堕胎的作用。

2. 未孕先治

堕胎后的一年内，原则上不宜再怀孕，以免冲任重损。每次月经后，宜服归肾丸，组成为当归、熟地黄、山药、山茱萸、茯苓、枸杞、杜仲、菟丝子。方中当归、熟地黄、枸杞、山茱萸益肝肾，补精血，以滋先天；杜仲、菟丝子补肝肾，固冲任；山药、茯苓补脾益血。全方具有补肾固冲、生精养血之功效。

3. 已孕防堕

一年后若再怀孕，宜安心静养，忌房事，禁劳役，慎寒温，戒生冷，并根据情况选配方药，以补气摄血固冲任。一般可选：①泰山磐石汤，组成为党参、黄芪、当归、续断、黄芩、川芎、白芍、熟地黄、白术、砂仁、甘草、糯米。全方具有补气健脾、养血安胎的作用，适用于妊娠气血两虚，不能营养胎元，屡有堕胎之患者。②当归散，组成为川芎、当归、白术、黄芩、白芍。全方具有补血调肝、清热利湿之作用，适用于肝血不足，内热伤胎，屡有堕胎之患者。③食疗，药用黄芪、莲子、糯米炖服，益气健脾、养心安神以安胎。

4. 既病早治

当发现停经后伴腹痛、腰酸，或阴道少量出血，有先兆流产征兆应立即卧床休息，参照胎动不安的治疗方法，及早服药。

第十节 妊娠恶阻，止呕安胎

孕妇在妊娠 6 周左右发生纳少择食、头晕体倦、轻度恶心呕吐等现象，称为早孕反应。对生活和工作影响不大，无需特殊治疗，且在妊娠 12 周左右就自然消失。但是，有少数孕妇早孕反应严重，头晕，厌食，呈持续性呕吐或剧烈呕吐，甚至不能进食进水，食入即吐，称为"妊娠恶阻"，又称"子病""病儿"。西医学妊娠剧吐可参照本病辨证治疗。

所谓恶阻，正如明代万全《广嗣纪要》所云："恶阻者，谓有妊而恶心，阻其饮食也。"《金匮要略》有用干姜人参半夏丸治疗妊娠呕吐不止的记载。详细论述首见于巢元方《诸病源候论》的妊娠恶阻候。历代医家对治疗本病积累了丰富的治疗经验。

◆ 一、病因病机

妇女受孕后，月经停闭，血海不泻，阴血聚以养胎，血分遂感不足，相对的气分便觉有余。冲脉之气盛于平时，往往上逆而犯胃。在这种情况下，孕妇若因脾胃虚寒、痰湿中阻、肝胃不和、胃热阴虚，难以抑制上逆之冲气，则发生恶阻。何时希《程门雪遗稿之五》指出："女子以肝为先天，受胎以后，血养胎而不涵木，肝体亏则肝用强，犯胃则吐，胃受克则恶食，肝体虚求助于食，则喜酸；孕者经停，精华养胎元，其中浊气无从发泄，乘肝之逆而犯胃，胃虚正不胜邪，则呕吐矣！其发于六十日，以六十日肝胆养胎之时也。"临床上常见的病机如下。

1. 脾胃虚弱

素有脾胃虚寒，受孕后月经闭止，冲脉之气日盛，上逆犯胃，胃气虚失和降而发生呕吐。

2. 痰湿中阳

素因脾胃虚弱，运化失职，聚湿生痰，痰湿停滞中脘，气机升降失司，冲气挟湿上逆，而呕吐痰涎。

3. 肝胃不和

孕后阴血下聚养胎而不涵木，肝血不足，阴虚阳盛，肝火上炎，或素体肝旺，或恚怒伤肝，肝失疏泄，横逆犯胃，致使胃失和降而呕吐。

4. 胃热阴虚

素体阴虚阳盛，孕后阴血养胎，更加重阴虚胃热；或呕不能食，阴液耗伤，胃失濡养，致胃失和降，使阴虚胃热加剧。

妊娠剧吐的机制至今尚未明确。一般认为早孕反应发生的时间与胎盘分泌绒毛膜促性腺激素（hCG）功能旺盛时期相符。hCG 水平较高，呕吐发生率也较高，而且呕吐症状也较严重，如葡萄胎、双胎孕妇等。当 hCG 水平下降，呕吐即随之消失。但另有一部分孕妇的反应不能以 hCG 水平高低予以解释，有的 hCG 水平虽高却未发生剧吐，相反，有的 hCG 水平不高却仍发生剧吐，这在临床上并非罕见。同时，临床常发现精神过于紧张、神经功能不稳定的孕妇，易发生妊娠剧吐，故认为妊娠剧吐与身体素质、精神因素密切相关。妊娠剧吐引起了一系列病理生理变化，诸如脱水、血液浓缩、血红蛋白升高、尿量少，导致尿中出现蛋白和管型；也会导致钾、钠、氯等电解质紊乱；还会导致饥饿，热量不足，迫使体内储存的脂肪提供热量，而脂肪氧化不全则会产生许多中间产物，使血和尿中酮体增加，易产生酸中毒；严重脱水的，饥饿可使肝肾功能受损，血中尿酸、非蛋白氮、尿素均可增高，血胆红素增高，出现黄疸。

◆ 二、辨证要点

妊娠恶阻的诊断，首先应根据病史、症状及相关检查确诊为有孕。孕后出现以恶心呕吐或闻食物气味后诱发剧烈呕吐，伴有嗜酸、择食、懒怠嗜睡等症状。妊娠一旦终止，呕吐则自然消失。妊娠期间，由于其他原因可出现呕吐，例如消化性溃疡、慢性胃炎、阑尾炎、病毒性肝炎等，应当注意加以鉴别。一般说来，这些疾病发病较剧，主症明显，只要借助西医学检测手段就不难鉴别。

妊娠恶阻的主症是呕吐。吐出物的气味、性状如何，直接关系辨证的准确与否。一般说来，孕后恶心呕吐清水，神疲思睡，舌淡苔白，脉缓滑无力，属脾胃虚寒；孕后呕吐酸水或苦水，胸胁胀痛，口干口苦，舌苔黄，脉弦滑，属肝胃不和；孕后呕吐黏稠痰涎，头晕胸闷，白带多，苔厚腻，脉弦滑，属痰湿中阻；孕后呕吐日久或剧吐，吐出物带血，心胸烦热，尿短黄，或发热舌红，少苔，脉滑细数，属阴虚胃热；严重者，恶心呕吐血液，精神萎靡，消瘦，眼眶下陷，口舌干燥，大便秘结，舌红，苔光剥，脉细弱无力，属气阴两亏。

● 三、治则治法

妊娠恶阻的治疗应本着胃气以和降为顺，胎元以和为安的原则，以调气和中，和胃降逆，止呕安胎为主。并宜注意饮食，少吃多餐，以食用易消化、多含碳水化合物和维生素的食物为好，正如古语所云："凡妊娠恶食者，以所思之食任食之，必愈。"同时注意情志调节，消除顾虑，保持乐观情绪。用药时，重坠下降之剂不可过用，升提补气之品亦当少用，以免犯胎。主要治法如下。

1. 健脾和胃，降逆止呕

用于脾胃虚弱引起的恶阻，以呕吐清水为主症，伴口淡厌食，疲乏无力，嗜卧思睡，舌淡，苔白，脉缓滑无力。方选香砂六君子汤，组成为砂仁、木香、陈皮、半夏、茯苓、党参、白术、麦芽、大枣、生姜、甘草。方中四君子汤补脾益气；砂仁、木香温胃理气；陈皮、半夏、生姜、大枣调和脾胃，降逆化呕；麦芽平肝气降冲气，消食和中。

2. 健脾化痰，理气止呕

用于脾虚痰湿引起的恶阻，以呕吐痰涎为主症，伴头眩头重，胸脘满闷，舌淡胖，苔白腻，脉弦滑。方选加味六君子汤，组成为陈皮、半夏、藿香、枇杷叶、旋覆花、党参、茯苓、白术、枳壳、砂仁、甘草。方中四君子汤健脾益气；陈皮、半夏、旋覆花、枳壳理气化痰，降逆止呕；藿香芳香逐秽；砂仁温胃降逆止呕。

3. 抑肝和胃，降逆止呕

用于肝郁犯胃引起的恶阻，以呕吐酸水、苦水为主症，伴口苦咽干，胸满胁痛，嗳气叹息，舌淡红，苔薄黄，脉弦滑。方选苏叶黄连汤加味，组成为紫苏叶、黄连，加竹茹、柿蒂、麦芽、乌梅。方中紫苏叶、黄连理气降逆；竹茹清热除烦止呕；柿蒂降逆气止呕吐；乌梅味酸生津开胃；麦芽健脾消食。

4. 滋阴养胃，清热止呕

用于阴虚胃热引起的恶阻，以咽干作呕为主症，伴胸中烦热，口干唇燥，舌红，少苔，脉细滑数。方选麦门冬汤加减，组成为麦冬、玉竹、党参、山药、大枣、石斛、竹茹、甘草。方中麦冬、石斛、玉竹滋养胃阴；党参、山药、大枣、甘草补脾益气；竹茹降逆止呕。

5. 滋阴益气，和胃止呕

用于剧吐导致的气阴两虚，见频频作呕，呕吐物中挟有血液，水汁难进，尿少，形体消瘦，疲乏无力，眼眶下陷，唇干口燥，舌红，无苔，脉细数。方选生脉饮加味，组成为麦冬、玄参、太子参、生地黄、竹茹、代赭石、五味子。方中代赭石镇冲平肝，降逆止呕；竹茹清热止呕；太子参、五味子补气生津；麦冬、生地黄、玄参生津养阴。

第十一节　子宫肌瘤，扶正祛邪

　　子宫肌瘤是女性生殖器官中最常见的良性肿瘤。主要由不成熟的子宫平滑肌细胞增生所致，多为实质性肿瘤。全称为"子宫平滑肌瘤"。

　　子宫肌瘤属于中医"癥瘕"范畴。患者多因月经过多或合并有痛经来院就诊，经检查发现子宫肌瘤，西医多主张手术治疗，但患者有生育需求（如尚未生育）或肌瘤尚小，临床症状不明显者，往往不愿手术治疗。钟秀美经过多年临床实践创立了黄芪消癥丸经验方并制成院内制剂，临床上用于治疗子宫肌瘤等病的治疗。

　　据大量尸体解剖材料发现，35岁以上的妇女，约有20%在子宫内潜存大小不一、数目不等的肌瘤。只不过许多人因无临床症状而忽略。子宫肌瘤多见于30~50岁妇女，30岁以下的鲜见，以40~50岁发病率为最高，占子宫肌瘤患者的50%~60%。

　　子宫肌瘤由于生长的部位与子宫壁各层关系的不同，分为肌壁间肌瘤、浆膜下肌瘤和黏膜下肌瘤。临床上以肌壁间肌瘤为多见。子宫肌瘤可单个或多个，后者为多数；大小可自数毫米直径至充满腹腔，重量可达几十斤。

　　癥瘕，即在子宫及其附有的胞脉、胞络结有包块，伴有或痛、或胀、或满，甚或出血者。癥者，其块坚结不散，推之不移，有形可征，痛有定处；瘕者，聚散无常，推之可移，痛无定处。大抵癥属血病，瘕属气病。

　　目前，西医学对子宫肌瘤的治疗，根据患者的年龄、生育状况和临床症状而定，一般采用手术治疗，疗效肯定。肌瘤较小者多采取激素类药物治疗。由于子宫肌瘤引起恶变者极少，且随着绝经后，雌激素水平下降，肌瘤也就逐渐萎缩，以至消失。在这种情况下，积极探索中医药治疗子宫肌瘤显得十分必要。

● 一、病因病机

　　中医学认为，子宫肌瘤的主要病因病机是经期或产后，正气虚弱，无力排瘕，瘀滞胞宫或外感风寒邪毒，寒凝血瘀，凝滞胞宫；或内伤七情，恚怒伤肝，肝气郁结，气滞血瘀；或饮食劳倦，损伤脾胃，脾失健运，水湿不化，湿聚成痰，痰滞胞络等，导致脏腑失调，气血失和，气机阻滞，瘀血凝聚胞中，积以时日，渐以成癥瘕。癥瘕既成，邪气愈甚，正气愈伤，阻滞经脉，气机不利，不通则痛，遂致疼痛；瘀血凝结，蕴久化热，迫血妄行，或瘀血留滞，新血难安，致崩中漏下；湿浊内停，流注于带，致带下异常；迁延日久，虚实夹杂，成为痼疾者多。

　　西医学对子宫肌瘤的始发原因尚未完全明确。但大量临床研究资料表明，主要原因为长期大量、持续的雌激素刺激，尤其是在只有雌激素的单一作用，无孕激素拮抗时，更易于发生。如子宫肌瘤多发生在育龄期妇女，常伴有卵巢充血、肿大，子宫内膜增生，绝经期后子宫肌瘤则逐渐萎缩。临床上使用雌激素药物，子宫肌瘤会迅速增大；长期使用大剂量孕酮，则可抑制子宫肌瘤发展等，足以说明子宫肌瘤跟雌激素有密切关系。当然，子宫肌瘤发病，可能还与其他因素有关，有待进一步研究。

◆◇　二、临床表现

　　由于子宫肌瘤生长的部位、大小和生长速度等的不同，临床表现也有所不同。从大量的临床资料表明，大约有40%的子宫肌瘤患者可无症状，仅于体检时发现。有自觉症状的约占60%，其主要表现如下。

1. 子宫出血

　　是子宫肌瘤最常见的症状之一，表现为月经过多、经期延长、周期缩短或不规则子宫出血。子宫出血与肌瘤生长的部位密切相关，黏膜下肌瘤100%出血，壁间肌瘤次之，浆膜下肌瘤一般症状较轻微或无症状，仅在体检中发现。出血的主要原因是子宫肌瘤合并卵巢功能紊乱，使子宫内膜过度增殖；子宫肌瘤占位，使子宫腔面积增大，致表面暴露的血管出血不止；在经期，子宫肌瘤会导致子宫不能有节律地收缩，有效制约子宫腔内血管出血；子宫肌瘤的生长和压迫使子宫肌层的小静脉曲张，并有小血栓形成，经期栓子脱落，则出现大出血。由于长期子宫出血，患者可有不同程度的贫血。

2. 疼痛

大多数表现为痛经、腹痛和腰酸，亦可表现为下腹坠胀感或腰酸背痛。疼痛的主要原因是肌瘤压迫子宫腔血管，引起瘀血，或压迫神经，或并发盆腔炎、粘连、牵拉等。凡剧烈疼痛，并呈渐进性加剧，多合并子宫内膜异位症。

3. 腹部肿块

壁间肌瘤和位于子宫底的浆膜下肌瘤，在清晨膀胱充盈时，患者常易触及。当肌瘤阻碍孕卵着床，或子宫腔变形、输卵管入口受阻，妨碍受精时，则出现不孕。子宫肌瘤生长的部位和增大，可产生许多压迫症状，如尿频、排尿困难，或便秘和大便困难，或肾盂积水、肾盂肾炎，或水肿等。

4. 白带增多

子宫腔增大，子宫内膜腺体增多，伴盆腔充血或炎症，均使白带增多。黏膜下肌瘤发生溃疡、感染、出血、坏死，就可产生血性或脓性带，量多。

● 三、诊断要点

子宫肌瘤的诊断主要根据患者的病史、症状和体征。为了避免误诊，妇科检查必不可少。妇科检查一般可清楚摸出子宫肌瘤的轮廓。浆膜下肌瘤，子宫不规则增大，表面呈结节状，质硬。肌壁间肌瘤，子宫体多为均匀性增大，生长于前壁的则前壁突出，生长于后壁的则后壁突出；黏膜下肌瘤，子宫呈均匀性增大，且较硬；子宫颈肌瘤，则子宫颈明显增大，在其上面可触及正常子宫；多发性肌瘤，可在子宫触及多个光滑的硬球形肿块；阔韧带肌瘤，则肌瘤生长于子宫一侧，与子宫不能分开，往往把子宫推向对侧。同时必须经 B 型超声检查以确诊。在必要时，可作诊断性刮宫或子宫腔碘油造影术，或 CT 检查确诊，黏膜下肌瘤则行宫腔镜诊治。

子宫肌瘤应注意与卵巢肿瘤、宫内妊娠、子宫内膜异位症、盆腔炎症包块等相鉴别。

子宫肌瘤的病程长，病因病机错综复杂，治疗应以活血化瘀、散结消癥为主，佐以理气行滞，扶正固本；以达到止血、消瘤、恢复元气的目的。钟秀美强调临证要做到消瘤不忘止血，止血不忘消瘤，无论止血或消瘤，始终注意兼顾调理卵巢功能。切实遵照"衰其大半而止"的原则。不可猛攻峻伐，以免损伤元气，促使机体早日康复。

（一）出血期止血为先

子宫肌瘤出血过多，崩漏不止，应止血为先，治法有三。

1. 活血化瘀止血

出血量多或淋漓不净，色暗红，血块，少腹痛，舌淡紫，脉弦或沉弦，证属瘀血阻滞，血不归经，方选桃红四物汤加味，组成为桃仁、红花、当归、赤芍、川芎、生地黄，加茜草、海螵蛸、黑蒲黄。纳呆者，加山楂；气虚者，加黄芪；挟热者，加黄芩、半枝莲。方中桃仁、红花、赤芍、茜草、黑蒲黄活血祛瘀止血；川芎、当归、生地黄养血活血；海螵蛸收涩止血，补益冲任。全方既养血活血，又祛瘀消瘤，乃消中有补，活中有收，既扶正又止血。若寒凝血瘀者，则宜温经活血，祛瘀止血，方选生化汤加味，组成为炮姜、川芎、当归、桃仁、甘草，加益母草。方中生化汤活血逐瘀，温经止血；益母草促使子宫收缩，排除瘀滞污血，以推陈致新。

2. 清热凉血止血

瘀血化热，迫血妄行，出血量多，久崩久漏，色暗红，小血块或黏稠，口苦咽干，喜饮，苔黄，脉细滑数，证属瘀血化热，热迫经血，宜清热凉血止血，方选益阴煎加味，组成为知母、黄柏、龟甲、生地黄、砂仁、大枣、甘草，加侧柏、地榆、当归。方中知母、黄柏、生地黄、龟甲滋阴降火，凉血止血；侧柏、地榆增强凉血止血之功；砂仁、大枣、甘草温胃益气健脾；当归养血活血，引血归经，使止血而不留瘀。

3. 益气摄血止血

经期延长，久漏不止，血色淡红或暗红，无血块，腰酸，少腹下坠感，舌淡，苔薄白，脉沉细，证属气虚失摄，宜益气摄血，方选安冲汤，组成为白术、黄芪、龙骨、牡蛎、生地黄、茜草、海螵蛸、续断、生白芍。方中白术、黄芪、续断培补脾肾以摄血；生地黄、生白芍滋阴凉血，养血柔肝；龙骨、牡蛎软坚消癥，又具收涩止血之功；茜草、海螵蛸既能化瘀，又有收涩之效，使活血不伤正，止血不留瘀；龙骨、牡蛎、茜草、海螵蛸如张锡纯所说，"四药汇集，既开通又收涩"，既止血，又消瘤。

（二）非出血期间消瘤为主

非出血期间，重在消瘤以治本。古语云："无瘀不成癥，癥病多挟痰。"久瘀入络，癥积坚固，非活血逐瘀则瘀不去，非软坚散结则藏瘤难化，又当佐以消食化痰之品。且病患者的体质不同，治疗方法亦应不同。

1. 温经逐瘀，软坚散结

寒凝血瘀或偏寒者，方选桂枝茯苓丸加味，组成为桂枝、茯苓、桃仁、牡丹皮、赤芍，加乳香、没药、香附、三棱、莪术、生牡蛎、山楂。方中桂枝茯苓丸温经通络，活血消癥；乳香辛香走窜，行气活血，配合没药破瘀，推陈致新，消癥止痛，软坚散结；香附疏肝理气化滞。全方具有温经通络、理气逐瘀、消痰软坚、止痛消癥的作用。

2. 凉血逐瘀，软坚散结

热滞血瘀，或久瘀化热，或素体偏热者，方选黄芪消癥丸（经验方），组成为黄芪、半枝莲、白花蛇舌草、蒲公英、益母草、三棱、莪术、延胡索、丹参、山楂、黄药子、夏枯草、生牡蛎，研末炼蜜为丸。方中白花蛇舌草、半枝莲、蒲公英清热解毒，消肿止痛，白花蛇舌草、半枝莲还有活血化瘀，止血止痛和抗癌作用；益母草、三棱、莪术、延胡索逐瘀止痛消癥；丹参活血调经；黄药子、夏枯草消痰软坚散结；黄芪益气，预防久病耗气；山楂消食祛痰降脂。全方具有清热解毒、止痛消癥之作用。

3. 扶正固本，恢复元气

子宫肌瘤患者因出血过多，易引起贫血。因此，在消瘤的同时，应辅以平补气血，方选当归补血汤。方中黄芪、当归益气生血，恢复元气。酌加血肉有情之品，以恢复元气。

◆ 五、实践经验

中医药治疗子宫肌瘤为患者增加了新的治疗手段，并使部分患者免除了手术之苦，给患者带来了希望，但仍有其局限性，并非一切肌瘤都能治，张锡纯曾有"妇女癥瘕治愈者甚少""治癥瘕者十中难愈二三"之说。因此，选择中药治疗时要掌握原则及适应证；同时，治疗本病要有打持久战的思想准备，只有坚持完成治疗疗程才能获得临床疗效。

子宫肌瘤在治疗上应以活血化瘀、散结消癥为主，佐以理气行滞，扶正固本，以达到止血、消瘤、恢复元气的目的，但肌瘤常伴有月经过多，或崩或漏，故出血期间常常需要固涩止血，而止血又恐留瘀；消瘤之药以活血、破血、攻伐之品居多，久用或经期使用恐致出血量增多。为此，临床上应选用既止血又化瘀的蒲黄、茜草之类，辅以益气、理气行滞、养阴、清热之品，可做到消瘤不忘止血，止血不忘消瘤，从而提高临床疗效。

临床中常用于破瘀消癥之药为桃仁、三棱、莪术等，极少使用以水蛭、虻虫为代表的虫类药物治疗子宫肌瘤。这些虫类药虽有良好的破血逐瘀、散结消癥的作用，但都有化瘀动血之弊，容易使阴道出血、经期延长等症状加剧。

子宫肌瘤临床表现为异常子宫出血、失血性贫血，其发病机制同为瘀血留滞成癥，瘀血化热，迫血妄行，用黄芪消癥丸治疗，盖"无瘀不成癥"，瘀血乃是子宫肌瘤的主要病机，且因长期出血，导致气血两亏。因此，治疗上采用清热逐瘀、消癥软坚，辅以扶助正气之黄芪消癥丸，以达到"止血、消瘤、扶正固本、恢复元气"的目的。乃取黄芪益气补虚；丹参活血调经；三棱、莪术、赤芍等逐瘀消癥；香附理气活血；夏枯草、生牡蛎消癥软坚散结；黑蒲黄化瘀止血；山楂消食祛瘀；半枝莲清热凉血，消瘀止痛。月经期根据其不同证型，或用芩术四物汤口服以清热凉血，化瘀止血；或用桃红四物汤加味口服以活血化瘀止血。此体现"止血不忘消瘤，消瘤不忘止血"之思想，坚持用药，则瘀血得散，癥瘕可化，故而见效，子宫肌瘤消失。

第十二节　经断前后，健脾补肾

妇女在经断前后，出现烘热汗出，烦躁易怒，潮热面红，失眠健忘，精神倦怠；头晕目眩，耳鸣心悸，腰背酸痛，手足心热，或伴月经紊乱等与绝经有关的症状，称为"经断前后诸证"，亦称"绝经前后诸证"。西医学绝经综合征可参照本病辨证治疗。

经断前后诸证是妇科常见病症之一。据有关方面估计，围绝经期妇女约有1/4出现症状明显，可影响妇女的生活和工作。目前，西医学多采用性激素替代法治疗。中医中药治疗经断前后诸证，不仅能明显改善临床症状，而且具有调整神经、内分泌、循环系统的作用。

◆　一、病因病机

本病发生是由于七七之年，肾气渐衰，精血不足，冲任亏虚，天癸渐竭，月经将断而至绝经，生育能力降低以致消失。虽是正常的生理现象，但毕竟是妇女一生的重大转折，因绝经后将在生理上、心理上带来一系列的变化。尤其一些妇女由于体质、心理的差异、家庭、社会环境的变化，不能适应这一生理上的巨大变化，使阴阳二气不平衡，脏腑气血不协调，从而诱发或加重了经断前后诸证。肾气虚衰是本病的主要病理，因肾者"水火之脏"，为人体阴阳之根本，主宰妇女生长、发育和生殖，随着经断之年到来，脾胃功能减弱，化源不足，气血渐少，肾精虚衰，影响及肝，肾阴虚，肝阳偏亢；肾阴不足，水火不济，心肾不交，心火独亢；肾阳虚衰，不能温煦脾阳，则脾的运化失职。本病以肾阴不足，肝阳偏旺居多。

◆　二、辨证分型

本病表现为月经紊乱或先期或后期或先后不定期，或量多，或量少，或崩漏，甚至绝经。烘热汗出，夜难入寐，性急易怒，周身酸痛，或尿频急、尿失禁等。

1. 肾阴不足

女子一生经、孕、产、乳数伤于血，精血同源、阴血同源，故最终导致肾阴不足，水不涵木而致肝阳偏亢，则表现为阵发性潮热，然后汗出、畏冷，历时数秒或数分钟，发作次数不定，伴胸闷气短，烦躁易怒，多梦善惊，口干咽燥，眩晕头痛。若肾阴虚影响及心，水火不济，心火独亢，则出现心悸、心烦、失眠。

2. 肾阳虚惫

常因阴损及阳或先天肾阳不足所致。命门火衰，阳气不得外达，经脉失于温煦，致形寒肢冷，腰膝酸软，面色晦暗，夜尿增多。若命门火衰，火不暖土，则脾肾两虚，水湿不运，形体肥胖，面浮肢肿，形寒肢冷，纳呆，便溏，疲乏，头重如裹。

3. 肝气郁结

女子以肝为先天，善怀多郁，在此期间肾阴虚，水不涵木，常致肝郁不舒。肝木不疏，表现为郁郁寡欢，多疑善虑，孤僻，悲伤欲哭；气机壅遏，表现为胸胁胀满，乳房胀痛；久郁化火，表现为烦躁易怒，夜寐多梦，口苦口干。

4. 气血不足

由于数伤于血，气随血耗，终致气血两虚。经脉失养，筋骨不利则关节酸痛，尤以项背肩腰为剧。血不养肝，虚而生风，则肢体麻木，皮肤瘙痒，有蚁行感、虫爬感，肌肉拘挛、痉挛。

◆ 三、治疗

经断前后诸证应以补肾固本，调整阴阳平衡为主，同时顾及标证，尤应注意在动态中辨证辨病施治，不断调整脏腑阴阳平衡，调和气血，增强机体抗病能力，疾病则可渐愈。用药不宜过于辛温香燥，以免耗气伤精。与此同时，应注意运用以情生情、疏通开导等心理疗法，使患者甚或亲属了解围绝经期是一个正常生理过程，消除思想顾虑，树立战胜疾病信心，保持情绪稳定，适当增加营养，注意劳逸结合，参加体育活动，使机体阴阳失调迅速恢复，达到强身延年益寿。

治疗上虽以补肾为主，然不忘调和气血，女子以血为本，以气为用，故以调和气血为主，以补肾健脾为辅，体现以动为主，以静制动，动静结合，最终达到阴阳平衡，病自痊愈之目的。

1. 滋补肾阴

用于肾阴虚亏引起的头晕神疲，腰膝酸痛，烘热汗出，五心烦热，月经不调，皮肤干燥，瘙痒，口干，不寐，舌红，苔少，脉细数，方选左归饮加味，组成为熟地黄、山药、枸杞、茯苓、山茱萸、炙甘草，加龟甲、何首乌、蒺藜。方中熟地黄、枸杞、何首乌滋养肾阴；山药、茯苓、甘草健脾和中，补后天，养先天；龟甲滋阴潜阳；蒺藜配合何首乌养血润肤止痒。兼有项强者，加葛根、桑枝、生白芍柔润经脉，缓急止痛；兼有烦躁易怒，失眠多梦者，则属肾阴虚，肝阳亢，加白菊花、夏枯草、钩藤、夜交藤平肝潜阳；尿失禁者，加黄芪、益智仁、桑螵蛸，益气补肾固涩；血压偏高者，则改用镇肝息风汤加钩藤。

2. 温补肾阳

用于肾阳不足引起的形寒肢冷，腰酸疼痛，神疲倦怠，面浮肢肿，或夜尿增多，或小便失禁，或带下量多，质稀如水，纳少便溏，舌淡胖，苔白，脉沉迟，方选金匮肾气丸加味，组成为熟地黄、山药、山茱萸、泽泻、茯苓、制附子、牡丹皮、桂枝，加巴戟天、续断、金樱子、白术。方中桂枝、附子、续断、巴戟天温补肾阳；熟地黄、山药、山茱萸滋补肝肾；白术、泽泻、茯苓健脾利水渗湿；金樱子配合白术健脾利湿，收涩止带。

3. 滋肾养心

用于肾水不足，心火独亢引起的心悸怔忡，失眠多梦，健忘，五心烦热，口苦咽干，舌红，苔少，脉细数，方选天王补心丹，组成为人参、玄参、丹参、茯苓、五味子、远志、桔梗、当归身、天冬、麦冬、柏子仁、酸枣仁、生地黄。方中生地黄、玄参壮水制火；丹参、当归补血养心；人参、茯苓益心气；远志、柏子仁养心神；天冬、麦冬增阴液；酸枣仁、五味子敛心气；桔梗载药上行，引药入心。

用于心血不足，神失所养引起的抑郁焦虑或情志恍惚，失眠多梦，记忆力减退，甚至悲观失望，喜怒无常，舌红，苔少，脉细数，方选甘麦大枣汤加味，组成为甘草、小麦、大枣，加何首乌、甘杞、百合、枣仁。方中甘草、大枣甘缓和中，宁神健脾，坚志除烦；小麦养心安神；何首乌、甘杞养血补血；百合养阴安神；枣仁宁心安神。

4. 疏肝降火

用于肝气郁结，气郁化火引起的胸闷胁痛，乳房胀痛，烦躁易怒，夜寐多梦，口苦咽干，舌淡红，苔薄白，脉弦，方选丹栀逍遥散，组成为牡丹皮、栀子、甘草、当归、茯苓、白芍、白术、柴胡。方中逍遥散疏肝解郁，健脾养血；牡丹皮、栀子清热泻火。头痛，血压偏高者，加钩藤、夏枯草，平肝降压止头痛；夜难入寐者，加百合、夜交藤，养心安神；纳呆者，加麦芽，疏理肝气，消食和中。

5. 益气活血

用于气血不足，气不生血、不运血而致的气血两虚，瘀血内阻之证，见头晕神疲或头痛，皮肤瘙痒，肢体麻木，关节酸痛，舌淡红或暗红，苔白，脉细弱，治宜益气养血、活血通络，方用圣愈汤加减，组成为黄芪、当归、川芎、白芍、熟地黄、桂枝、防风、威灵仙、甘草等。方中黄芪益气；当归、熟地黄、白芍滋阴养血；桂枝、威灵仙、防风理气疏风通络。

在此尤应强调的是在补肾阴和补肾阳的过程中，应始终遵循张仲景《景岳全书》"善补阳者，必于阴中求阳则阳得阴助而生化无穷，善补阴者必于阳中求阴则阴得阳升而泉源不竭"。在补肾阳中加补肾阴药物，在补肾阴中加补肾阳药物，如在滋补肾阴中加巴戟天，而在补肾阳方药中加熟地黄、墨旱莲等可见一斑。总之，肾虚是引起经断前后诸证的根本原因，但在天癸未绝之时尚需调经。她同时强调，在药物治疗的同时特别要重视精神调理作用，善于心理疏导，劝导患者调整心态和作息时间，适度休息和参加体育活动，做到张弛有度，同时注意饮食的调节，不可偏食、节食等。

第十三节　产后之病，治病调养

所谓产后系指分娩后至生殖器官完全恢复这一段时间，也就是产褥期，一般是 42 日左右。产妇在产褥期内发生与分娩或产褥有关的疾病，称为"产后病"。它包括的范围很广，鉴于目前破伤风疾患已基本绝迹，少数发生的产后大出血，也都在留医期间及时得到了抢救治疗，本文所谈的仅是门诊常见的一些产后病。

● 一、生理特点

由十月怀胎到一朝分娩后，女性的生理要经历一番复杂的变化，才能逐渐恢复到未孕状态。突出的表现在生殖系统，例如子宫产后第 1 日，子宫底与脐平，以后每日下降 1~2cm，10~14 日降入骨盆腔，42 日左右恢复至未孕状态，子宫腔包括胎盘附着处在产后 6~8 周被新生内膜修复；又如乳房在产后开始泌乳，初乳呈黄色，以后逐渐呈乳白色，乳量逐渐增多，每日可达 1000~3000mL；再如卵巢功能的恢复，虽然时间长短不一，但若不哺乳，月经常在产后 4~6 周恢复；哺乳期常无月经，但仍能排卵。产后一般有下列临床表现。

1.体温

一般正常，若产程过长或疲劳过度，腠理不密，卫阳不足，在产后 24h 内，畏冷甚至寒战，但保暖后即可消失。若阳气外浮，可发生微热，不超过 38℃。产后 3~4 日，乳房充盈，可有低热，也不超过 38℃。

2.多汗

又称褥汗。产后气血虚弱，卫阳不固，腠理不密，出汗较多，尤以睡眠或初醒时明显，数日内转好。

3.腹痛

子宫复旧收缩引起疼痛，称为儿枕痛，西医学称之为宫缩痛。多见于经产妇，尤其在产后 1~2 日出现，哺乳时尤为明显，3~4 日自行消失。

4. 恶露

产后由阴道排出的余血浊液称为恶露，含有血液、坏死蜕膜及黏液，其颜色呈红色，量多，3~7 日逐渐成为淡红色，浆液性，2 周左右则为白色或淡黄色，约 3 周干净。若子宫复旧不良或宫腔有残留胎盘、胎膜或感染时，恶露量可增多，持续时间延长，且有臭味。

5. 舌、脉象

舌质淡，苔白，脉滑数无力。

◆ 二、病因病机

《临证指南医案》指出："妇人善病，而病由产后者为更多，亦为更剧。"由于妇女分娩的出血、创伤，机体具有"真元大损，气血空虚""瘀血留滞""易感受外邪"3 个病理特点，并导致一系列疾病的发生，其主要机制如下。

1. 气血两伤

孕期调养不周，气血素亏，分娩时因出血、创伤及用力，耗伤元气，气血两伤，冲任空虚，经脉失养，致产后腹痛、腰痛；气虚下陷，摄血无能，致恶露不绝；气虚则大肠传导无力，血虚则津枯肠燥，致产后大便难。

2. 瘀血内阻

产时耗气或气随血失，运行不畅而留瘀，或外感寒邪，脉道涩滞，致使产后污血浊液排出不畅，恶露过期不止；瘀血停留，不通则痛，营卫不和，则发热；瘀阻筋骨、脉络，则浑身疼痛。

3. 外感六淫

"邪之所凑，其气必虚"。分娩后，"百节空虚"，抗病能力弱，生活稍有不慎，则易感六淫；或产后瘀血留滞，为外邪入侵作乱创造了条件，致发生产后发热、带下病、腹痛、癥瘕诸疾。也有分娩时，汗液、尿液、羊水等水湿趁腠理不密而客于腰骶筋骨，导致产后腰腿疼痛。

4. 饮食所伤

临产前，全身气血下聚冲任，以促分娩，且精神高度集中，脾胃消化功能差，若此时，过食膏粱厚味，势必宿食滞留，损伤脾胃，导致分娩时呕吐或产后呕吐、泄泻。更有许多产妇，受地方习俗影响，产后恣意进补，超过胃肠消化能力，导致胃肠疾病丛生。

◆ 三、治则

产后具有多虚、多瘀、易感外邪的特点，本着"勿拘于产后，亦勿忘于产后"，遵循审证求因、辨证论治的原则，按照寒热虚实的不同属性，分别采用寒者温之、热者清之、虚者补之、实者攻之的方法治疗。

产后病的遣方用药，宜平正，理气勿伤正，逐瘀勿耗血，补虚勿助邪，时时注意调理脾胃，顾护气血。况且人有强弱，产有虚实，病有真假，一定要因人因证，灵活掌握。

产后真元大损，气血空虚，最宜注意产后调护，如生活起居稍有不慎，则易致产后诸疾。应慎起居、适寒温、调饮食、和情志、禁房事、注意乳房卫生。

◆ 四、治疗

（一）产后发热

产后发热表现为在产褥期内，出现发热持续不退或突然高热寒战，并伴有头痛，神志不安，或恶露异常，或小腹疼痛等。

中医学认为产后发热之病，非止一端，主要有：①感染邪毒。由于分娩时创伤、出血、用力，元气亏损，或护理不周，产道受伤，邪毒趁虚而入，蔓延全身，邪正交争，致高热寒战。②瘀血内阻。由于分娩后恶露不畅、瘀血停滞，阻碍气机，营卫失调，致使产后发热。③外感风寒。产后气血骤虚，腠理不密，卫阳不固，以致风寒之邪趁虚而入，营卫不和而发热。④血虚发热。分娩失血过多，阴血暴伤，阳无所附，阳浮于外，致产后发热。此外，尚有伤食产后发热、劳伤产后发热的。西医学认为在产后24h至10日内，体温达到或超过 38℃，排除乳腺炎、尿道感染、上呼吸道感染，则大概率是由产褥感染引起的，也就是在产前、产时或产后，由外界侵入的致病菌或产妇自身潜伏的致病菌，趁分娩创伤出血，抗病能力下降时作乱导致的。

产后发热病因诸多，症状各异，临证宜审证求因，仔细详辨。产后发热的治疗，大多以调气血、和营卫为主。产后气血俱虚不宜过于发表攻里，但是也不可不问证情，片面强调大补，以致助邪，而忽略了外感和里实之证。因感染邪毒致产后发热者，若出现高热神昏、惊厥等，属产后发热危重症，应密切注视病证变化，加强护理，必要时选用适当抗生素，注意水、电解质的平衡，中西医结合进行抢救。具体治法如下。

1. 清热解毒，凉血化瘀

用于产后感染邪毒，致高热寒战，伴小腹疼痛，拒按，恶露黏稠、臭秽，烦躁口干，尿少色黄，大便燥结，舌红，苔黄，脉数或滑数，证属感染邪毒，内热炽盛，宜清热解毒，凉血化瘀，药用蒲公英、半枝莲、紫花地丁、薏苡仁、川楝子、延胡索、大黄、赤芍、益母草、皂角刺。方中蒲公英、半枝莲、紫花地丁清热解毒；大黄泻瘀热结聚，清热解毒；益母草、赤芍活血化瘀，加强子宫收缩，以排出污浊之液；川楝子、延胡索理气止痛；皂角刺、薏苡仁排脓消肿。若有炎症包块者，可用蒲公英、莪术、枳实煎汤，溶入芒硝，用多层纱布蘸药汤对患处进行湿热敷。

2. 和解少阳，扶正祛邪

用于产后外感，见畏冷发热或寒热往来，伴胸闷、口苦咽干，或心烦欲呕，不欲饮食，舌淡红，苔薄白，脉弦或浮，证属外感发热，邪入少阳，宜扶正祛邪，方选小柴胡汤，药用柴胡、黄芩、半夏、人参、甘草、生姜、大枣。取柴胡散邪透表；黄芩除热清里；半夏降逆和中；人参、甘草扶正祛邪，益气和中；生姜、大枣配合甘草调和营卫。

3. 清热益气，养阴生津

用于盛夏分娩，突然高热，神昏或烦躁，口渴喜饮，汗出如珠，呼吸气粗，舌红，苔薄黄，脉滑数，证属外感寒邪，入里化热，方选竹叶石膏汤，药用竹叶、石膏、人参、半夏、麦冬、粳米（或山药）、甘草。方中竹叶、石膏清热除烦；人参、麦冬、甘草、粳米益气养阴，安中和胃；半夏降逆止呕。产后中暑高热者，用之可收良效。

4.补益气血，甘温除热

用于产后失血过多，有微热，自汗，头晕目眩，心悸失眠，小腹隐隐作痛，或下坠感，舌淡红，苔薄白，脉细弱，证属阴血不足，阳无所附，以致虚阳外浮，宜补益气血，甘温退热，方选补中益气汤，药用黄芪、甘草、人参、白术、当归、陈皮、升麻、柴胡。取黄芪补中益气，收敛浮阳；人参、甘草益气健脾；白术燥湿健脾，助黄芪益气补中；当归养血和营，协同黄芪、人参益气生血；陈皮理气行滞，醒脾和胃，使上药补而不滞；柴胡、升麻开阳举陷，透表退热。

（二）产后腹痛

分娩后以小腹疼痛为主证者，称产后腹痛，疼痛部位在小腹，多为阵发性的，不伴有寒热等。若瘀血引起的产后腹痛，又称儿枕痛。本病以经产妇较为多见。

本病主要是由于产后气血运行不畅，不通则痛。其主要原因有二：其一分娩时创伤出血，冲任空虚，胞脉失养，气血运行无力，因虚致腹痛；其二产后气血骤虚，起居不慎，感受寒邪，血为寒凝，恶露不下，因寒因瘀致腹痛。

产后腹痛的治疗，以调养气血为主，虚者宜补而通之，瘀者宜行而通之，鉴于产后虚寒者为多，应适当加用温经止痛之品。具体治法如下。

1.补气养血

用于产后气血虚弱，冲任空虚，胞脉失养引起小腹隐隐作痛，喜按，恶露量少、色淡、头晕耳鸣，大便燥结，舌淡，脉虚细，宜补气养血，常选用当归建中汤加黄芪，药用当归、酒芍、桂枝、甘草、大枣、生姜、饴糖、黄芪。取黄芪补气生血；当归、酒芍养血补血；桂枝、生姜温经通络，散寒止痛；饴糖、大枣、甘草温中补虚，且甘草配合酒芍缓急止痛。

2.活血化瘀

用于寒凝血瘀，不通则痛，见小腹疼痛，拒按，恶露少，涩滞不畅，色紫暗，有血块，舌暗红，脉沉紧，方选生化汤加味，药用当归、川芎、炮姜、甘草、桃仁，加益母草、山楂。取当归、川芎活血行血；桃仁活血化瘀；炮姜温经散寒；甘草调和诸药；益母草促进子宫收缩，排出恶血；山楂化瘀滞、消食积。

（三）恶露不绝

产后经阴道排出的分泌物，内含有血液、坏死蜕膜组织及黏液等，称为恶露，若产后恶露持续 20 日以上仍淋漓不断者，称恶露不绝或恶露不净。量或多或少，色或淡红、或深红、或紫暗，或有血块，或有臭味，常伴腰酸痛，下腹坠胀疼痛，甚至有发热、头痛、关节酸痛等症状。妇科检查常可发现子宫复旧不良。

恶露为血所化，冲任为病，气血运行失常，致恶露不绝。其主要原因有三：其一气虚下陷，摄血无能；其二热扰冲任，迫血下行；其三瘀血内阻，新血难安。

恶露不绝的治疗，首先应辨其寒热虚实。如色淡红，量多，质清稀，无臭味，多为气虚；色红或紫，质黏稠，有臭味，多为血热；色紫暗，有血块，多为血瘀。恶露不绝的治疗应遵循虚者补之、瘀者攻之、热者清之的原则，分别施治。恶露止后，常用益气养阴药随证加以善后收功。若经详细检查，恶露不绝系由产褥感染引起的，则按产褥感染治疗（见产后发热）。具体治法如下。

1.补气摄血

用于气虚下陷，见恶露过期不止，量多或少，色淡红，质稀，小腹下坠感，疲乏无力，倦怠，懒言，面色苍白，舌淡红，脉缓弱，方选补中益气汤补气升提，摄血止血，加艾叶、芥炭加强温经止血之功。

2.清热止血

用于热扰冲任，迫血下行，见恶露过期不止，量较多，色深红，质黏稠，其气臭秽，口渴咽干，舌红，脉细数，方选芩栀四物汤加味，药用黄芩、山栀子、当归、川芎、芍药、生地黄，加侧柏、地榆。取四物汤滋阴养血；黄芩、山栀子清热止血；侧柏、地榆加强凉血止血。

3. 活血化瘀

用于瘀血内阻，新血不归经，见恶露过期不止，量多或少，色暗红，有血块，小腹疼痛，舌暗紫有瘀点，脉弦，方选生化汤加益母草，活血化瘀，祛瘀止血。

（四）产后大便难

产后大便艰涩，或数日不解，或便时干燥疼痛，难以排出者，称产后大便难，属新产三病之一。

产后大便难乃是分娩时产伤，营血津液不足，以致血枯肠燥，大便艰难，此其一也；阴虚火盛，内灼津液，津少液亏，肠道失于滋润，则传导不利，大便燥结，此其二也。产褥期卧床多，少运动，腹肌及盆底肌肉松弛、肠蠕动减弱，易产生便秘。

产后大便难的治疗以养血润肠为主，因产后体虚津亏，不宜妄投苦寒通下之剂，以免徒伤正气。方选四物汤加肉苁蓉、火麻仁、柏子仁。取四物汤补血养血；肉苁蓉、火麻仁、柏子仁润肠通便。若大便燥结导致肛门裂伤出血，临床上屡见不鲜，可用黄芩、山栀子、火麻仁、枳壳、芥炭。取黄芩、山栀子清热凉血止血；火麻仁润肠通便；枳壳理气；芥炭收敛止血。

（五）产后排尿异常

新产后小便不通或小便频数，甚至小便失禁者，称产后排尿异常。

从生理上说，妊娠晚期，滞留在体内的水分将在产褥期排出，故尿量增多。有的产妇膀胱胀满反而无尿意，或不能自解，往往是产后腹壁松弛，加以膀胱肌肉张力差；产程过长，使膀胱肌肉收缩功能暂时障碍，以及会阴疼痛反射，使尿道括约肌痉挛等原因所致。病机主要在于产后耗伤气血，肺肾气虚，膀胱运化失职。临床上常见：①气虚。素体虚弱，肺脾气虚不足，复因产时耗伤气血，肺脾益虚，不能通调水道，致排尿异常。②肾虚。元气素虚，产时复伤气血，以致肾气不固，膀胱气化失职，致排尿异常。③膀胱损伤。难产手术或接生不慎，损伤膀胱，致膀胱失约，发生排尿异常。

产后排尿异常以补气温阳为主，若小便频数或失禁者，佐以固涩；若小便不通者，佐以行水通利。至于膀胱损伤引起膀胱阴道漏，应及时手术修补。具体治法如下。

1. 补肾益气，固涩止遗

用于气虚引起的排尿异常，见夜间遗尿，或尿憋不住，或用力、喷嚏时尿泄下，伴腰酸疲乏无力，小腹下坠感，少气懒言，舌淡，苔薄白，脉缓弱，方选补中益气汤加味，药用党参、黄芪、白术、升麻、柴胡、陈皮、当归，加益智仁、覆盆子、桑螵蛸。方中党参、黄芪、覆盆子、白术、甘草温补脾肾之气；升麻、柴胡升提中气；陈皮理气；当归补血；桑螵蛸、益智仁固涩止遗。

2. 滋阴降火，化瘀通利

用于瘀血内阻或肾移热于膀胱不能气化，致排尿困难，见产后数日小腹胀满作痛，小便不通或滴下难出，坐卧不安，口苦口干不喜饮，舌偏红，苔薄黄，脉滑，方选滋肾丸加味，药用黄柏、知母、肉桂，加益母草。方中黄柏、知母滋阴降火；益母草活血化瘀，利尿；肉桂助肾阳化气行水。

（六）产后自汗、盗汗

产后汗出过多，不能自收，动则加剧，称产后自汗，常伴有面色苍白，气短懒言，神疲乏力；产妇夜寐汗出较多，醒来即止者，称产后盗汗，常伴有面色潮红，头晕耳鸣，口燥咽干，渴不喜饮，或五心烦热，腰膝酸软。

产后自汗、盗汗乃是产后气虚，卫阳不固或阴虚内热，浮阳不敛，迫汗外溢所致。

产后自汗、盗汗的治疗重在一个虚字。气虚自汗者，治当益气固表，和营止汗；阴虚盗汗者，治宜养阴益气，潜阳敛汗。具体治法如下。

1. 益气固表，和营止汗

用于气虚引起的产后汗出过多，不能自止，时有恶风，面色苍白，精神疲惫，气短懒言，舌淡，苔薄，脉虚弱。方选黄芪汤加味，药用黄芪、白术、防风、熟地黄、牡蛎、茯苓、麦冬、甘草、大枣，加麻黄根。方中黄芪、白术、茯苓、甘草补气健脾固表；熟地黄、麦冬、大枣滋阴养血；麻黄根、牡蛎固涩敛汗；防风达表助黄芪、白术益气御风。

2. 养阴益气，生津敛汗

用于阴虚致产后盗汗，面色潮红，口燥咽干不喜饮，或五心烦热，午后尤甚，头晕耳鸣，腰膝酸软，舌红，少苔或无苔，脉细数无力。方选当归六黄汤，药用当归、生地黄、熟地黄、黄连、黄芩、黄柏、黄芪。方中当归、二地滋阴养血；三黄泻火；黄芪补气固表。可酌加牡蛎、浮小麦固涩止汗。

（七）产后身痛

产褥期间，出现肢体关节酸楚、疼痛、麻木、重着者，称为产后身痛。或伴有头晕心悸，气短懒言，皮肤不泽；或小腹疼痛，恶露量少甚至不下，色紫暗；或背微恶寒，头痛身热，关节痛无定处。

产后身痛主要机制乃是产后血虚，经脉失养的缘故。临床上常见：①血虚。产后气血亏损，气血运行无力，经脉关节失养，不荣则痛，致肌体麻木、疼痛。②血瘀。产后百节开放，恶露去少，瘀血留滞于经络、肌肉之间，气血运行受阻，不通则痛，致产后身痛。③风寒。产后气血俱虚，腠理不密，营卫失固，起居不慎，则风寒湿邪趁虚而入，致气血运行失畅，瘀滞而致身痛。④肾虚。素体肾虚，复因分娩气血更虚，胞脉失养，则腰脊酸痛，腿脚无力，足跟疼痛。

产后身痛与常人身痛不同之处在于产后气血俱虚，虽挟外邪，亦当以调整气血为主，稍参宣络，不宜峻投风药。具体治法如下。

1. 补气养血，温经通络

用于气虚引起的产后遍身疼痛，肢体酸楚麻木，皮肤不泽，头晕心悸，气短懒言，舌淡，苔少，脉细无力。方选黄芪桂枝五物汤加味，药用黄芪、桂枝、白芍、生姜、大枣，加当归、鸡血藤、秦艽。方中当归、白芍、鸡血藤养血活血通络；黄芪益气；秦艽祛风；桂枝温经通络止痛；生姜、大枣调和营卫。

2. 活血化瘀，通络止痛

用于血瘀引起的产后身痛，屈伸不利，按之痛甚，恶露少或不下，色紫暗，或小腹疼痛，拒按，舌边有瘀点，脉涩。方选身痛逐瘀汤，药用秦艽、川芎、桃仁、红花、甘草、羌活、没药、当归、五灵脂、香附、牛膝、地龙。方中当归、川芎活血；香附理气；桃仁、红花、没药、五灵脂活血逐瘀止痛；秦艽、羌活、地龙通络宣痹止痛；牛膝破血行瘀，强筋健骨；甘草缓急止痛。

3. 养血祛风，散寒除湿

用于外感风寒致产后周身疼痛，屈伸不利；或痛无定处，游走不定；或痛有定处，痛如锥刺；或肢体肿胀、麻木、重着，活动不便，舌淡，苔薄白，脉细缓。方选独活寄生汤，药用桑寄生、秦艽、防风、独活、细辛、当归、白芍、川芎、熟地黄、杜仲、牛膝、党参、茯苓、甘草、桂心。取四物汤养血和血；党参、茯苓、甘草益气扶脾；独活、桑寄生、秦艽、防风祛风胜湿；牛膝、杜仲补益肝肾；细辛搜风散寒；桂心温经止痛。

4. 补肾利腰，强壮筋骨

用于肾虚引起的产后腰酸痛，腿脚乏力或足跟痛，舌淡，苔薄，脉沉细。方选佛手散加味，药用当归、川芎，加独活、肉桂、防风、杜仲、川续断、牛膝、桑寄生、威灵仙、防己。方中当归、川芎养血活血；肉桂温经散寒，通络止痛；独活、威灵仙、防风、防己祛风胜湿，通络止痛；杜仲、桑寄生、牛膝、川续断补肾强腰，壮筋骨。

（八）产后厌食

产后气血大伤，百脉空虚，温之以味，补其不足，促使机体早日康复，乃是常理。但一些产妇一见膏粱厚味就厌腻，甚至呕吐，或胃胀纳呆，或饥不欲食，或便溏，此为"产后厌食"。

产后厌食的主要机制乃是产后气血俱虚，脾胃虚弱，若起居不慎，饮食不节，过食生冷或肥甘，超过脾胃腐熟和转输能力，导致发生厌食；胃气上逆，失于和降，则呕吐；湿邪为患，大肠传化失司，则便溏。

产后厌食的治疗应以调理脾胃为主。具体治法如下。

1. 益气健脾，养胃和中

用于脾胃虚弱，运化失常，见胃胀纳呆，或饥不欲食，或呕吐不食，或便溏，面色无华，疲乏无力，舌淡，苔薄，脉细弱。方选六君子汤加味，药用党参、白术、茯苓、甘草、陈皮、半夏，加黄芪、山药、山楂。方中党参、茯苓、白术、甘草和山药养胃和中；陈皮、半夏行气化滞，燥湿化痰；茯苓健脾利湿；山楂健胃消食。

2. 益气健脾，祛湿止泻

用于脾胃虚弱，运化失职，见腹中小阵痛，呕吐，便溏，饮食不香，疲乏无力，口渴，舌淡胖，苔白，脉细弱。方选七味白术散加味，药用党参、茯苓、白术、藿香、木香、甘草、葛根、神曲。方中四君子汤益气健脾和胃；藿香祛湿化浊，和中止呕；木香行气止痛；葛根升发脾胃之气以止泻；神曲消食和中。挟热者，加黄芩，清热燥湿。

3. 养阴清热，降逆止呕

用于胃阴不足，虚火上炎导致的咽燥口干，喜饮欲呕，胃脘不适，纳谷不香而厌食，舌红，苔少，脉细数。方选麦门冬汤加味，药用麦冬、半夏、党参、大枣、粳米（可用山药代）、甘草，加玉竹、山楂。方中麦冬、玉竹生津润燥，滋养胃阴；党参、大枣、粳米补养脾胃，益气生津；半夏降逆化痰；甘草调和诸药；山楂消食生津。另用龙眼干 15 枚、大枣 15~20 枚，水煎，加入鸡蛋煮熟，即成龙枣荷包蛋汤，清甜可口，适合产妇饮食。

第十四节　异位妊娠，中西结合

受精卵在子宫体腔以外着床称为异位妊娠，俗称"宫外孕"。但两者含义有所不同。异位妊娠包括输卵管妊娠、卵巢妊娠、腹腔妊娠、阔韧带妊娠、子宫颈妊娠。异位妊娠是妇产科常见的急腹症，发病率约为 2%。其最常见部位为输卵管妊娠，占 95%~98%。

中医学文献无"异位妊娠""宫外孕""输卵管妊娠"的记载，但异位妊娠在不同阶段所表现的临床特点，散见于停经腹痛、血郁少腹、经漏、癥瘕等病症中。

◆⊃　一、病因病机

中医学对异位妊娠发病机制的认识目前仍处于探讨之中。大多数的医家认为，患者素有先天肾气不足，气血失调，冲脉失利，孕卵运行无力或受阻，未能按时到达胞宫，遂致异位妊娠；或素有肝气郁结，气滞血壅，胞络失畅，使孕卵着床于胞宫之外，日久胞络破摄，阴血内溢，郁积少腹而发病。总之，异位妊娠属少腹瘀血证，当输卵管妊娠未流产或未破裂时属于癥证，一旦流产或破裂则成为少腹蓄血证，甚至出现气血暴脱，阴阳离决危候。

西医学认为，输卵管妊娠的最常见原因是输卵管炎。输卵管炎使输卵管黏膜粘连，管腔变窄，影响孕卵的通过和输送。此外，还有输卵管发育不良，输卵管的子宫内膜异位症，盆腔肿瘤使输卵管移位变形，输卵管结扎后再通，再通部位过于狭窄等，都可能阻碍孕卵的输送和通过。极个别的还有卵巢的一侧排卵，孕卵向对侧移行，移行时间过久，不能适时到达子宫，成为输卵管妊娠。

◆⊃　二、临床表现

输卵管妊娠在流产或破裂以前，除有早期妊娠征象外，往往无明显症状。有的下腹一侧有隐痛或憋胀感。妇科检查示子宫稍增大、变软，小于停经月份，可能发现一侧附件处有软性包块，稍有压痛，妊娠试验多呈阳性。输卵管妊娠破溃后的症状往往与孕卵着床部位是流产还是破裂等因素有关。

输卵管妊娠的主要症状有：①停经。发病前多有长短不一的停经期，大多6周左右，有时月经过期仅数日而已。②腹痛。为输卵管妊娠流产或破裂的主要症状，患者突感下腹一侧有撕裂样剧痛，持续不止或反复发作，阵发性加剧。输卵管峡部妊娠破裂或流产，一般发生在停经6周左右，输卵管壶腹部妊娠破裂或流产多发生在妊娠8~12周，而输卵管间质部妊娠破裂多发生在妊娠3~4个月。常伴有恶心呕吐及昏迷等休克样现象。随着病情发展，疼痛迅速扩展至全下腹，甚至引起肩胛部放射性疼痛。当血液积聚在直肠子宫陷凹处时，可引起肛门坠胀和排便感。③阴道不规则出血。输卵管妊娠中止后，出血常不规则、点滴、量少，不超过月经量，色深褐。只有腹痛而无阴道出血者，多为胚胎继续存活或继发性腹腔妊娠，应加以注意。

输卵管妊娠破裂或流产的体征为体温一般正常，休克时略低，内出血吸收时体温稍高，但不超过38℃。血压因内出血可下降，脉搏细数，面色苍白。腹部检查示，下腹有明显压痛、反跳痛，以病侧为甚；内出血多时，叩诊有移动性浊音；血凝后，下腹可触及包块。妇科检查示，阴道后穹隆饱满，有触痛；子宫颈有明显抬举痛；子宫稍大，变软，小于停经月份，有时在子宫的一侧可触及肿块，触痛明显。

◆ 三、诊断要点

异位妊娠如发生在孕早期未破裂时很难发现，根据临床症状及血 hCG 或阴道彩超，若怀疑有异位妊娠可能的，会叮嘱患者如出现一侧下腹痛或阴道淋漓少量出血或无症状 3~7 日复诊，如一侧少腹剧痛伴大汗淋漓或头晕或腹胀者，应立即就近就诊。如血 hCG 持续升高，而彩超仍未发现孕囊时，此时异位妊娠的可能性较大，应密切观察或住院留观，有下列情况之一者，应立即手术治疗：①内出血多，且休克严重，经抢救而不易控制者。②妊娠试验持续阳性，包块继续增大，杀胚无效者。③疑为输卵管间质部或残角子宫妊娠者。

输卵管妊娠应与子宫内妊娠流产、阑尾炎、黄体破裂、卵巢囊肿蒂扭转等相鉴别。

四、治疗

根据中医的八纲辨证，输卵管妊娠属于少腹血瘀，痛则不通的实证。治疗应以活血化瘀，散结消癥为主，并按照发病的不同阶段辨证施治。

（一）未破损期

主要证候：可有早孕反应，一般无明显症状，或下腹一侧有隐痛、憋胀感。妇科检查示，可触及附件有软性包块，有压痛，尿妊娠试验多为阳性，脉弦滑。

治法：活血化瘀，消癥杀胚。

方药：宫外孕1号方加味，组成为赤芍、丹参、桃仁、三棱、莪术，加红花、刘寄奴、益母草、地龙、蜈蚣、穿山甲。

（二）已破损期

1. 休克型

输卵管妊娠破损后，引起急性大量内出血，临床上有休克征象者。

主要证候：突然发病，剧烈腹痛，面色苍白，四肢厥逆，或冷汗淋漓；恶心呕吐，血压下降或不稳定；神志昏迷或半昏迷，有时烦躁不安。脉微欲绝，或沉细，或细数。腹部和妇科检查发现输卵管妊娠破损体征者。

治法：补气固脱，活血化瘀。

方药：宫外孕1号方加味，组成为赤芍、丹参、桃仁，加黄芪、乳香、没药、香附、海藻、当归、蒲公英、紫花地丁。

注意事项：患者立即吸氧、输液，必要时输血，以补足血容量。纠正休克后，仍应绝对卧床，禁止灌肠和不必要的盆腔检查。同时，及早注意兼症的治疗。鉴于医患关系紧张，目前经确诊破裂型、出血量较多者，一般动员患者转诊手术治疗。

2. 不稳定型

系指输卵管妊娠破损，时间不久，病情不稳定，有再次破裂出血的可能者。

主要证候：病情较休克型稳定，血压平稳，腹部有压痛、反跳痛、肌紧张，但逐渐减轻。检查时可触及界线不清的包块，间有少量阴道出血，脉细缓。

治法：活血化瘀，佐以益气。

方药：宫外孕 1 号方加味，组成为赤芍、丹参、桃仁，加黄芪、乳香、没药、海藻、夏枯草。

注意事项：患者有再次内出血的可能，密切观察患者的生命征，如血压、脉搏及腹部情况，动态检查阴道彩超，动作轻、要行血 hCG 检查，少做妇科检查，注视病情变化，做好抢救准备。患者常兼虚象，用药宜和缓，以免伤正气。内出血多或出现休克征兆则应转诊手术。

3. 包块型

输卵管妊娠破损时间较久，腹部内血液已形成血肿包块者。

主要证候：腹腔血肿包块形成，腹痛逐渐消失，不规则的阴道出血逐渐停止。但血肿压迫，可发生下腹憋胀感和便意感，脉细涩。

治法：破瘀消癥。

方药：宫外孕 2 号方加味，组成为赤芍、丹参、桃仁、三棱、莪术，加海藻、夏枯草。为促使包块吸收消散，可辅以局部湿热敷，药用朴硝、白花蛇舌草、莪术、枳实，煎汤，用多层纱布蘸药汤趁热外敷，每日 2 次，每次20~30min。

4. 兼症的治疗

最多见及最主要的兼症为大便秘结，肠鼓腹胀，胃脘不适，甚则拒按，下腹部有压痛，肠鸣音较弱或消失等腑实证。发病的主要原因是饮食不当，或内出血刺激、肠粘连等，引起胃肠功能紊乱。可根据临床的不同表现，在各型用药的基本方中，选加适当药物。如大便秘结者，酌加大黄或芒硝；腹胀甚者，加枳壳；纳呆者，加山楂。

　　中医妇科病护理的特色充分体现在精神调养、生活起居、饮食调护等各方面，而药膳在饮食护理上有着十分重要的位置，药膳是根据"药食同源"的理论，应用各种食物疗法防治各种妇科疾病。"药补不如食补"，药膳不仅在大病后调补及慢性病长期调养中有重要作用，而且在女性经、带、胎、产、乳的生理过程中，按照不同疾病机体的寒热虚实及女性不同生理周期的生理特点，选用不同属性的食物来配合调养、治疗，可在防治疾病过程中起到事半功倍的效果。

　　妇科病药膳的特点为妇女以血为本。妇女一生的特殊生理就是易耗阴伤血，故应注意饮食有节，保护脾胃运化功能及从饮食营养中吸收水谷之精气，使气血生化有源。保证正常的生命活动。处于青春期、妊娠期、哺乳期等时，更要特别注意营养的调摄；中年期、围绝经期、老年期时，应注意脾胃的运化吸收功能，清淡而富于营养，维护健康。此外，妇女经、孕、产、乳的生理过程中都以血为用。肾主生精，故补肾益精的血肉有情之品在妇科食疗中发挥着重要作用。饮食护理是以中医药"四气五味"理论对食物分类，并在辨证的基础上，根据不同妇科疾病的不同病因、病证，因人、因时、因地选择不同饮食的调养，把合理的食物、药物种类科学搭配，做到饮食有节，以改善不良体质或协同药物效能配合治疗，维护健康，辅助药物防治疾病，预防疾病的复发。医务工作者有责任将这些健康的饮食理念传授给患者及家属，使饮食护理真正在疾病的康复过程中起到协同治疗的效果。因此，妇科病除应对症治疗外，还可进行辨证食疗，有很好的辅助作用。

◆　一、基本原则

　　饮食调理，饮食宜忌是妇科药膳辅助中医药治疗的重要特征。妇科药膳主要按照中医学虚则补之、实则泻之、寒则热之、热则寒之等原则指导饮食。阳虚偏寒者，宜食益气温中、散寒健脾、温性热性的食物，忌寒凉生冷食物；阴虚偏热者，宜选清热、生津、养阴的寒凉平性食物，忌温燥伤阴食物；阳虚者，宜温补，忌寒凉；阴虚者，宜滋补清热，忌温热；实证者，宜辨明寒热实证后，抓住主要矛盾配合食疗，防止饮食失误而加重病情或缠绵难愈。

◆ 二、辨病施膳

临床需充分了解患者病情，评估其属何种疾病、病损何脏、伤血或是伤气等，以及了解个体体质、气候、饮食与生活习惯等，确定施膳原则，为患者及家属提供相应的饮食指导，以补充药物的不足。

（一）月经病

月经的产生是以肾为主导，"冲任之本在于肾"，月经以血为用，饮食以补阴补血为主，宜选择多汁多液食物。故虚性月经病的食疗原则为补肾养气调经或病后改善体质，促进康复，可选用当归、大枣、山药、党参、阿胶、黄芪等配以鸡、羊、猪肝等血肉有情、补肾养血之品。避免暴饮暴食或过食肥甘，饮食偏嗜及寒温失宜可损伤脾胃，引发诸症。过食辛辣助阳之品可致月经先期、月经过多、经行吐衄等，过食生冷寒凉可致痛经、闭经等。饮食避免过寒过热，以防病情加重。

（二）带下病

带下病的主要病因是湿邪，饮食调理的关键是健脾利湿，宜选择清淡、易消化且有祛湿功效的食物，如莲子、白扁豆、山药、白果等，配以猪肚、猪肾、瘦肉之类，以健脾、利湿、止带，忌烟酒、辣椒、咖喱、芥末、茴香、洋葱，以及过浓的香料等辛辣刺激之物，以免聚湿蕴热。此外，海鲜发物、腥膻之品也可助长湿热，食后易致病情加重，不利于炎症消退，脾肾阳虚者应忌食。

（三）妊娠病

妇女怀孕后，其脏腑、气血及经络的生理功能都发生相应的变化，必须增加营养以满足身体及胎儿生长发育的需要，饮食宜清淡而富含营养，可选用山药、党参、大枣、桂圆、阿胶、牛奶、鱼肚、鸡蛋、猪肝、猪瘦肉、鱼肉、乌鸡、糯米、水果及蔬菜等以健脾补肾、养血安胎。避免辛燥、生冷、油腻或碍胎之品，如辛燥刺激之烟酒、咖啡，寒凉之绿豆、薏米等。

（四）产后病

妇女由于分娩时耗气伤血，以致阴血骤虚，元气受损。宜选择猪肾、羊肉、公鸡、鸡蛋、墨鱼、甲鱼、桂圆、大枣等以益气补血。不宜进食生冷、辛辣及肥腻之品，以免滋生寒热，内伤脾胃。

（五）经断前后诸证

妇女绝经期前后，肾气渐衰，冲任二脉虚惫，天癸渐竭致阴阳失衡、脏腑气血不相协调，而出现各种不同症状，可选用蜂蜜、山药、党参、桂圆、桑椹、何首乌、大枣、黑木耳、猪骨、鸡肉、鱼肉、鸽肉、虾米、燕窝、黑米等调养脾胃、调补阴阳气血之品，补后天以养先天，改善绝经前后出现的症状。少用辛辣、高脂、高糖之食品。

◆◇ 三、辨证施膳

临床饮食是遵循辨证原则，是在辨明证候的基础上，运用中医知识确定饮食调理，药食相须，寒温相宜，五味相适，以提高机体抗病能力及治疗效果。

（一）带下病

1. 脾虚湿盛

宜进食补脾除湿、固涩之品，如山药、莲子、扁豆、薏苡仁、白果等；或大枣 50g、薏苡仁 30g、糯米 50g，加水文火煮熟或成粥，日服 1 剂，早晚餐温热食用；或白果薏苡仁猪肚汤，组成为白果 10 个、生薏苡仁 30g、猪小肚 2 个，煮汤。忌食滋腻湿热之品。

2. 肾阳虚

宜进食温肾助阳、固涩止带之品，如桂圆、莲子、大枣、羊肉、鹿茸、芡实、金樱子、狗肉等。可用羊肉 50~100g、当归 10g、陈皮 3g、生姜 50g、大枣 50g，煮汤或加粳米煮成粥食用；或用山药 20g、桂圆 15g、莲子 15g、猪小健子肉 2 个，煮水，加入冰糖适量，晨起或晚上睡前温服。忌食生冷、瓜果、冷饮及难以消化的食品。

3. 阴虚夹湿

宜食用滋阴益肾、清热祛湿之品，如土茯苓、冬瓜仁、生薏苡仁、白扁豆等。可用土茯苓 20g、甲鱼 500g、瘦猪肉 100g、陈皮 3g，四味洗净，加清水 2500mL，文火煲 60min，喝汤食鱼。

4. 湿热下注

宜食用清淡利湿之品，如薏苡仁、赤小豆、冬瓜仁、白扁豆、车前子，水煎代茶饮；或服绿豆薏米、赤小豆粥，组成为赤小豆 30g、小米 15g，加水适量，文火煮成粥，加糖适量，待温服食；或鸡冠花 30g、猪瘦肉 100g。鸡冠花洗净，猪瘦肉洗净，切厚片，同放砂锅内，加清水 4 小碗，慢火煮至 1 小碗，加盐调味，饮汤食肉，每日 1 次，可连食 2~3 日。忌食海鲜、腥膻、甜腻、油腻等助长湿热之品。

（二）痛经

1. 肝肾虚损

经期或经后，小腹隐隐作痛、喜按，月经量少、色淡、质稀，腰酸腿软，头晕耳鸣，或有潮热，小便清长，面色晦暗，舌质淡，苔薄，脉沉细。治以益肾养肝止痛。药膳用枸杞炖兔肉。

2. 气血虚弱

经期或经后，小腹隐痛喜按，月经量少、色淡、质稀，神疲乏力，头晕心悸，失眠多梦，面色苍白，舌质淡，苔薄白，脉细弱。治以益气养血止痛。药膳用参归羊肉煲。

3. 气滞血瘀

经前或经期，小腹胀痛拒按，乳房胀痛，两胁疼痛，经行不畅，经色紫暗有块，血块排下则痛减，每因情志不畅而发病或加重，舌质紫暗，或有瘀点，脉弦或弦涩。治以理气化瘀止痛。药膳用香橼小米冰糖粥。

4. 寒凝血瘀

经前或经期，小腹冷痛拒按，舌质暗红，苔白，脉沉紧或沉涩。治以温经散寒，暖宫止痛。药膳用生姜红糖大枣汤或桂椒炖猪肚。

5. 湿热蕴结

经前或经期，小腹灼痛拒按，痛连腰骶，或平时小腹痛，至经前疼痛加剧，经量多或经期长，经色紫红，质稠或有血块，平素带下量多，黄稠臭秽，小便黄赤，或伴低热，舌质红，苔黄腻，脉滑数或濡数。治以清热除湿，化瘀止痛。药膳用车前益母羹或薏米当归银花羹。

（三）闭经

1. 肝肾不足

年逾18岁尚无月经来潮，或初潮来迟，经量少而色淡，渐致闭经，腰酸膝软，面色晦暗，头晕耳鸣，乳房平坦，舌淡红，苔少，脉沉弱或沉细。治以补肝肾，益精血。药膳用枸杞杜仲粥或鳖甲炖鸽子。

2. 气血虚弱

月经周期逐渐延后，月经量少，经血色淡，继而停经，头晕眼花，面色萎黄，心悸怔忡，倦怠乏力，舌质淡，苔白，脉细弱。治以健脾益气，养血调经。药膳用当归红枣小米粥或归芪墨鱼煲。

3. 阴虚血燥

经闭不行，形体消瘦，两颧潮红，口干盗汗，五心烦热，或伴咳嗽咯血，或骨蒸劳热，舌质红，少苔，脉细数。治以养阴清热，补肾益精。药膳用龟鳖童子鸡汤或地骨乌贼煲。

4. 气滞血瘀

月经数月不行，小腹胀痛拒按，精神抑郁，烦躁易怒，或胸胁乳房胀痛，舌边、尖有瘀点，苔薄黄，脉弦。治以理气活血，祛瘀通经。药膳用佛手留行猪蹄汤。

5. 痰湿阻滞

月经停闭，躯体逐渐肥胖，胸脘满闷，呕恶多痰，带下量多，舌质淡，苔白腻，脉滑。治以燥湿祛痰，活血通经。药膳用薏苓牛膝鲫鱼煲。

（四）异常子宫出血

1. 肾阴虚

经血非时而下，出血量少或多，血色鲜红，淋漓不断，经血质稠，头晕耳鸣，腰酸膝软，手足心热，颧赤唇红，舌质红，苔少，脉细数。治以滋肾益阴，固冲止血。药膳用甲鱼虫草汤或猪皮胶冻。

2. 肾阳虚

经血非时而下，淋漓不尽，出血量多，色淡质稀，腰痛如折，畏寒肢冷，小便清长，大便溏薄，面色晦暗，舌质暗，苔薄白，脉沉弱。治以温肾固冲，调经止血。药膳用鹿角胶粥或当芍生姜羊肉汤。

3. 脾虚

经血非时而下，量多如崩或淋漓不断、色淡质稀，神疲体倦，气短懒言，不思饮食，四肢不温，面浮肢肿，面色淡黄，舌淡胖，苔薄白，脉缓弱。治以健脾益气，固冲止血。药膳用参芪鸽子汤或莲子猪肚汤。

4. 血热

经血非时而下，量多如崩或淋漓不断，血色深红，经血质稠，心烦少寐，渴喜冷饮，头晕面赤，舌质红，苔黄，脉滑数。治以清热凉血，固冲止血。药膳用生地藕节饮或鸡冠花小蓟鸡蛋汤。

5. 血瘀

经血非时而下，量或多或少，淋漓不尽，血色紫暗有块，小腹疼痛拒按，舌质紫暗或有瘀点，苔白，脉涩或弦涩。治以活血化瘀，固冲止血。药膳用三七炖鸡或藕节三七花茶。

（五）盆腔炎

1. 湿热下注

带下量多，色黄脓性，味臭，或挟血液，伴有阴部瘙痒，小腹疼痛，口苦咽干，小便短赤，舌质红，苔黄腻，脉滑数或弦数。治以清热解毒，除湿止痛。药膳用银花绿豆粥或二胡饮（柴胡、延胡索）。

2. 脾虚湿盛

带下量多，色白或淡黄，质稠无味，绵绵不断，面色萎黄，四肢不温，神疲乏力，足跗时肿，舌淡，苔白或腻，脉缓而弱。治以健脾益气，化湿止带。药膳用白果黄芪母鸭汤或扁豆山药茶。

3. 肾气不足

带下清稀量多，色白，无味，腰酸腿软，少腹冷，夜尿多，大便溏，舌质淡，苔白，脉沉迟。治以健脾补肾，除湿止带。药膳用芡实核桃粥。

（六）妊娠呕吐

1. 脾胃虚弱

妊娠以后，恶心呕吐，口淡乏味，纳呆恶心，呕吐清涎，神疲乏力，倦怠思睡，舌质淡，苔白而润，脉滑无力。治以健脾和胃，降逆止呕。药膳用山药炒肉片或姜汁小米汤。

2. 肝胃不和

妊娠初期，恶心呕吐，时吐酸水或苦水，胃脘不适，嗳气叹息，胸闷胁痛，头胀头晕，烦渴口苦，舌质淡红，苔薄黄，脉弦滑。治以抑肝和胃，降逆止呕。药膳用佛手陈皮小米粥或苏芡莲子粥或百合莲子粥。

3. 气阴两虚

呕吐剧烈，甚至呕吐带血样物，口干喜饮，尿少便秘，精神萎靡，唇舌干燥，舌质红，苔薄黄，或少苔，脉细数无力。治以益气养阴，和胃止呕。药膳用芦笋黄芪瘦肉汤。

（七）产后缺乳

1. 气血虚弱

产后乳汁不足，量少清稀，甚或乳房柔软而无胀感，神疲乏力，伴面色少华，心悸怔忡，纳少便溏，舌质淡白或淡胖，脉细弱。治以益气养血。药膳用参芪通草猪蹄饮或参芪四物猪肝粥或归芪黄花鱼煲。

2. 肝郁气滞

分娩1周以后或哺乳期中，乳汁涩少或全无，乳汁浓稠，乳房胀硬或疼痛，胸胁及小腹胀闷，食欲不振，情志抑郁，或有微热，舌质正常，苔薄黄，脉弦或弦数。治以疏肝解郁，通络下乳。药膳用通草猪蹄汤或佛手黄鱼汤。

◆◇ 四、实践经验

饮食调理要根据疾病不同阶段及病情的变化，及时予以调整，其重点是辅助康复，防止疾病复发。经过一段时间治疗后，患者的机体处于康复或巩固疗效阶段，而患者及家属往往忽视患者的体质及脾胃的吸收功能，误认为病后都应大补特补。故康复期不应放松饮食指导，应告知患者疾病会使机体的代谢功能发生障碍，同时营养物质的消耗增大，虽应补充营养，但病后胃气薄弱，大补过补及不合理的饮食可加重脾胃负担，甚至损害脾胃功能，适宜的饮食可以避免增加脾胃负担，巩固疗效。故饮食宜清淡、易消化而富于营养，多食含丰富维生素、蛋白质的食品，忌肥甘厚腻、辛辣及海鲜，避免聚湿生痰，蕴积内热，影响脾胃及各脏腑的功能而导致疾病复发。

第十六节　药对使用，得心应手

女性在脏器上有胞宫，在生理上有经、孕、产、乳等，因此，在病理上表现有经、带、胎、产和杂病诸方面。正是女性生理、病理上的这些特点决定了其治疗用药的特殊性。临床实践中，为了求得阴阳的平衡，常常在选方用药中充分应用药对。药对为两味中药配对应用，故又称对药、兄弟药、姊妹药与搭档配伍。药对是复方中一种比较固定的最小组方单位，临床上有特别重要的意义。两药同时应用，既比一般的复方简单，却又具备复方配伍的基本特点，不但可以提高疗效，还可减少毒性和副作用。常用的药对有平补肾气的山药—熟地黄、熟地黄—枸杞等，滋肾益阴、滋阴降火的熟地黄—生地黄、龟甲—鳖甲等，温肾助阳的附子—肉桂，温阳行水的附子—茯苓。药对与方剂既有区别，又有联系，很多药对实际就是一首独立的方剂，因此，它单独用于妇科临床无可非议。如主治月经不调、痛经、闭经等的当归—川芎，即妇科专方佛手散；可用治痛经的川楝子—延胡索，即方剂金铃子散；治湿热带下的苍术—黄柏，即著名方剂二妙散。

一、主次结构

为了适应复杂病情，或发挥出药物的更大效用，妇科同其他各科一样，临证时选用多味药物组成方剂应用。随手剖析一首方剂的组织结构，其间或多或少含有一组或数组药对。这些药对既可以作为某一方剂的主体结构，也可以作为方剂的次要部分。用作方剂的主体结构时，方剂的功用、主治与其基本保持一致，在方剂加减变化时切不可将其去除。例如完带汤，正因为以药对白术—山药为主要部分，该方才具有健脾燥湿止带之功，从而能主治脾虚湿浊下注之带下；温经汤之所以重在温经散寒，就是因为有吴茱萸—桂枝这一核心药对；再如青蒿鳖甲汤中的青蒿—鳖甲、桂枝汤中的桂枝—白芍、易黄汤中的山药—芡实等，都属同一类型。

药对用作方剂的次要部分时，其意义或为加强方剂主体部分的功效，或为兼治次要病机或症状，或为消除或减弱主要部分的毒副反应，或为引经报使。方剂的组成原则概括起来是君、臣、佐、使，对药的配伍亦包含了这样的内容。选用针对病因或疾病本质或主证而起主要治疗作用的药物作君药，以解决疾病的主要矛盾，同时辅以协助之药，增强药效，作为臣药；再配以治疗兼症，或监制主药，制约其毒性和烈性的药物，作为佐药；最后，配以具有引经和调和作用的药物，作为使药。如麻黄与桂枝相伍，麻黄发汗解表为君，臣以桂枝，则使麻黄发汗解表之力倍增；半夏与生姜相伍，两者相须为用，降逆止呕功妙，同时半夏与生姜又具有相畏关系，使半夏毒解；大黄和甘草相伍，甘草既能缓和大黄峻攻下行之性，又能使其清胃热而不伤正。

二、作用特点

（一）调理气血，和其阴阳

气血失调是妇科病中一种常见的发病机制。因为经、孕、产、乳无不以血为本，以气为用。如月经为气血所化，妊娠需气血养胎，分娩靠气血濡气推，产后则气血上化为乳汁。妇女只有气血调畅，冲任通盛，经、孕才能正常。若气虚血弱，气滞血瘀，则诸病生矣。

血的运行既依靠气的统摄，又依赖气的推动，若气虚统摄无权，则血不循常道而出血。若元气既虚，必不能达于血管，血管无气，必停留而瘀。对于气虚出血者，常在止血的同时配伍益气摄血之品，人参—阿胶配伍成对即是此意；对气虚血瘀者的治疗，强调益气活血并举，一则使气旺血行瘀去，再则使活血祛瘀不伤正，常用药对如人参—三七、人参—五灵脂；若为气滞血瘀，则宜行气活血，运用川芎—赤芍、香附—当归之类。

瘀血是妇科病的重要病机之一。寒凝、热结、气滞、气虚均可导致血瘀，而使冲任不畅，引起月经后期、月经过少、经期延长、经间期出血、痛经、崩漏、胞衣不下、产后腹痛、癥瘕等。治疗当活血祛瘀。活血祛瘀法除有上述益气活血、行气活血外，尚有温经活血、清热活血，前者如麝香—肉桂，后者如赤芍—牡丹皮、大黄—桃仁。若属血瘀重证可配伍水蛭—虻虫、虻虫—地鳖虫等虫类血肉有情之品搜剔脉络；若血瘀日久，或痰瘀胶结而成癥瘕者，在活血化瘀的同时配伍软坚散结消癥之品，常用药对如鳖甲—穿山甲、昆布—地鳖虫、王不留行—夏枯草。

妇科血证是妇产科最常见的疾病之一，包括月经过多、崩漏、胎漏、胎动不安、产后恶露不绝、宫环出血、药流出血等。用药特点大致有：①针对出血原因的不同，设立不同的止血方法，如白术—灶心土的益气摄血、五倍子—陈棕炭的涩血止血、阿胶—干姜的温经止血、侧柏叶—苎麻根的凉血止血、蒲黄—茜草的化瘀止血。②善用炭类药物，如山楂炭—杏草炭、贯众炭—莲房炭、荆芥炭—藕节炭等。③注重止血不留瘀，如收敛止血的仙鹤草与化瘀止血的茜草配对。

（二）病证症结合，灵活施治

如带下病，临床辨证可分为脾阳虚、肾阳虚、阳虚夹湿、湿热下注、湿毒蕴结等证型。但钟秀美认为，湿浊下注，脾肾功能失常是带下病各证型的基本病理，临证应将疾病的共性与个性结合考虑，兼顾处理，即针对基本病理与不同时期特定病机配伍用药。因此，临证无论带下病属何型，在随证用药时总配伍白术—茯苓、白术—山药。她病证结合运用药对，不仅表现在中医病证方面，而且也渗透了西医学理念。如带下增多可见于西医学的阴道炎、子宫颈炎、盆腔炎、妇科肿瘤等疾病，她通常借鉴现代药理研究的成果，添加针对性较强的相应药对。如系滴虫性阴道炎引起之带下病，在中医辨病辨证用药的基础上，常配伍杀灭滴虫药对苦参—蛇床子。此外，她常用蒲公英—忍冬藤治乳痈，王不留行—夏枯草治子宫肌瘤，马鞭草—白花蛇舌草治盆腔炎性包块，海藻—昆布治妇科肿瘤，穿山甲—血竭治输卵管不通等，亦无不属于因"病"用药。对症治疗虽不能从根本上治疗病证，但能迅速解除患者痛苦，因此，同样有一定的治疗意义，如带下量多难止者，常配伍芡实—金樱子等以收涩止带；痛经患者，常在辨证论治的同时辨"症"论治，配伍白芍—甘草缓急止痛，甚至配伍金铃子—延胡索、五灵脂—蒲黄活血止痛，每每收到事半功倍的神奇效果。

其他如用王不留行—穿山甲下乳、莲房炭—制芥炭止血、黄芩—白术安胎等，显然均可归入对症治疗范畴。值得指出的是，钟秀美在运用药对时还抓住女性生殖道与外界相通这一特点，局部用药以直达病所。如龙胆草—黄柏煎水外洗治外阴肿痛、渗液、瘙痒；千里光—忍冬藤煎水外洗坐浴治外阴炎、阴道炎等。

◆ 三、常用药对

1. 茜草—海螵蛸

活血止血。配方用于瘀血内结之崩漏。茜草配海螵蛸活血不动血，海螵蛸配茜草止血不留瘀。

2. 白芍—枸杞

疏肝滋肾。配方主治肝郁肾虚之月经不调、痛经等。

3. 附子—白术

温肾健脾。配方主治脾肾阳虚、水湿内行之带下病、月经后期、闭经、不孕等。

4. 柴胡—香附

疏肝解郁。配方治肝气郁结、冲任失畅之月经后期、不孕等。

5. 川楝子—香附

疏肝理气。配方治肝郁之痛经。

6. 牡丹皮—栀子

泻肝凉血。配方治肝郁化火之阴痒、带下病等。

7. 黄柏—椿根皮

清肝利湿。配方主治肝郁湿热之带下病、阴痒。

8. 黄芩—栀子

清肝泻热。配方主治肝郁化热之带下病、阴痒、月经不调。

9. 白术—柴胡

养血疏肝。配方主治肝郁脾虚之月经不调等。

10. 白术—白芍

健脾益气。配方主治脾气虚弱之月经不调等。

11. 白芍—当归

养血柔肝。配方主治肝阴血虚之月经过少、痛经等。

12. 黄芪—当归

健脾养血。配方主治脾胃虚弱、化源不足之经、孕、产、乳等。

13. 白术—茯苓

健脾利湿。配方主治脾虚证，水湿内停致带下病、经行泄泻或妊娠水肿等。

14. 苍术—香附

健脾祛瘀。配方主治脾虚，水湿内停化为痰浊，壅塞胞宫而至闭经、月经后期、不孕等。

15. 石斛—麦冬

养阴和肾。配方主治妊娠恶阻、久吐损伤肾阴或热邪伤肾，致肾气下降。

16. 西洋参—三七粉

益气活血。配方主治气虚血瘀之崩漏、月经过多等。

17. 丹参—肉桂粉

温经活血。配方主治寒瘀互结之癥瘕、月经后期、闭经等。

18. 赤芍—牡丹皮、大黄—桃花

清热活血。配方主治痰瘀热结之癥瘕，后者更伴有便结者益气摄血。

19. 苎麻根—侧柏叶

凉血止血。配方主治血热崩漏或胎漏下血等。

20. 苦参—蛇床子

清热燥湿。配方主治性病、阴道炎等。

21. 蒲公英—忍冬藤

清热解毒，通经活络。配方主治乳痈。

22. 王不留行—夏枯草

活血消癥。配方主治子宫肌瘤、卵巢囊肿等。

23. 路路通—白花蛇舌草

清热解毒，活血通络。配方主治子宫肌瘤、卵巢囊肿或盆腔炎性包块。

24. 海藻—昆布

活血消瘀。配方主治妇科肿瘤。

25. 穿山甲—血竭

活血通络。配方主治输卵管不通。

26. 黄芩—白术

清热安胎。主治脾虚夹热之先兆流产。

27. 三棱—莪术

理气活血。配方主治癥瘕。

28. 王不留行—穿山甲

活血通络。配方可下乳。

29. 蛇床子—苦参

清热燥湿。配方主治阴痒。

30. 青黛—冰片

收敛生肌。配方主治外阴溃疡、宫颈糜烂。

31. 巴戟天—仙灵脾

补肾益精。配方主治肾阴虚弱、命门火衰所致不孕、月经过少等。

32. 覆盆子—五味子

固肾摄精。配方主治男精不固、女尿不缩之肾精虚衰、封藏失职之不孕。

33. 佛手—香橼

疏肝理气，燥湿化痰。配方主治肝郁脾虚之癥瘕。

34. 柴胡—川楝子

疏肝解郁，行气止痛。配方主治肝气不舒、气机郁滞之不孕。

35. 苍术—白术

健脾益气，燥湿化痰。配方主治脾虚痰湿内盛之不孕、肥胖、月经量少、月经后期，甚至闭经等。

36. 桃红—红花

活血化瘀，通络止痛。配方主治瘀血内阻之不孕、月经过少或后期、痛经等。

37. 当归—川芎

补血调经，活血止痛。配方主治血虚血瘀、月经过少、痛经、便秘等。

38. 桑寄生—续断

补益肝肾，强筋固胎。配方主治肝肾亏虚、冲任失养之胎动不安、月经后期、量少、不孕。

39. 益母草—泽兰

活血调经，利水祛痰。配方主治痰瘀互结之不孕、月经稀少或经闭体胖。

40. 三棱—莪术

活血消癥，祛瘀止痛。配方主治癥瘕、子宫肌瘤、卵巢囊肿、子宫内膜异位症、盆腔炎性包块、输卵管积水等。

41. 皂角刺—路路通

通经活络，消肿利水。配方主治盆腔炎性疾病、输卵管积水、卵巢囊肿等。

42. 鳖甲—龟甲

滋阴潜阳,软坚散结。配方主治肝肾阴虚、癥瘕等不孕。

43. 党参—黄芪

健脾培冲,益气升阳。配方主治脾肾气虚之崩漏、阴挺(子宫脱垂)、胎漏、滑胎、闭经、月经过少等。

44. 党参—沙参

益气养阴。配方主治气阴两虚之不孕,流产后、病后体虚属气阴两虚者。

45. 党参—丹参

益气活血。配方主治气虚血瘀之痛经、闭经、月经过少等。

46. 当归—丹参

养血活血。配方主治血虚血瘀之闭经、月经过少等。

47. 生地黄—百合

滋阴安神。配方主治心阴不足之围绝经期综合征、不寐等。

48. 肉苁蓉—巴戟天

补肝肾而调肠通便。配方主治肝肾两虚之便秘。

49. 仙茅—仙灵脾

即二仙汤。温补肾阳。配方主治肾阳虚衰、命门不足之排卵障碍、性欲淡漠之不孕及月经后期、闭经等。

50. 女贞子—墨旱莲

即二至丸。滋阴补肾,养肝明月。配方主治月经过多或漏下,围绝经期综合征等。

51. 何首乌—合欢皮

益肾养血,解郁安神。配方主治围绝经期综合征伴失眠者。

52. 附子—肉桂

散寒止痛。配方主治宫寒痛经、不孕。

53. 小茴香—艾叶

温经散寒，理气止痛。配方主治寒冷气滞之痛经。

54. 赤芍—白芍

活血敛阴。该药对一散一敛、一泻一补，补散结合、相辅相成。配方主治血虚瘀热互结之痛经、盆腔炎、癥瘕。

55. 蒲公英—紫花地丁

清热解毒。配方主治急慢性盆腔炎、子宫内膜异位症、输卵管阻塞性不孕、乳癖等。

56. 地龙干—路路通

活血通络。配方主治输卵管阻塞性不孕、输卵管积水、输卵管阻塞及乳腺增生，以及男性精少、死精、精索静脉曲张等。

第十七节　经验用方，简洁有效

◆ 一、黄芪消癥丸

处方 黄芪 15g、半枝莲 10g、白花蛇舌草 15g、蒲公英 10g、益母草 15g、三棱 15g、莪术 15g、延胡索 15g、丹参 15g、山楂 10g、黄药子 10g、夏枯草 15g、生牡蛎 30g。研粉炼蜜为丸。

功效 益气清热，逐瘀消癥。

主治 瘀热互结之癥瘕积聚。

◆ 二、滋肾促孕袋泡剂

处方 熟地黄 15g、枸杞 15g、女贞子 15g、黄精 15g、丹参 15g、白术 10g、墨旱莲 10g、黄芩 6g、菟丝子 10g、续断 15g、覆盆子 10g。

功效 养血生精，补肾促孕。

主治 用于精血亏虚之不孕。

◆ 三、温肾汤

处方 菟丝子 20g、桑寄生 10g、续断 10g、覆盆子 10g、仙灵脾 10g、巴戟天 10g。

功效 温肾补气。

主治 肾气虚、黄体功能不健之不孕或先兆流产。

◆ 四、促排卵汤

处方 仙茅 10g、仙灵脾 10g、丹参 15g、续断 15g、当归 10g、川芎 10g、路路通 15g、王不留行 15g。

┆**功效**┆　温肾助阳，活血通络。

┆**主治**┆　不孕，排卵前期或排卵期使用。

◆ **五、保黄体汤**

┆**处方**┆　菟丝子 15g、桑寄生 10g、续断 10g、肉桂粉 3g（另冲）、制附子 10g（先煎）、炒白芍 15g、巴戟天 10g、覆盆子 10g、炙甘草 3g。

┆**功效**┆　温补肾阳，摄精成孕。

┆**主治**┆　不孕，排卵后维持黄体功能或曾有流产史，黄体功能不健史，于排卵后连续服用 10 日。

◆ **六、温肾孕育袋泡剂**

┆**处方**┆　巴戟天 10g、覆盆子 10g、仙灵脾 10g、肉苁蓉 10g、续断 10g、杜仲 10g、当归 10g、墨旱莲 10g、菟丝子 10g。

┆**功效**┆　温补肾气，促孕保胎。

┆**主治**┆　肾气不足之不孕。

◆ **七、补肾活血汤**

┆**处方**┆　仙灵脾 10g、续断 10g、巴戟天 10g、肉苁蓉 10g、川芎 10g、当归 10g、夏枯草 15g、生牡蛎 30g、醋鳖甲 30g。

┆**功效**┆　补肾活血，软坚散结。

┆**主治**┆　子宫内膜异位症、月经不调、不孕、流产史，以及用于备孕。

┆**注意**┆　备孕者卵泡期使用，排卵后慎用。

◆ **八、温养肾气汤**

┆**处方**┆　巴戟天 10g、仙灵脾 10g、覆盆子 10g、菟丝子 10g、续断 10g、当归 10g、女贞子 15g、墨旱莲 10g。

| 功效 | 滋养肾阴，温养肾气。

| 主治 | 不孕。卵泡期使用使阳生阴长，阴阳平衡。

◆ 九、通经汤

| 处方 | 桃红 10g、红花 10g、赤芍 10g、归尾 15g、泽兰 10g、香附 10g、牛膝 10g、益母草 15g、鸡内金 6g。

| 功效 | 活血化瘀，理气通经。

| 主治 | 气滞血瘀之月经不调、痛经、闭经。

◆ 十、清热通管汤

| 处方 | 蒲公英 15g、败酱草 15g、半枝莲 15g、夏枯草 15g、穿山甲 30g、王不留行 15g、路路通 15g、枳壳 10g、薏苡仁 30g、皂角刺 10g。

| 功效 | 清热解毒，活血通络。

| 主治 | 输卵管阻塞性不孕。

◆ 十一、急盆汤

| 处方 | 金银花 10g、连翘 10g、蒲公英 10g、败酱草 10g、紫花地丁 10g、薏苡仁 30g、牡丹皮 10g、延胡索 15g、丹参 15g、皂角刺 10g。

| 功效 | 清热解毒，凉血活血。

| 主治 | 急性盆腔炎、外阴阴道炎等。

◆ 十二、慢盆 1 号方

| 处方 | 蒲公英 10g、败酱草 10g、鱼腥草 10g、川楝子 10g、醋延胡索 15g、柴胡 10g、白芍 15g、陈皮 10g、枳壳 10g、砂仁 6g、青皮 10g、丹参 15g、甘草 3g。

| 功效 | 清热解毒，理气活血。

◆ 十三、慢盆 2 号方

处方 蒲公英 15g、败酱草 15g、夏枯草 15g、海藻 15g、延胡索 15g、赤芍 10g、皂角刺 10g、薏苡仁 30g、路路通 15g、穿山甲 20g、王不留行 15g。

功效 清热化瘀，理气通络。

主治 盆腔炎性疾病、输卵管阻塞。

◆ 十四、盆炎包块方

处方 蒲公英 15g、陈皮 10g、茯苓 15g、薏苡仁 30g、白术 10g、黄药子 10g、夏枯草 15g、海藻 15g、白芥子 10g、丹参 15g、枳壳 10g、益母草 15g、黄芪 15g。

功效 健脾理气，化瘀通络。

主治 盆腔炎症包块。

◆ 十五、止痒灵（熏洗冲剂）

处方 苦参根 15g、蛇床子 15g、艾叶 15g、明矾 15g。

功效 清热解毒，燥湿止痒。

主治 非特异性外阴阴道炎。

◆ 十六、宫糜散

处方 青黛 30g、煅儿茶 30g、黄柏 30g、海螵蛸 20g、煅海蛤壳 15g、硼砂 5g、冰片 0.15g。

功效 清热解毒，收湿敛疮，祛腐生肌。

主治 子宫颈炎、宫颈感染 HPV（研究中）。

◆ 十七、产后清毒退热方

处方 蒲公英 15g、半枝莲 15g、紫花地丁 10g、薏苡仁 30g、川楝子 10g、延胡索 10g、大黄 5g（后下）、赤芍 10g、益母草 15g、皂角刺 15g、艾叶 6g。

功效 清热解毒，活血化瘀。

主治 产后感染发热。

◆ 十八、产后肛裂方

处方 黄芩 10g、山栀子 10g、火麻仁 10g、枳壳 10g、芥炭 10g。

功效 通便止血。

主治 产后便秘出血。

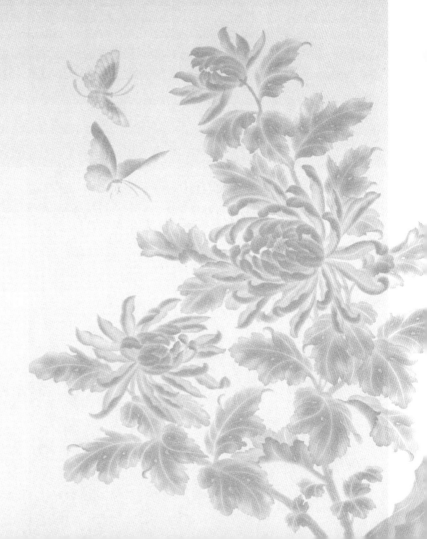

医案篇

第一章

月经病医案

第一节　月经先期

病案一

王某，女，47岁，已婚，1997年4月8日初诊。

主诉　月经先期4个月。

现病史　患者平素经调，半年前因工作调动，开始2个月月经提前3~5日，近4个月月经17~20日一行，经量多，色暗红，夹小血块，末次月经1997年4月3日，上次月经1997年3月15日，经量多，色暗红，无块，伴心烦胸闷，喜太息，口干口苦，喜饮冷饮，手足心热，夜寐多梦，小便黄，大便干，舌红，苔薄黄，脉弦。

中医诊断　月经先期。证属肝郁化热，迫血妄行。

西医诊断　月经不调。

治则　疏肝解郁，清热调经。

处方　丹栀逍遥散加减。牡丹皮10g，炒栀子10g，白芍15g，当归10g，柴胡10g，茯苓15g，白术10g，甘草3g，郁金10g，黄柏6g，香附10g，炙甘草3g。

二诊（1997年4月15日）　上药7剂后，诉胸闷太息好转，口苦已除，仍口干喜饮，夜寐稍安，舌脉同上。守上方续服7剂。

三诊（1997年4月22日）　药已对症，经前10日，小腹不适，舌边暗红，苔薄黄，脉弦滑，在原方基础上加益母草15g，泽兰10g，7剂。

四诊（1997年4月30日）　末次月经1997年4月28日，经量中，色暗红，无腹痛，口微干，二便调，舌偏暗红，苔薄黄，脉弦滑，予通经汤加减，药用桃仁10g，红花6g（布包），川芎10g，白芍15g，益母草15g，牛膝10g，泽兰10g，白术10g，甘草3g，5剂。

经后继续用中成药丹栀逍遥散口服月余，再用知柏地黄丸调理半月，随访半年，月经正常，27~29 日一行。

｜按｜ 本例月经先期系钟秀美根据其病史、临床症状，结合舌脉"辨证求因"而治愈。患者因工作变动、情绪不定、肝气不舒、郁而化热、热迫血行，致冲任失调而发月经先期。"审因论治"以疏肝解郁、清热调经为法，使郁解热清则月经自调。同时，用知柏地黄丸调理善后，以母（肾）养子（肝）脏调理善后，巩固疗效，预防复发。

◆ 病案二

杜某，女，38 岁，已婚，1997 年 10 月 10 日初诊。

｜主诉｜ 月经先期 6 个月。

｜现病史｜ 患者取环后月经先期而至 6 个月，每 20 日左右一行，经量不多，经色鲜红，无块，伴口干喜饮，纳可，夜寐多梦，腰酸，尿短赤，大便干，舌红，苔少，脉细。末次月经 1997 年 10 月 1 日，量中，色红，无块，彩超示子宫附件正常，子宫内膜 7mm，月经第 3 日查性激素 6 项、血常规未见异常。

｜中医诊断｜ 月经先期。证属阴虚火旺。

｜西医诊断｜ 月经不调。

｜治则｜ 滋阴清热，养血调经。

｜处方｜ 清经散加减。地骨皮 10g，牡丹皮 10g，青蒿 10g，炒黄柏 6g，茯苓 15g，白芍 15g，生地黄 10g，石斛 10g，桑椹 15g，香附 10g，黄精 10g，甘草 3g。

｜二诊（1997 年 10 月 17 日）｜ 药进 7 剂，小腹隐隐不适，舌脉同前，予上方加减续进 7 剂，药用地骨皮 10g，牡丹皮 10g，青蒿 10g，茯苓 15g，白芍 15g，黄柏 6g，香附 10g，黄精 10g，陈皮 10g，山药 30g，甘草 3g。

｜三诊（1997 年 10 月 24 日）｜ 主诉昨日月经来潮，经量中，色红，无块，无腹痛，腰酸减轻，舌红，苔少，脉弦细。予通经汤加减，药用桃仁 10g，红花 6g，川芎 10g，熟地黄 10g，益母草 15g，柴胡 6g，香附 10g，黄精 10g，甘草 3g，7 剂。

四诊（1997年10月31日） 行经6日，经后继续服用两地汤加减，药用生地黄15g，地骨皮15g，玄参10g，白芍15g，麦冬12g，山药15g，陈皮10g，柴胡6g，炙甘草6g。

如此调理一个月，24日转经。

按 患者由于放环后月经量多而行取环术。取环后月经量减少，因失血过多，阴血不足，阴虚火旺，迫血下行而致月经先期；因出血频繁，阴血亏虚致经量不多，口干喜饮，尿短赤，大便干结；热扰心神则夜寐多梦；舌红少苔，脉细，均为阴虚有热之象。故治以滋阴清热，养血调经之清经散14剂，经前改方通经汤予活血补肾，祛瘀生新；经后更用两地汤滋肾养阴，疏肝健脾调理善后，预防复发。

第二节 月经后期

病案一

黄某，女，25岁，已婚，1995年11月3日初诊。

|主诉| 人工流产术后停经3个月。

|现病史| 人工流产术后3个月未转经，纳寐尚可，时伴口干喜饮，常大便秘结，小腹隐痛，小溲短黄，舌红，苔白干燥，脉细滑，妇科检查示外阴正常，阴道通畅，分泌物量少色白，子宫颈光滑，子宫体正常大小，双附件正常，后穹隆触及多个粪块，B超示子宫4.7cm×5.0cm×5.2cm，内部回声均匀，光点正常，内膜增厚15mm，外膜平滑。

|中医诊断| 月经后期。证属阳明热结，气滞血瘀。

|西医诊断| 月经不调。

|治则| 活血通经，缓下热结。

|处方| 调胃承气汤合四物汤加减。生大黄6g（后下），川芎6g，怀牛膝10g，赤芍12g，芒硝12g（另冲），当归15g，生地黄15g，甘草3g。药服1剂，大便溏薄2次，月经来潮，量多色褐，夹少量血块，再以逍遥散调理，药用白芍15g，当归15g，柴胡10g，茯苓15g，白术15g，香附10g，益母草15g，牛膝10g，川芎10g，生姜10g，甘草3g。药用5日，月经干净。

|按| 冲为血海，为月经之本，阳明燥热内结，灼伤阴血，导致血行燥涩，冲任不满，子宫与直肠相邻，阴明燥热，燥屎结于直肠，影响子宫气血运行，遂致经闭不行，方中调胃承气汤清泻阳明燥热，且能破积行瘀，四物汤活血通经，并以生地黄易熟地黄，更有凉血生津之功效，全方缓下热结，活血通经，钟秀美常用本方治疗燥热内结引起闭经，疗效满意，这又是整体调理之又一案，不可一见闭经就以通经治之。

徐某，女，24 岁，未婚，1996 年 3 月 15 日初诊。

｜主诉｜ 月经周期反复退后 5 年，现停经 41 日。

｜现病史｜ 患者 14 岁初潮，月经 40~70 日行。末次月经 1996 年 2 月 3 日，停经 41 日，经色暗红，无块，时伴头晕、腰酸、神疲乏力，纳寐皆可，二便自调，舌暗红，苔薄白，脉沉细，彩超示子宫双附件未见异常。

｜中医诊断｜ 月经后期。证属肾虚血瘀。

｜西医诊断｜ 月经稀发。

｜治则｜ 补肾活血调经。

｜处方｜ 滋养肾气汤。巴戟天 10g，仙灵脾 10g，覆盆子 10g，菟丝子 10g，续断 10g，墨旱莲 10g，女贞子 10g，当归 15g，香附 10g，川芎 10g，甘草 3g，每日 1 剂，连服 7 日。

｜二诊（1996 年 4 月 2 日）｜ 末次月经 1996 年 3 月 27 日，行经第 7 日，经量少，4 日净，查生殖 6 项正常，上症如故，上方续用 10 剂。

｜三诊（1996 年 4 月 12 日）｜ 腰酸略缓，小腹胀闷不适，上方加牛膝 10g，续服 10 剂。

｜四诊（1996 年 4 月 23 日）｜ 小腹胀闷不适，乳房胀痛，舌暗红，苔薄白，脉弦滑。予通经汤加减，药用桃仁 10g，红花 6g（布包），川芎 10g，赤芍 15g，牛膝 10g，路路通 15g，巴戟天 10g，覆盆子 10g，甘草 3g。药进 5 剂，月经来潮，诸症悉除。

｜按｜ 钟秀美治疗月经后期往往是辨证与辨病相结合，经后期常以滋阴补肾为主，经间期（即排卵期）则以活血通络为主，经前期则以养血通经为主，并结合辨证加减治疗。

第三节 月经过多

病案一

许某，女，35岁，已婚，1998年8月14日初诊。

[主诉] 月经量多如崩3个月。

[现病史] 患者平素经调，经量中等，经血偏暗红，无块。3个月前过劳致停经46日，阴道出血，量多如崩，10余日未净，在院外用的消炎止血西药及黄体酮等药均未止血，今来院寻诊，见患者周期尚调，经量多，血色鲜红，无块，伴头晕神疲气促，口干喜饮，纳少，二便尚调，舌淡红，苔薄白，脉细。

[中医诊断] 月经过多。证属气虚失摄。

[西医诊断] 月经不调。

[治则] 益气养血，固摄止血。

[处方] 安冲汤加减。白术10g，黄芪30g，煅龙骨30g（先煎），煅牡蛎30g（先煎），生地黄15g，茜草10g，海螵蛸15g，何首乌10g，党参15g，鸡血藤10g，马齿苋15g，仙鹤草10g，甘草3g。

[二诊（1998年8月17日）] 药进3剂，出血大减，余症好转，舌脉同上，药已对症，守方续服3剂，出血已止。此时钟秀美根据患者的出血情况，改用八珍汤，益气养血，调经固冲，药用当归10g，川芎10g，白芍15g，生地黄10g，党参15g，白术10g，茯苓15g，黄芪30g，补气养血，调理善后。

[按] 气为血帅，失血过多，气随血耗，终致气血两虚，治当益气摄血，同时注意调理冲任，使止血不留瘀，更达活血不伤正之目的。

第四节 痛 经

赵某，女，31 岁，已婚，1996 年 5 月 14 日初诊。

主诉 痛经 10 余年。

现病史 患者 12 岁月经初潮，周期尚调。末次月经 1996 年 4 月 30 日，量中，色暗红，夹血块，经前、经期小腹疼痛，常伴恶心呕吐，纳少，持续 4~6 日，每服止痛药缓解，时或大便黏稠，性急易怒，舌暗红，苔黄腻，脉弦滑，妇科检查示外阴（-），阴道畅，子宫颈光滑，子宫体后位，略大，质中，活动受限，于后穹隆触及一约 0.5cm 硬结，触痛明显，左附件增厚压痛，右附件（-）。

中医诊断 痛经。证属肝郁脾虚，气滞血瘀。

西医诊断 子宫内膜异位症。

治则 疏肝健脾，活血止痛。

处方 逍遥散加减。柴胡 6g，白芍 15g，茯苓 15g，延胡索 15g，川芎 10g，败酱草 15g，佛手 10g，路路通 15g，炙甘草 3g，药用 7 剂。

二诊（1996 年 5 月 21 日） 药后，大便正常，舌脉同前，现经前期，小腹胀闷不适，舌脉同前。前方去茯苓，加生蒲黄 10g，五灵脂 15g，7 剂。

三诊（1996 年 5 月 29 日） 月经来潮，经量中，色暗红，小腹隐隐不适，痛经大减，经后续用黄芪消癥丸（钟秀美经验方）每次 10g，每日 3 次，服至经前一周，复用 5 月 21 日药方 7 剂，如此治疗 5 个月，诸症消失。

按 子宫内膜异位症乃妇科疑难病之一，常因经期、产后受寒瘀滞胞宫，或气滞血瘀、素体气血不畅而致气滞血瘀凝滞胞宫。钟秀美治疗该病常结合辨病与辨证，在用药上既注意病因治疗（疏肝健脾），又兼顾辨证治疗（活血止痛）以获效。

第五节 闭 经

赵某，女，29 岁，1998 年 4 月 14 日初诊。

†主诉† 停经 8 个月余伴泌乳。

†现病史† 患者平素经调，2 年前顺产一女，产后 9 个月断乳，断乳后月经后期而至，短则 2~3 个月一行，长则 3~5 个月一行，经量偏少，伴断乳后仍能挤出少许乳汁，现停经 8 个月余。查生殖内分泌示催乳素 47.5ng/mL，血常规示血红蛋白 91g/L，二便自调，时伴头晕神疲乏力，面色苍白，舌质淡红，舌苔薄白，脉沉细。在外服溴隐停，因副反应大而停药，转诊钟秀美。

†中医诊断† 闭经。证属气血两虚。

†西医诊断† 闭经泌乳。

†治则† 益气养血，回乳通经。

†处方† 八珍汤加减。当归 10g，川芎 10g，白芍 15g，熟地黄 10g，党参 15g，白术 10g，茯苓 15g，黄芪 30g，炒麦芽 50g，炒谷芽 50g，炙甘草 3g，7 剂。

†二诊（1998 年 4 月 21 日）† 药进 7 剂，症状平常，守上方使用 3 周，月经来潮，经量不多，复查催乳素正常，使用上方 10 剂，调理善后。

†按† 哺乳期气血上行泌乳，断乳后气血下行于冲任化为经水，闭经泌乳为产后常见病。钟秀美治疗本病常在辨证的基础上加服大量炒麦芽、炒谷芽以回乳，并加用养气养血，下为经水，临床疗效显著。

◆ **病案一**

方某，15 岁，学生，未婚，2019 年 10 月 31 日初诊。

| 主诉 | 经行 15 日淋漓不净。

| 现病史 | 室女。2019 年 7 月 3 日初潮，量少，色红，无血块，淋漓 10 余日方自净。于 2019 年 10 月 17 日月经复潮，量少，色红，无血块，至今淋漓不净，口干，纳可，寐安，小便短黄，大便正常，舌淡红，苔薄黄，脉细数。

| 中医诊断 | 漏下。证属阴蕴血热证。

| 西医诊断 | 异常子宫出血。

| 治则 | 养血滋阴，清热止血。

| 处方 | 芩术四物汤加味。黄芩 10g，白术 10g，川芎 5g，当归 6g，生白芍 15g，生地黄 15g，侧柏 10g，地榆 10g。3 剂，每日 1 剂，水煎早晚分服。

| 二诊（2019 年 11 月 3 日）| 经血已止，口干减轻，胸闷心烦，纳可寐安，二便正常，舌淡红，苔薄白，脉细。继以定经汤加味治疗。药用柴胡 10g，白芍 15g，当归 10g，茯苓 10g，熟地黄 15g，山药 15g，菟丝子 20g，续断 15g，荆芥 6g，墨旱莲 20g，女贞子 15g。5 剂，日 1 剂，水煎早晚分服。

之后每月于经后视证情，予芩术四物汤或定经汤或左归饮以调经固冲，服 5 剂，连用 3 个月。停药后随访 3 个月，患者月经周期、经期、经量基本正常。

| 按 | 患者初潮不久，肾精未充，阴虚阳盛，热扰冲任，血海不固，迫血妄行，故经行半月仍淋漓不止，色红；热灼津伤，故口干、小便短黄；舌淡红，苔薄黄，脉细数，亦为阴虚血热之象。《医宗金鉴》示，芩术四物汤用于治疗阳盛血热之月经先期。钟秀美认为该方可养血滋阴、清热止血，常灵活运用于血热崩漏等病症。钟秀美易方中熟地黄为生地黄，增强清热凉血之力，合白芍滋养阴血；川芎、当归均为血中气药，少许用之，补而不滞且不易动血；

芩、术配伍，既苦寒清热止血，又防损伤脾胃；酌加侧柏、地榆凉血止血。全方补泻并用，行敛同施，治疗血热崩漏常见良效。

◆◇ 病案二

王某，女，40岁，已婚，2018年7月22日初诊。

| **主诉** | 阴道流血7日。

| **现病史** | 平素月经正常，30日一行，每次5~6日，量中，色暗红，末次月经2018年7月3日，经行5日净。7月15日始出现阴道流血，量时多时少，色暗褐，有块，至今未净，伴口干，纳可寐安，二便尚调，舌暗红，脉细涩。辅助检查示血常规正常，凝血功能正常，妇科彩超示子宫附件未见明显异常占位，子宫内膜厚10mm。

| **中医诊断** | 崩漏。证属血瘀证。

| **西医诊断** | 异常子宫出血。

| **治则** | 活血化瘀，止血。

| **处方** | 桃红四物汤加减。桃仁10g，红花6g（布包），川芎6g，当归10g，赤芍12g，生地黄15g，黄芩10g，海螵蛸15g，茜草15g。3剂，每日1剂，水煎，早晚分服。

| **按** | 患者经血非时而下，色暗褐，有块，舌暗红，脉细涩，证见瘀血之征，治宜祛瘀止血。钟秀美用桃红四物汤主治，方中桃仁、红花、黄芩、赤芍活血化瘀，且药理研究显示桃仁可促进子宫收缩、改善血流阻滞，红花有明显收缩子宫的功效；川芎、当归养血归经；生地黄滋阴养血；黄芩凉血止血；海螵蛸收涩止血；茜草止血而不留瘀。诸药相配，共奏祛瘀止血之功。本方寓养血滋阴于化瘀止血之中，化瘀不伤血，祛瘀不伤阴。大凡瘀血所致崩中或漏下，以阴道出血色暗红，夹血块，或伴腹痛，舌暗红或瘀点为辨证要点，皆可应用。但不宜大剂独任和长期使用，见效即收，再改用他法调经。该患者未再复诊，后电话随访，其服药3剂血止，经水归期。

许某，女，51 岁，已婚，1998 年 11 月 2 日初诊。

| 主诉 | 阴道出血 8 日加剧 3 日。

| 现病史 | 患者平素经调，近半年来月经先后不定期，20~45 日一行，经量或多或少，色暗红，夹血块，女扎避孕，末次月经 1998 年 10 月 10 日，经量中，色暗红，夹血块，6 日净，10 月 26 日阴道中量出血，5 日后血量增多如崩，伴血块，腰酸神疲，遂求治，察见舌质暗红，舌苔薄白，脉弦细，彩超示子宫附件正常，子宫内膜厚 11mm。

| 中医诊断 | 崩漏。证属肾虚血瘀。

| 西医诊断 | 异常子宫出血。

| 治则 | 活血化瘀，补肾止血。

| 处方 | 桃红四物汤加减。桃仁 10g，红花 6g（布包），川芎 10g，当归 10g，白芍 15g，生地黄 15g，益母草 15g，茜草 10g，海螵蛸 15g，墨旱莲 15g。药进 3 剂，出血大减，血色暗红，夹小血块，舌脉同前，药已中病，守上方续服 5 剂而血止，在月经之后补肾阴用左归丸加减服用 7 日，月经前 14 日予右归丸加减调理善后。病终痊愈。

| 按 | 钟秀美用桃仁、红花、川芎、当归活血养血以调经；益母草活血缩宫以止血；生地黄、墨旱莲滋肾清热、凉血止血；茜草活血化瘀、海螵蛸收涩止血，二药一活一止相辅相成、互相制约，使活血不伤正，止血不留瘀，该二味药是她常用的止血对药；加用补肾阴助肾阳中药序贯治疗以调整肾—冲任—胞宫的功能，使肾中阴阳平衡，阴平阳秘，则血自安。

第七节　经期延长

谢某，女，37岁，已婚，2019年12月12日初诊。

┤主诉├ 经行8日未净。

┤现病史├ 患者2019年6月3日行人工流产术，术后月经按时复潮，但量偏少，色淡红，无血块，经行8~10日方净。末次月经2019年12月5日，量少，色淡红，至今淋漓8日未净，体倦肢软，纳差，大便稀软，舌淡红，苔薄白，脉细弱。

┤中医诊断├ 经期延长。证属脾气虚证。

┤西医诊断├ 月经不调。

┤治则├ 补脾益气，摄血调经。

┤处方├ 补中益气汤加减。黄芪15g，党参15g，白术10g，陈皮10g，当归10g，升麻6g，柴胡6g，仙鹤草15g，海螵蛸15g，甘草6g。3剂，每日1剂，水煎早晚分服。

┤二诊（2019年12月16日）├ 服药1剂经血即止，辰下仍神疲乏力，纳少，大便稀软，舌淡红，苔薄白，脉细。辨证为脾气虚证。治法为补脾益气调经，方药补中益气汤加减。药用黄芪15g，党参15g，白术10g，陈皮10g，当归10g，升麻6g，柴胡6g，神曲10g，甘草6g。5剂，每日1剂，水煎早晚分服。

5剂服尽后，平素以黄芪、龙眼肉、大枣适量，煎汤代茶。随访3个月，患者经量增加，经期缩短至6~7日净。

┤按├ 脾为气血生化之源，主中气而统血，脾虚失摄，故见经期延长，量少，色淡；脾虚中气不足，则体倦肢软；脾虚运化失常，故纳差，大便稀软；舌淡红，苔薄白，脉细弱，为脾气虚弱之象。补中益气汤为补益剂中常用方，补脾益气疗效显著。以黄芪益气为君；易人参为党参，配伍白术补中健脾为臣；当归养血和营，陈皮理气和胃，少量升麻、柴胡升阳，共为佐；甘草调和诸药为使。酌加仙鹤草、海螵蛸收敛止血。全方共奏补脾益气、摄血调经之效。二诊时患者经血虽止，脾虚之征仍存，故上方去止血药仙鹤草、海螵蛸，加神曲健脾和胃。平素黄芪、龙眼肉、大枣适量，煎汤代茶，以益气健脾，养血调经，巩固疗效，故月经恢复如常。钟秀美既重视治病，同时不忘病后调理，常用食药两用之材代茶饮或煮粥食以巩固疗效。

第八节　经断前后诸证

许某，女，47岁，已婚，1996年4月19日初诊。

主诉　阵发烘热汗出半年。

现病史　患者平素经调，近一年来月经量少，周期尚调，经色暗红，无块，半年来伴阵发潮热汗出，以头面部及颈部尤甚，伴头晕神疲，心烦易怒，口干喜饮，夜难入寐，二便正常。舌红，苔少，脉弦细。

中医诊断　经断前后诸证。证属肝郁肾虚。

西医诊断　围绝经期综合征。

治则　疏肝解郁，滋肾养阴。

处方　丹栀逍遥散合六味地黄汤加减。牡丹皮10g，炒栀子10g，白芍15g，当归10g，柴胡15g，茯神15g，白术10g，山茱萸10g，淮山药15g，酸枣仁10g，桂枝6g，五味子10g，甘草3g。

二诊（1996年4月26日）　患者药进7剂，上症改善，恰逢月经来潮第2日，经量偏少，色红，无块，无腹痛，伴神疲，舌红，苔少，脉弦。予通经汤加减处理，药用桃仁10g，红花6g，川芎10g，当归10g，赤芍10g，白芍15g，牛膝10g，女贞子10g，墨旱莲10g，益母草15g，百合20g，甘草3g。水煎服，渣再，药进5剂。

三诊（1996年5月4日）　患者行经5日已净，经量不多，色红，无块，药后潮热汗出已减半，夜寐好转，舌红，苔薄黄，脉细。复以知柏地黄汤10剂调理善后。

按　七七之年，天癸将竭，肾气渐虚，肾阳不足，母（肾水）不养子（肝木）水无以涵木，则肝阴不足，肝气易郁，同时肾阴不足，心肾不交则心神不宁，夜寐不安。钟秀美谨守病机，以丹栀逍遥丸合六味地黄汤清热疏肝，滋阴补肾。方中丹栀逍遥丸疏肝清热；六味地黄汤滋阴养阴，滋肾阴而固本；酸枣仁、五味子养心安神；少量桂枝宣通固表、调和阴阳，取"善补阴者，必于阳中求阴，则阴得阳升，而泉源不竭"。同时于经期用通经汤活血调经，祛瘀生新。本案例体现了钟秀美以动为主、以静制动，动静结合调其阴阳的学术思想。

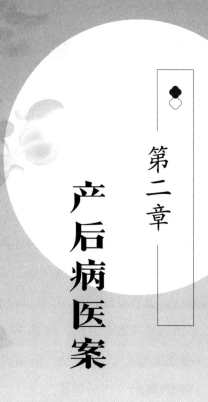

第二章

产后病医案

病案一

何某，女，24 岁，已婚，1965 年 8 月初诊。

┊主诉┊　产后 10 余日突然高热。

┊现病史┊　钟秀美参加农村巡回医疗队时应邀出诊，一入病家，见门窗敞开，患者坐在床沿，手拿芭蕉扇，面前放一碗冷开水，大汗淋漓，呼吸气粗，面赤唇红。患者自述产后 10 余日，过食羊肉后，突然刮风下雨，遂出门收拾衣服，不慎感受风寒而发热。体温 39.5℃，舌红，苔黄，脉滑数。

┊中医诊断┊　产后发热。证属风寒化热，气阴两伤。

┊西医诊断┊　产后感冒。

┊治则┊　清热生津，益气和胃。

┊处方┊　自组方。竹叶 15g，石膏 10g，太子参 15g，山药 15g，麦冬 10g，半夏 10g，甘草 3g。2 剂药后热退，诸症平息。

┊按┊　产后体虚，抗邪力弱，外感风寒，入里化热。热邪炽盛，气津两伤，非苦寒之剂所宜。故选清补之方，庶可取清热生津，益气和胃之效。

病案二

赵某，女，27 岁，已婚，1993 年 8 月 6 日初诊。

┊主诉┊　产后 22 日，发热 2 日。

┊现病史┊　患者于 1993 年 7 月 15 日顺产一胎，胎儿 3.5kg，产伤不显，恶露量少，色暗红，无块，无腹痛，近 2 日不明原因出现发热，体温 37.9℃，伴恶寒，口干喜饮，口淡乏味，夜寐欠安，二便自调，舌淡红，苔薄黄，脉弦细略数。

┊中医诊断┊　产后发热。证属邪在少阳。

安坤宁冲　水土共济

┤**西医诊断**├　产后感冒。

┤**治则**├　和解少阳。

┤**处方**├　小柴胡汤加减。柴胡 10g，黄芩 10g，姜半夏 10g，生姜 6g，大枣 5 枚，金银花 10g，党参 10g，甘草 3g。药进 3 剂，热退身凉，续用上方 3 剂，诸症除，伴神疲乏力，头晕纳少，续用参芪四物汤 7 剂调理善后。

┤**按**├　产后气血伤耗，或感外邪，邪入少阳，正邪相争，表里不和致恶寒发热，血虚或邪气伤阴致口干；邪气犯脾则口淡无味，舌淡红，苔薄白，脉弦细略数均为邪入少阳之征，钟秀美以小柴胡汤和解少阳，方中党参、大枣尚可顾护正气，药已对症，守方巩固，后用参芪四物汤取产后失血伤阴，气随血耗，而上方通过补气养血和血，使气盛血旺，诸症痊愈。

◆ **病案三**

林某，女，26 岁，已婚，1980 年 10 月 11 日初诊。

┤**主诉**├　产后 11 日畏冷发热 3 日。

┤**现病史**├　患者于产后 11 日，突然畏冷发热，体温 38.5℃，小腹阵痛，已有 3 日，恶露量少呈土褐色，味臭秽，伴口苦口干，不喜饮，饮食二便尚正常，舌质暗红，苔白厚，脉滑数。

妇科检查：阴道壁潮红、多量土褐色分泌物，子宫颈抬举痛，子宫体增大如两个月妊娠、压痛明显，双附件（－）。血常规示白细胞计数 13.5×10^9/L，中性粒细胞百分数 92%，淋巴细胞百分数 8%。

┤**中医诊断**├　产后发热。证属少阳经证。

┤**西医诊断**├　产后发热。

┤**治则**├　和解少阳。

┤**处方**├　小柴胡汤加减。蒲公英 15g，败酱草 15g，紫花地丁 15g，金银花 10g，赤芍 12g，白术 15g，薏苡仁 20g，甘草 3g，3 剂。

┤**二诊（1980 年 10 月 14 日）**├　药后热退，小腹痛消失，恶露净，但纳差，舌脉如前。妇科检查示阴道子宫颈无异常，子宫体略大，无压痛，双附件

（-），复查血常规正常。易方用蒲公英 15g，败酱草 10g，益母草 15g，白芍 15g，陈皮 10g，白术 10g，山药 15g，苍术 10g，山楂 10g，甘草 3g，5 剂，清热活血，健脾养胃，巩固疗效，调养善后。

　　† 按 † 对于产后病的治疗，钟秀美首先注意到产后气阴两虚之基础，如本病例虽然高热，在治病祛邪时顾护气阴；而且主张祛邪应徐徐图之，不可用峻猛之物，恐再伤气阴或邪祛后注意顾护气阴以免复发。

第二节　产后身痛

病案一

蔡某，女，24岁，已婚，1978年6月1日初诊。

主诉　流产后周身疼痛1日。

现病史　患者怀孕4个月，高热迫胎，安胎无效，遂于5月30日流产。次日双肩疼痛，无法上举，以左侧尤甚，双下肢小腿肌肉疼痛，无法着地，伴小腹疼痛，恶露不多，舌淡红，苔厚白，脉沉细。体温36.8℃。体检示双肩关节无红肿，但压痛，无法举动；两下肢缓慢伸屈，不能站立，小腿肌肉无红肿，但触痛压痛明显。血常规检查示白细胞计数10.2×10^9/L，中性粒细胞百分数81%，淋巴细胞百分数19%。

中医诊断　产后身痛。证属瘀热互结。

西医诊断　产后感染。

治则　温经活血，散寒通络。

处方　怀牛膝15g，益母草15g，酒芍药15g，桑寄生12g，当归10g，桂枝10g，川芎10g，木瓜10g，威灵仙10g，独活10g。药进2剂，症状明显减轻，上肢已能举动，两小腿肌肉疼痛依然，上方去益母草，加续断15g，续服3剂，诸病除。

按　流产后气血大伤，风寒湿邪乘虚而入，客于经络关节肌肉，致使气血运行不畅，关节不利，瘀滞而作痛。虽属寒湿痹证，但因产后气血大伤，宜以养血为主，稍佐通络之品。故取川芎、当归、酒芍药养血活血；桂枝温经散寒，通络止痛；桑寄生、续断、牛膝补肾祛风；木瓜、威灵仙、独活散寒除湿，通络止痛；木瓜配芍药缓急止痛。

205

许某，女，30 岁，1994 年 6 月 10 日初诊。

| 主诉 | 产后 2 个多月，周身疼痛近 1 个月。

| 现病史 | 患者于 1994 年 4 月初顺产一子，月子内因气候炎热手足暴露于被外，常感手足关节疼痛，时近 1 个月，现见全身关节疼痛，畏寒肢冷，常自汗出，神疲乏力，手足麻木，腰膝酸软，恶露已净，带下量多、色白、质稀，纳少寐安，二便自调，舌淡红，苔薄白，脉细弦，查血类风湿因子、血清抗"O"、血尿酸均正常。

| 中医诊断 | 产后身痛。证属气虚血瘀、寒湿阻络。

| 治则 | 益气活血，温经通络。

| 处方 | 四物汤加减。黄芪 30g，桂枝 10g，川芎 10g，当归 15g，酒芍药 15g，熟地黄 10g，鸡血藤 15g，秦艽 10g，牛膝 10g，防风 10g，地龙 10g，防己 10g 等，药服 7 剂。嘱患者四肢保暖，忌生冷及风吹。

| 二诊（1994 年 6 月 21 日） | 服药 7 剂，疼痛减半，汗出减轻，药已中病，守上方续服 7 剂。

| 三诊（1994 年 6 月 28 日） | 患者疼痛再减，方选佛手散加味，药用当归 10g，川芎 10g，独活 10g，桂枝 10g，杜仲 10g，桑寄生 15g，菟丝子 15g，防己 10g，鸡血藤 15g，温经补肾，养血通络，调理善后。

| 按 | 产后耗气伤血，体虚复感风寒所致，钟秀美在排除风湿、类风湿和痛风的基础上结合症、舌、脉等，辨为气虚血瘀之产后身痛。在治病时不忘患者是产后之人，故在治病活血通络祛邪上不忘固护正气，在益气养血基础上予祛风活血止痛，最后以活血养血，祛风补肾调理善后，从而预防复发，这也是钟秀美治病求本的体现。

第三节　产后大便难

陈某，女，26岁，已婚，1997年5月13日初诊。

主诉　产后17日，大便秘结难解3日。

现病史　新产后大便干结难解，但尚每日1次，现产后17日，已3日未排便，伴小腹胀闷，纳呆，口苦口臭，舌红，苔黄，脉弦细。

中医诊断　产后便秘。证属血虚津亏。

西医诊断　产后便秘。

治则　滋阴养血，润肠通便。

处方　四物汤加味。当归15g，川芎10g，白芍15g，生地黄15g，火麻仁15g，柏子仁15g，肉苁蓉15g等。

二诊（1997年5月18日）　药用5剂，大便已排2次，仍干结难解，近2日排便1次，口苦缓解，舌脉同前。上方加黄芪15g，石斛15g，连服7剂。

三诊（1997年5月25日）　患者药后大便通畅，日解1次，余无不适，续用上方巩固7日。

按　产后气阴两虚，阴亏血少，复因坐月子少活动，肠道失润，而致本病，钟秀美治疗该病常以补血养阴配合润肠通便，每每获效。

赵某，女，32 岁，已婚，1993 年 12 月 14 日初诊。

┆主诉┆ 产后 6 日，常自汗出，不能自止。

┆现病史┆ 患者汗出不止，动则尤甚，伴神疲乏力，面色苍白，气短懒言，纳食乏味，二便正常，舌红，少苔，脉细略数。

┆中医诊断┆ 产后自汗。证属阴虚生热，耗气失血，气血两虚，虚火上走迫汗外出所致。

┆西医诊断┆ 产后神经功能紊乱。

┆治则┆ 滋阴清热，固表止汗。

┆处方┆ 当归六黄汤加减。当归 10g，生地黄 15g，熟地黄 10g，黄连 3g，黄芩 6g，黄柏 10g，黄芪 20g，3 剂。

┆二诊（1993 年 12 月 17 日）┆ 药后汗出减少，口不干，食欲转佳，舌淡红，苔少，脉细，方改参芪四物汤合二至丸加减，药用太子参 15g，黄芪 30g，当归 10g，川芎 10g，生地黄 10g，白芍 15g，女贞子 10g，墨旱莲 10g，石斛 15g，甘草 3g。7 剂。

┆三诊（1993 年 12 月 24 日）┆ 药后汗止，精神爽，食欲倍增，二便调，舌淡红，苔少，脉细，方用参芪地黄汤加减，药用太子参 15g，黄芪 20g，山茱萸 10g，山药 15g，牡丹皮 10g，熟地黄 15g，茯苓 15g，泽泻 10g。7 剂。

┆按┆ 产后失血耗气，为阴虚虚火迫汗外出所致，故用当归六黄汤益气养血，滋阴清热而获效。由于当归六黄汤中的黄连、黄芩、黄柏为苦寒之药，用于产后中病即止，故而药用 3 剂，汗出减少后即改用参芪四物汤合二至丸加减以固护产后之气，巩固疗效又不伤正。这体现了钟秀美治病以调和阴阳为主，达到阴平阳秘。

第五节　产后失音

陈某，女，24岁，已婚，1981年5月29日初诊。

主诉　流产后失音8个月。

现病史　患者流产后失音约8个月，先后服用四环素、泼尼松、谷维素、安定等西药，以及麦冬、冰糖等滋润之品，均未见效。再经某医院五官科检查，发现扁桃体Ⅱ度肿大，黏膜充血，淋巴滤泡增生，间接喉镜下，见呼气时声带外展位不能靠拢，未见结节充血，遂来院治疗。患者婚后5年，怀孕2次皆流产。8个月前第2次流产10日左右突然失音，伴口干喜饮，头晕耳鸣，腰酸嗜卧，心烦少寐。经常月经后期或闭经，需服调经药才来潮，经量少，色暗褐，舌红绛，无苔，脉细数。

中医诊断　产后失音。证属肾精不足，阴虚火旺。

西医诊断　产后神经官能症。

治则　滋肾益阴。

处方　左归饮加味。女贞子10g，茯苓10g，甘杞10g，山药15g，酸枣仁15g，夜交藤15g，远志6g，甘草3g，百合20g。6剂。

半个月后复诊。诉服药3剂后发音正常，服完6剂，月事已来潮，夜能入寐，头晕腰酸亦减。诊见舌淡红，苔薄白，脉细。继用定经汤、归芍地黄汤调理。经追访9个月声哑未再发，月事正常。

按　失音临床多从肺论治，此例流产后失音8个月，因钟秀美抓住肾精不足，阴虚火旺，从肾论治，滋肾益阴，故能获愈。钟秀美认为本病虽不降火，而阴足火自灭。这也是她治病能透过现象看本质之经验。

第六节 产后恶露不绝

周某，女，32岁，已婚，2013年7月20日初诊。

主诉 产后阴道出血1个月。

现病史 患者顺产1女，恶露月余未净，淋漓不畅，出血量不多，色暗红，少血块，低热，体温37.5℃，小腹及腰胀痛，口干喜饮，纳少，夜难入寐，舌质红，苔薄黄，脉弦涩；B超探查示子宫内膜分离，充满絮状回声。

中医诊断 产后恶露不绝。证属瘀热互结。

西医诊断 产后子宫复旧不良。

治则 活血化瘀，清热凉血。

处方 生化汤加味。川芎10g，当归10g，白芍10g，赤芍10g，桃仁10g，炮姜6g，牡丹皮10g，败酱草12g，益母草15g，甘草3g，调治半月而痊愈。

按 妇人产后失血伤阴，阴虚生热，热迫血行而致该病。故钟秀美主张补泻结合，因产后之疾一味补其不足则易留邪于体内使病后复发，而一味祛邪更易使产后之虚越发更虚，雪上加霜。故她常主张攻补结合，以活血化瘀，祛邪为主，清热凉血为辅，同时不忘产后失血之躯，故更用当归、白芍以补血敛阴，顾护正气。

第七节 产后腹痛

赵某，女，27 岁，已婚，2013 年 5 月 24 日初诊。

主诉 产后 12 日突发畏冷，伴小腹疼痛 1 日。

现病史 患者产后发热，体温 39.2℃，小腹疼痛拒按，恶露由多变少，恶臭，伴口干喜饮、纳呆、便结、小便短赤，舌红，苔黄，脉弦细数。妇科检查示，外阴（-），阴道内暗红色血，味臭，子宫颈光滑，抬举痛，子宫增大如孕 50 日，质软，压痛（++++），双附件触诊不满意。血常规示，白细胞计数 16×10^9/L，中性粒细胞百分数 83%，淋巴细胞百分数 17%。

中医诊断 产后腹痛。证属瘀热互结。

西医诊断 产后急性盆腔炎。

治则 清热解毒，理气活血。

处方 五味消毒饮加减。金银花 10g，连翘 15g，蒲公英 15g，败酱草 15g，紫花地丁 15g，薏苡仁 10g，牡丹皮 10g，延胡索 15g，丹参 15g，生大黄 15g（后下），甘草 3g，水煎服，日 2 剂。1 天后，体温 38.2℃，大便已通，腹痛略减，舌脉同上，药已中病，上方去大黄，日 1 剂，连服 2 日，热退身凉，复查血常规，白细胞计数 9.1×10^9/L，中性粒细胞 0.65，苦寒药中病即止，复以八珍汤加减调理善后。

按 产后体虚，机体防御功能下降，热毒之邪乘虚而入，与血相搏，瘀热互结而致本病。治当清热解毒，理气活血。钟秀美用大量大黄泻热通便，念及产后病，便通即止，也就是中病即止，仅用 1 天。产后确为阳明腑实证之便秘，即使体虚或先祛邪，即本案例的大黄通便，中病即止，或攻补兼施，补泻结合。使热随便清，故大便通而身热退，既而又用八珍汤大补气血。这又是钟秀美治疗产后病的另一特色，即先治标后治本。

郭某，女，27岁，已婚，1984年10月26日初诊。

主诉　产后尿失禁3个月。

现病史　患者产后2个月，参加劳动后见尿失禁，后每用力，或久站，或排尿后站立，均发生尿失禁，湿透外裤已有3个月，伴尿频，疲乏无力，头晕腰酸，自服西洋参等补气药，罔效。舌淡胖、齿印，脉沉细。膀胱镜检查示，膀胱后壁及顶部血管充血、扩张未见肿块结石，尿道括约肌松弛明显，两侧输尿管呈条状。

中医诊断　产后尿失禁。证属脾肾两虚，膀胱失约。

西医诊断　产后尿失禁。

治则　温补脾肾，举上固下。

处方　黄芪20g，党参15g，肉苁蓉15g，女贞子15g，巴戟天10g，覆盆子10g，桑螵蛸10g，益智仁10g，升麻10g，肉桂3g（另冲），3剂药后，尿失禁明显减少，续服3剂而愈。

按　产后肾虚，复因劳动重损脾气，中气下陷，脾肾两伤，膀胱为之而损，失去约束之力，遂致尿失禁等丛生。故取巴戟天、覆盆子、肉苁蓉温补肾气；女贞子滋养肾阴，以阴中求阳；党参、黄芪补脾益气；肉桂温散脾肾之寒；升麻开举下陷之气，使肾气足，脾气健，中气升，膀胱自能恢复约束之力；更益以桑螵蛸、益智仁固涩小便，则排尿正常也。

第九节 产后脏躁

王某，女，31 岁，1994 年 7 月 8 日初诊。

┤ 主诉 ├ 产后抑郁 2 个月余。

┤ 现病史 ├ 患者出生于农村，于今年 4 月顺产 1 女婴，因未生男孩，家里不满情绪致产妇郁郁寡欢，悲伤欲绝，伴头晕胸闷，目光呆滞，纳少，难入寐，每天仅睡 1~2h，舌红，苔薄白，脉弦细。

┤ 中医诊断 ├ 产后脏躁。证属肝气郁结，脾肾两虚。

┤ 西医诊断 ├ 产后抑郁。

┤ 治则 ├ 疏肝理气，健脾和胃。

┤ 处方 ├ 丹栀逍遥散加减。牡丹皮 10g，炒栀子 10g，白芍 15g，当归 10g，柴胡 10g，茯苓 15g，白术 10g，生姜 5 片，炙甘草 3g，石菖蒲 10g，4 剂，配合做家人思想工作，使其对生活充满信心。

┤ 二诊（1994 年 7 月 12 日）├ 经服上药及精神疏导、家人配合等治疗，患者症状减轻，胃纳大增，胸闷缓解，夜能睡 3~4h，舌暗红，苔薄黄，脉弦细。续服上方，牡丹皮 6g、炒栀子 6g 减量，余同上方续服 7 日。

┤ 三诊（1994 年 7 月 19 日）├ 患者诸症消退，饮食、睡眠正常，舌淡红，苔薄黄，脉弦细，续以四物汤合逍遥散调理善后，药用当归 10g，川芎 10g，白芍 15g，熟地黄 10g，柴胡 10g，茯苓 15g，白术 10g，枸杞 15g，甘草 3g，上方 7 剂调理善后。

┤ 按 ├ 钟秀美治疗产后脏躁特别强调在辨证治疗的基础上，配合有效的心理疏导，尤其是做好家人的思想工作，让其家属配合治疗能起到事半功倍的效果。

第三章

妊娠病医案

第一节　滑　胎

◆◇　**病案一**

赵某，女，32 岁，1995 年 8 月 8 日初诊。

†**主诉**†　屡孕屡堕 3 胎，现停经 35 日，阴道少量出血 2 日。

†**现病史**†　患者 3 次堕胎均发生于孕 40~60 日。结婚 3 年余，月经尚调，25~28 日 1 行，经量中，色暗红，时夹小血块，无痛经，2 年前于孕 40 多日阴道少量出血 3 日，经彩超检查示子宫内见孕囊约 40 日大小，少许胎芽组织，未见胎心搏动，予对症保胎治疗，于孕 52 日自然流产；休息半年复意外怀孕，于孕 50 日在外查彩超示子宫内妊娠 6+ 周，有胎芽组织，未见心管搏动，血 hCG 3840mIU/mL，孕酮 21ng/mL，予黄体酮胶丸 200mg 每日 2 次，配合口服孕康口服液，每次 1 支，每日 3 次。治疗 1 周复诊本科，复查彩超示子宫内孕 7 周多，未见胎心，血 hCG 6795mIU/mL，孕酮 10ng/mL，2 日后出血伴组织排出。流产后查双方染色体正常，男方精液常规检查未见异常，女方子宫、附件彩超未见异常，抗精子抗体、抗子宫内膜抗体、抗心磷脂抗体、弓形虫抗体、风疹病毒、人乳头状瘤细胞病毒、单纯疱疹病毒均阴性。性激素六项、甲状腺功能三项、血常规、肝肾功能、抗米勒管激素、D- 二聚体均正常，血型 B，现停经 35 日，自测尿 hCG 阳性，要求保胎治疗，查彩超示子宫内早孕，未见胎芽及心管搏动，血 hCG1800mIU/mL，孕酮 19ng/mL，雌二醇 210pg/mL，伴小腹隐痛，腰酸，纳可，夜难入寐，舌质淡红，苔薄白，脉细滑。鉴于患者已连续流产 3 次，现予保胎治疗。

†**中医诊断**†　滑胎。证属肾虚。

†**西医诊断**†　习惯性流产。

†**治则**†　固肾安胎。

†**处方**†　寿胎丸加减。菟丝子 10g，桑寄生 10g，续断 10g，白芍 15g，百

合 20g，黄芪 15g，白术 10g，甘草 3g，7 剂，水煎服，渣再。黄体酮胶丸 200mg 口服，日 2 次。另用鲜苎麻根 60g，黄芪 20g，粳米 100g，熬粥服。

二诊（1995 年 8 月 15 日） 药进 7 剂，阴道出血止，复查血 hCG 32000mIU/mL，孕酮 31ng/mL，彩超示子宫内孕 40 日左右，孕囊内未见胎芽组织及心管搏动，继续予中药上方 7 剂。

三诊（1995 年 8 月 22 日） 药后症状平常，小腹痛，腰酸明显好转，时感恶心，夜寐尚安，二便自调，舌脉同前，继续用寿胎丸治疗，上方 7 剂。

四诊（1995 年 8 月 29 日） 患者已停经 56 日，恶心呕吐，纳少，夜寐欠安，舌淡红，苔薄白，脉细滑，彩超可见胎心搏动。继续予寿胎丸治疗至孕 3 个月，足月顺产，母子平安。

按 本病为滑胎，证属肾虚，西医诊为习惯性流产。钟秀美诊治习惯性流产每每要求先查清病根，方可辨证施治。本病例男女双方检查均未发现明显的致病因素，胞脉系于肾，故以固肾安胎立法治疗。方中菟丝子、桑寄生、续断补肾安胎；黄芪、白术益气健脾；白芍、甘草缓急止痛；百合、生地黄补肾安神。此方共奏补肾健脾、益气安胎之效。钟秀美在治疗妊娠出血病时常加鲜苎麻根，取其凉血止血之功，多能止血。同时，在治病过程中强调要定期复查血 hCG、孕酮、雌二醇及彩超，以随时跟踪观察胚胎发育情况，并注意孕妇的心理调理，缓解紧张情绪，保持大便通畅。

● 病案二

黄某，女，37 岁，已婚，1999 年 5 月 14 日初诊。

主诉 胎停 3 次。

现病史 患者婚后 7 年，5 年前于孕 2+ 月胎停育而行清宫术，此后又连续 2 次于孕 50+ 日胚胎停育而行清宫术，术后查生殖六项、甲状腺功能五项、生化全套、抗体四项、抗米勒管激素、D- 二聚体、封闭抗体等均在正常值内，子宫附件彩超未见异常，男方精子质量未见异常，夫妇染色体正常。患者平素经调，月经 15 岁时来，每 27 日 1 行，1 次 3~4 日，经量偏少，色暗红，少血块，无痛经，查见舌淡红，苔薄白，脉细。妇科检查示外阴（－），阴道畅，子宫颈光，子宫体常大，双附件（－），患者结婚 7 年，孕 3 产 0。目前工具避孕，就诊时适逢经净 2 日，彩超示子宫大小正常，子宫内膜 5mm，附件未见异常，白带常规正常，支原体（－）、衣原体（－）。

│中医诊断│ 滑胎。证属脾肾两虚。

│西医诊断│ 习惯性流产、黄体功能不健。

│治则│ 益气健脾，固肾安胎。

│处方│ 桑寄生 15g，续断 10g，党参 15g，黄芪 15g，白术 10g，巴戟天 10g，何首乌 10g，炙甘草 3g，5 剂。

│二诊│ 月经第 13 日，阴道超声测排卵，子宫内膜 8mm，右侧优势卵泡 16mm × 19mm，钟秀美嘱上方续服 2 剂后，测排卵；子宫内膜 9mm，右侧优势卵泡 18mm × 20mm，易方促排卵汤，药用当归 10g，赤芍 10g，川芎 10g，路路通 15g，柴胡 10g，仙茅 10g，仙灵脾 10g，巴戟天 10g，菟丝子 10g，覆盆子 10g，甘草 3g。服药 3 剂，测得子宫内膜 10mm，右侧卵泡已消失，予保黄体汤加减，处方为菟丝子 10g，桑寄生 10g，续断 10g，肉桂粉 3g（另冲），制附子 10g（先煎），炒白芍 15g，巴戟天 10g，覆盆子 10g，炙甘草 3g。

嘱患者先避孕观察，9 日后月经来潮，遂诊为黄体功能不健。此后在钟秀美指导下随证加减治疗 6 个月，黄体期已达 13 日，患者排卵当日夫妻同服四物汤炖小母鸡，指导同房。患者于停经 35 日自测尿 hCG 阳性，中药寿胎丸加减，药用菟丝子 10g，桑寄生 10g，续断 10g，女贞子 10g，墨旱莲 10g，陈皮 10g，山药 10g，白术 10g，黄芪 15g，生地黄 10g，柴胡 6g，生白芍 15g，炙甘草 3g，以及地屈孕酮片口服，于停经 42 日自测尿 hCG 阳性，彩超示子宫内孕 6+ 周，继续予中药上方服 10 剂，彩超示子宫内孕 2 个月，可见胎心搏动。停服地屈孕酮片，中药守上方继服 10 剂，足月顺产 1 女，母女平安。

│按│ 滑胎（习惯性流产）病因很多，本病因数次流产致肾气亏虚，冲任不固，系胞无力，而致反复流产（西医为黄体功能不健），由于母体或胎儿因素使正常孕激素的产生和利用障碍，或孕激素受体功能异常而致黄体期推迟，受精卵着床不同步，均可导致流产。钟秀美认为本病病机是素体肾虚，屡孕屡堕益伤肾气，肾虚系胞无力，为胎元不固而致，治当固肾安胎。用菟丝子、桑寄生、续断补肾安胎；陈皮、山药、白术、黄芪益气健脾，以后天养先天；加白芍、甘草缓急止痛，防止子宫收缩；生地黄、柴胡滋肾阴，舒肝气，以阴补阳，舒肝缓解心理压力。这又是钟秀美调和阴阳，以达阴平阳秘之效的体现。钟秀美治疗滑胎，不只重视既病治疗，更重视流产后的病因寻找及病因治疗，预防再次流产。这是未病先防思想的体现。

第二节　胎漏、胎动不安

病案一

谢某，女，26岁，已婚，2019年3月18日初诊。

主诉　停经77日，阴道出血伴腰酸2h。

现病史　患者24岁结婚，0-0-0-0，现无避孕。平素月经史为14岁初潮，每28~30日1行，每次7日，量中，色红，无血块，痛经（-），末次月经2018年12月31日。患者于2月18日自测尿hCG阳性。2月22日就诊于本院查血β-hCG 10272.5mIU/mL，孕酮13.3ng/mL。2h前无明显诱因开始出现阴道少量出血，色红，伴腰酸，遂就诊本院急诊。查妇科彩超示，早孕（宫内，约8$^+$周，孕囊大小约38mm×30mm×28mm，囊内见卵黄囊及胚芽组织，CRL 20mm，可见原始心管搏动）；可能为不完全性纵隔子宫；子宫肌瘤（3cm×2cm）。刻诊示停经77日，阴道少量出血，色红，伴腰酸，恶心欲呕，纳可，寐安，二便正常。舌暗红，苔白，脉滑。

中医诊断　胎动不安、癥瘕。证属素有癥瘕（子宫肌瘤），内扰胎元，胎元不固。

西医诊断　先兆流产、子宫肌瘤。

治则　补肾和血安胎。

处方　加味当归散。当归10g，川芎10g，白芍10g，白术10g，黄芩12g，夏枯草10g，海螵蛸10g，茜草10g，续断10g，苎麻根15g。7剂，水煎取汁300mL，渣再，每日2次，早晚分服。

二诊（2019年3月27日）　复诊，患者诉阴道出血止，偶有腰酸，上方加菟丝子10g，杜仲10g，7剂，水煎取汁300mL，渣再，每日2次，早晚分服。

后随访跟踪患者足月顺产1女孩。

按　王清任指出，"子宫内，先有瘀血占其地，胎……其内无容身之地"。一为迫胎外流，二为胎失所养，导致胎动不安、胎漏。钟秀美用加味当归散为基础治疗本病，方中当归、白芍补肝养血益冲任；川芎行气血之滞；茜草和血化瘀止血；黄芩清热凉血，血不妄行而安胎；白术健脾养胎；续断为强腰壮肾安胎之品；夏枯草散结；海螵蛸收敛止血；苎麻根凉血止血。张仲景《金匮要略》"妇人妊娠病脉证并治"篇中说，"妇人妊娠宜常服当归散主之"。钟秀美用加味当归散治疗先兆流产，理基于此，故除个别流血过多，胎萎不长外，余均能奏效。

◆ 病案二

蔡某，女，33岁，已婚，2019年9月20日初诊。

┤主诉├ 停经48日，阴道出血2h。

┤现病史├ 患者已婚，0-0-0-0，目前有生育要求。平素月经史为15岁，30日1行，每次5~6日，量中，色暗红，无血块，痛经（−），最近1次月经2019年8月3日。患者停经43日后就诊当地医院查血hCG＞10000mIU/mL，孕酮62ng/mL，彩超提示子宫内孕（均口述未见单）。2h前患者无明显诱因出现阴道流血，色鲜红，量较多，无明显下腹隐痛、腰酸，无腹泻，无畏冷、发热等其他不适，就诊本院行妇科B超示子宫内早孕，超声估测孕龄约7周。刻诊示停经48日，阴道流血，量中，色鲜红，烦热口渴，纳差，寐安，二便正常。舌红，苔薄黄，脉滑偏数。

┤中医诊断├ 胎漏。证属阴虚血热，热扰胎元，迫血下行。

┤西医诊断├ 先兆流产。

┤治则├ 滋阴清热，止血安胎。

┤处方├ 黄芩15g，生地黄15g，生白芍10g，地骨皮15g，菟丝子10g，仙灵脾10g，女贞子10g，墨旱莲10g，续断10g，苎麻根15g，侧柏叶10g，地榆炭10g，7剂，水煎取汁300mL，渣再，每日2次，早晚分服。

┤二诊（2019年9月27日）├ 患者诉药后阴道出血较前明显减少，时有腰酸不适，守上方加杜仲10g，7剂，水煎取汁300mL，渣再，每日2次，早晚分服。

┆ **按** ┆ 先兆流产是妇科常见病、难治病，属于中医学"胎漏""胎动不安""妊娠腹痛"等范畴，临床证型复杂，常见的有肾虚、血热、气血不足、气滞血瘀等，因早期先兆流产多发生于妊娠 1~2 个月，按分经养胎理论，1~2 个月分属肝胆二经，肝藏血，体阴而用阳，胆为风火之府，若素禀阴虚之人，肝血不足，孕后血聚养胎，阴血益虚，血不养肝，肝阳亢而生风，下拂血海，扰动胎元，胎元不固而致胎漏、胎动不安。正如《傅青主女科》中云，"盖肝虽属木，而木中实寄龙雷之火，所谓相火是也，相火宜静不宜动；静则安，动则炽。况木中之火，又易动而难静。人生无日无动之时，既无日非动火之时，大怒则火益动矣，火动而不可止遏，则火势飞扬，不能生气养胎，而反食气伤精矣；精伤则胎无所养，势必下坠而不已"。故治法需滋肝肾之阴以降其火，以清血海而使子宫和、胚胎安。清热保胎汤是钟秀美经验方，方中黄芩清热泄火；生地黄滋阴养血；生白芍益血敛阴；地骨皮善清虚热；菟丝子、续断固肾安胎；苎麻根、侧柏叶、地榆炭凉血止血；仙灵脾、墨旱莲、女贞子补肝肾之阴以安胎。

◆ 病案三

刘某，女，32 岁，已婚，2019 年 3 月 21 日初诊。

┆ **主诉** ┆ 停经 72 日，阴道流血 1 日。

┆ **现病史** ┆ 患者 28 岁结婚，1-0-2-1，2017 年剖宫产 1 女，人工流产 1 次，生化妊娠 1 次，目前有再生育需求；平素月经尚调，14 岁初潮，每 26~27 日 1 行，每次 6~7 日，量中，色暗红，无夹血块，痛经（-），最近 1 次月经 2019 年 1 月 8 日，现停经 72 日。否认停经早期接触放射性毒物史。昨夜无明显诱因出现阴道流血，无伴下腹痛、腰酸，遂前来求诊，予查妇科彩超示，早孕，且为子宫内存活妊娠；超声估测孕龄约 11 周；子宫腔内妊娠囊旁无回声，可能有出血灶，范围约 20mm×8mm，考虑先兆流产可能，建议定期复查。刻诊示阴道流血，量少，色淡红，偶感神疲乏力，纳可，寐可，二便尚调，舌淡红，苔薄白，脉细滑。

| **中医诊断** | 胎漏。证属气血虚弱，载胎无力，胎元失养。

| **西医诊断** | 先兆流产。

| **治则** | 调和气血，固肾安胎。

| **处方** | 黄芪15g，党参15g，川芎10g，当归10g，白芍15g，山药15g，熟地黄15g，黄芩6g，杜仲10g，砂仁10g，续断10g，甘草6g，7剂，水煎取汁300mL，渣再，每日2次，早晚分服。

| **二诊（2019年3月28日）** | 患者诉阴道出血止，疲乏较前稍改善，复查妇科彩超提示，早孕，且为子宫内存活妊娠；超声估测孕龄约12^{+3}周，子宫腔内妊娠囊旁无回声，考虑先兆流产可能，可能有出血灶，范围约10mm×8mm。续上方7剂，水煎取汁300mL，渣再，每日2次，早晚分服。

后随访足月剖宫产1男孩。

| **按** | 中医认为，肾为先天之本，若女子肾气亏虚，则失于固摄胎元；脾为后天之本，脾虚则气血化源不足，脏器失于濡养，久之则气血虚弱，血海不充，胎元不固，无法养胎载胎。治当益气养血，健脾安胎。四物汤最早记载于唐朝蔺道人著的《仙授理伤续断秘方》，参芪四物汤是四物汤加党参、黄芪化裁而成。钟秀美采用参芪四物汤加减，方中党参、黄芪健脾益气，升阳助孕；熟地黄、白芍、当归、川芎补血养血，濡养胎元；山药益气健脾，固摄安胎；杜仲补肾安胎；续断补益肝肾，止血安胎；黄芩清热安胎；砂仁调气和中；甘草调和诸药。全方有补益气血、调经和血安胎之效。现代药理研究表明，白术提取物有抑制催产素引起的子宫收缩的作用，并与剂量成正比，具有保胎作用。钟秀美强调妊娠使用当归、川芎宜配合白芍使养血不动血，但不宜大量长期使用，且当归宜选当归身。

◆ 病案四

张某，女，32岁，2019年2月15日初诊。

| **主诉** | 停经10^{+6}周，阴道少许出血伴腰酸2日。

| **现病史** | 平素月经尚调，14岁初潮，每30日1行，每次7日，量中，

色红，无夹血块，痛经（-），最近1次月经开始于2018年12月1日，现停经10⁺⁶周。

色红，无夹血块，痛经（-），最近1次月经开始于2018年12月1日，现停经10^{+6}周。患者20岁结婚，0-0-3-0，3次流产史。患者2日前无明显诱因出现阴道流血，色暗褐，腰酸，口干，大便干燥，无伴下腹隐痛，曾就诊外院查妇科彩超示，早孕，且为子宫内存活妊娠，超声孕龄约10^{+}周。刻诊示阴道少许褐色分泌物，腰酸，口干，大便干燥，无下腹痛，无发热恶寒，无汗出，纳差，寐尚可，小便正常，舌质红，苔薄白，脉细滑。

┤**中医诊断**├ 胎动不安、滑胎。证属阴虚内热，损及胎气。

┤**西医诊断**├ 先兆流产、习惯性流产。

┤**治则**├ 养血清热安胎。

┤**处方**├ 太子参10g，生地黄12g，杭白芍10g，黄芩6g，川续断10g，桑寄生10g，苎麻根10g，仙鹤草30g，麦冬10g，生甘草5g，7剂，煎取汁300mL，渣再，每日2次，早晚分服。

┤**二诊（2019年2月22日）**├ 服药后，阴道流血止，时有伴腰酸，舌质稍红，苔薄白，脉细滑。2月15日方7剂，水煎取汁300mL，渣再，每日2次，早晚分服。

┤**按**├ 孕后胎元需靠母体气载血养。冲为血海，任主胞胎，冲任之气血充足，则胎元能得气载摄，得血滋养，使其正常生长发育。现代妇女因忙于事业，熬更守夜，喜食辛辣，加之婚育年龄偏大又多伴有人流、药流史，易形成阴亏血虚，肾水不足，伏热内蕴的不良体质，孕后阴血下聚养胎，其阴血更亏。水虚不制火，火热升腾，扰动冲任血海，迫血妄行而损伤胎元致动胎、胎漏。朱丹溪在《格致余论》提出"血气虚损，不足荣养，其胎自堕，或劳怒伤情，内火便动，亦能堕胎，推其原本，皆因于热"。临床中，也多见阴亏血虚、热邪内扰所致胎漏、胎动不安者。滋阴清热安胎法针对该病机制证型，治以滋阴养血，清热安胎。钟秀美审其阴虚之象较显，选太子参、麦冬以滋阴清热；配白芍柔肝清热，缓急定痛，以固胎动；生地黄滋阴养血，补肝肾，凉血生津而安胎，使阴足热退；黄芩清热凉血安胎之功；桑寄生、川续断补肝肾，益精血，固冲任兼能收敛，多用于肝肾精血亏虚之胎动不安、胎漏下血；苎麻根凉血止血安胎；甘草调和诸药。全方用于阴血虚亏，蕴热之胎漏、胎动不安的孕妇，无毒副作用，对胎儿的生长发育无不良影响，效如桴鼓。

◆ 病案五

贾某，女，28 岁，已婚，2019 年 9 月 12 日初诊。

‖主诉‖ 停经 16^{+5} 周，腰酸 10 日，阴道少许出血 3 日。

‖现病史‖ 平素月经尚调，15 岁初潮，每 28~32 日 1 行，每次 7~12 日，量中，色红，无夹血块，痛经（＋），最近 1 次月经 2019 年 5 月 18 日，现停经 16^{+5} 周。患者 27 岁结婚，0-0-1-0，有流产史 1 次。患者停经 30$^+$ 日，因月经未潮自测尿妊娠试验阳性，曾就诊外院，查妇科彩超示，宫内早孕，可见心管搏动。10 日前无明显诱因出现腰酸，未重视。3 日前不慎跌仆，开始阴道少许出血，初始色鲜红，后转暗褐，腰酸，无伴下腹隐痛，舌红，苔薄，脉细滑。刻诊示阴道少许出血，暗褐色，腰酸，无伴下腹隐痛，纳差，寐可，二便正常，舌淡红，苔薄，脉细滑。

‖中医诊断‖ 胎动不安。证属肾虚冲任不固。

‖西医诊断‖ 先兆流产。

‖治则‖ 温肾固冲安胎。

‖处方‖ 黄芪 12g，党参 12g，当归身 10g，麦冬 10g，鹿角胶 10g（烊化），桑寄生 10g，熟地黄 9g，菟丝子 10g，墨旱莲 12g，续断 10g。7 剂，煎取汁 300mL，渣再，每日 2 次，早晚分服。

‖二诊（2019 年 9 月 19 日）‖ 服药后阴道血止，腹痛除，续上方 7 剂，煎取汁 300mL，渣再，每日 2 次，早晚分服。

‖按‖ 钟秀美认为古人虽有"胎前宜凉，产后宜温"之说，然不可固执，张景岳亦云，"今之胎妇，气实者少，气虚者多，气虚则阳虚"。本案患者禀赋素弱，复加跌仆闪挫，更伤气血，遂致冲任不固，胎无所系而摇摇欲坠。钟秀美明辨阴阳，使用大量温肾益气之品，使肾气旺盛，胎元得固，参芪益气，增强固胎作用。

吴某，女，32 岁，已婚，2019 年 4 月 19 日初诊。

┤ **主诉** ├ 停经 51 日，下腹痛伴腰酸 5 日。

┤ **现病史** ├ 平素月经尚调，15 岁初潮，每 30 日 1 行，每次 7 日，量中，色暗红，夹血块，痛经（-），最近 1 次月经开始于 2019 年 2 月 28 日，现停经 51 日。患者适龄结婚，0-0-0-0，现无避孕。患者 5 日前无明显诱因出现下腹痛，腰酸，无阴道出血等不适，自测尿妊娠试验阳性，遂就诊晋江市中医院门诊查游离 T_4 12.31pg/mL，超敏促甲状腺素 4.343mIU/L，抗甲状腺过氧化物酶抗体 52.2IU/mL，hCG 19198.2mIU/mL，孕酮 17.9ng/mL，雌二醇 312.8pg/mL。经阴道彩超示，子宫腔妊娠囊回声，为早孕，约 7^- 周；子宫多发实质性占位，性质待定，倾向良性，肌瘤可能；宫腔不规则无回声，可能为先兆流产；宫腔低回声，性质待定，可能为黏膜下肌瘤；右附件区囊性占位。予口服地屈孕酮片 10mg 每 8h1 次保胎治疗，上述症状缓解。今患者转诊泉州市中医院，予查超敏促甲状腺素 4.658mIU/L，hCG 20713.2mIU/mL，孕酮 15.1ng/mL。凝血功能正常。刻诊示下腹隐痛，偶腰酸，纳可，寐可，二便尚调。舌质淡红，苔薄白，脉细滑。

┤ **中医诊断** ├ 胎动不安、癥瘕。证属肾气不足，冲任失固，致胎元不固。

┤ **西医诊断** ├ 先兆流产，可能有黏膜下肌瘤、右卵巢囊肿。

┤ **治则** ├ 固肾安胎。

┤ **处方** ├ 盐菟丝子 10g，桑寄生 15g，续断 15g，党参 10g，陈皮 10g，砂仁 6g，炒杜仲 10g，麸炒白术 10g，当归 6g，白芍 10g，7 剂，煎取汁 300mL，渣再，每日 2 次，早晚分服。

┤ **二诊（2019 年 4 月 29 日）** ├ 服药后，腹痛缓解，时有伴腰酸，舌质稍淡红，苔薄白，脉细滑。复查经阴道彩超检查示，子宫腔妊娠囊回声，为早孕，约 8^+ 周，可见胚芽及心管搏动；宫腔不规则无回声，可能为先兆流产；子宫增大伴多发实质性占位，性质待定，倾向良性，肌瘤可能；宫腔低回声占位，性质待定，可能为肌壁间肌瘤部分向宫腔突出；双附件区囊性占位。继续上方 7 剂，水煎取汁 300mL，渣再，每日 2 次，早晚分服。

三诊（2019 年 5 月 7 日） 患者腹痛已止，仍腰酸，续用菟丝子 10g，桑寄生 10g，续断 10g，白芍 15g，黄芪 10g，白术 10g，甘草 3g。7 剂。诸症除，足月顺产一胎。

按 肾中精气可促进机体的生长、发育及生殖功能逐渐成熟，肾精与气、血相互作用，共同维持正常的妊娠过程。同时，妊娠有赖于冲任二脉的共同作用，冲任二脉源于肾，若母体气血虚、血热、先天不足或孕后房事过频，会导致肾虚冲任失和，则胎元不固，出现胎漏、胎动不安。肾为先天之本、脾为后天之本，肾以系胎、气以载胎、血以荫胎。因此，脾肾亏虚、气血不足终致冲任不固、瘀滞胞宫、胎失所系，此为该病的主要发病机制。本例患者素体肾气亏损，冲任不固，故见胎动不安，钟秀美采用寿胎丸加当归散加减，寿胎丸是常用的保胎方，当归散则出自《金匮要略》，"妇人妊娠，宜常服当归散主之"。当归、白芍养血和血；白术健脾安胎，与寿胎丸共用以健脾固肾养血安胎。当归散合寿胎丸具有固肾健脾、和血安胎的功效，可使肾气充盛、精血充足、脾气健固、气血和顺，进而促进摄精成孕，使胎有所系、孕卵坚固。这也体现钟秀美以和为顺的学术思想。

第三节　妊娠腹痛

许某，女，29 岁，已婚，1994 年 5 月 17 日初诊。

主诉　停经 3 个月，小腹疼痛，腰酸如折 3 日。

现病史　患者平素月经尚调，现停经 3 个月，于孕月余有头晕恶心欲呕等反应，现早孕反应已消失 1 周，3 日前无明显诱因出现小腹疼痛，腰酸如折，无阴道出血，未经诊治，伴口干不喜饮，纳可寐安，二便自调，舌质暗红，苔薄白，脉细滑，产检示子宫底于耻骨联合上 2 指触及，胎心未闻及，子宫 B 超提示宫内单胎存活妊娠。

中医诊断　妊娠腹痛。证属气血不和。

治则　调和气血，固肾安胎。

处方　当归芍药散加减。当归 6g，生白芍 15g，茯苓 15g，白术 10g，泽泻 10g，菟丝子 20g，桑寄生 15g，续断 15g，陈皮 10g，甘草 3g。

服药 3 剂，腹痛大减，上方续用 5 剂，诸症平息。

按　当归芍药散是《金匮要略》方，主治妊娠腹中绵绵作痛。钟秀美用于妊娠腹痛，属气血不和者。在应用该方时，钟秀美强调当归量宜少，并配合白芍以缓解宫缩。

第四节 妊娠恶阻

病案一

陈某，女，23岁，已婚，1992年4月25日初诊。

主诉 停经54日，恶心呕吐，食入即吐2周。

现病史 患者半个月来，胃纳呆滞，口淡，嗜食酸咸，恶心呕吐稀黏痰液，或食入即吐，伴头晕，疲乏无力，嗜卧，舌淡胖大，舌边齿印，苔白，脉细滑，妊娠试验阳性。

中医诊断 妊娠恶阻。证属脾虚痰湿。

西医诊断 妊娠剧吐。

治则 温中健脾，降逆止呕。

处方 党参15g，白术15g，茯苓15g，陈皮10g，半夏10g，藿香10g，枇杷叶10g，旋覆花10g，枳壳10g，砂仁6g，甘草3g，水煎，少量频服，每日1剂，连服5剂，胃纳能进，呕吐痰涎已除，但有口淡欲呕。继用砂仁6g，胡椒4g，芡实15g，莲子15g，山药15g，炖猪肚，调理半个月，胃纳正常。

按 恶阻痰湿证，责之于脾。脾为生痰之源，脾健则运化正常，痰无从生，故以补脾益气为主，辅以理气化痰，降冲止呕，则恶阻可愈。

钟秀美尤为强调，在患者剧吐无以饮食，尿酮体阴性时应及时补液纠正水和电解质紊乱，预防酸中毒，同时以小母鸡（500g左右）炖生姜，少量缓缓呷饮，或用维生素 B_6 内关穴位注射，能有效缓解呕吐，为后续中药治疗争取时间。

病案二

薛某，女，25岁，已婚，1997年1月7日初诊。

主诉 停经44日，恶心呕吐5日。

现病史 患者最近1次月经1996年11月25日，停经44日，恶心呕吐

5 日，每入即吐，吐出食物及苦水，伴头晕神疲，口苦，咽干，嗳气胸满，小便短赤，大便干结，舌红，苔薄黄，脉弦滑。查尿酮体阳性，彩超示宫内孕 6⁺ 周，可见胎芽组织，未见胎心搏动。

┤中医诊断├ 妊娠恶阻。证属脾虚痰湿。

┤西医诊断├ 妊娠剧吐。

┤治则├ 抑肝和胃，降逆止呕。

┤处方├ 苏叶黄连汤加减。紫苏叶 10g，黄连 3g，竹茹 15g，柿蒂 15g，麦芽 15g，乌梅 10g，柴胡 6g，甘草 3g。3 剂，水煎服，渣再，药少许频呷缓服，每次 1 小勺，待 10 余分钟再饮，缓慢将药喝下，如此用药 3 日。

┤二诊（1997 年 1 月 10 日）├ 经 3 天治疗，呕吐次数减少，能少许进食，上方续服 3 剂。

┤三诊（1997 年 1 月 13 日）├ 患者孕吐基本控制，唯头晕神疲，时或恶心不吐，口干，余无不适，舌淡，苔薄白，脉细滑。尿酮体复查阴性。予生黄芪 15g，石斛 15g，麦芽 10g，乌梅 10g，5 剂巩固疗效。

┤按├ 肝郁犯胃之恶阻，责在于肝。由于孕后阴血下聚养胎，血不涵木，肝阴血不足，阴虚阳亢，肝失疏泄，横逆犯胃，使胃失和降而恶心呕吐。苏叶黄连汤以紫苏叶入肝经理气宽中；黄连入心胃大肠经，清热燥湿，泻火解毒，疏肝清胃，使肝气不犯胃，胃热得清；同时配合竹茹、柿蒂和麦芽健胃降逆止呕；乌梅酸收以缓解因呕吐伤阴之状；甘草解百毒而调诸药。全方共奏疏肝和胃、降逆止呕之功效。

第五节　异位妊娠

病案一

李某，女，29 岁，已婚，1994 年 3 月 17 日初诊。

主诉　停经 36 日，阴道少量出血 5 日。

现病史　患者平素月经尚调，已生育 1 胎，无避孕，此次已停经 36 日，5 日前阴道少量出血，色暗红，无血块，伴左少腹疼痛，无腰酸，无恶心呕吐，舌质暗红，苔薄黄，脉弦细。妇科检查示外阴正常，阴道内暗红色血（++），子宫颈光滑，抬举痛，子宫体后位，略大，左附件条索状增厚，压痛（++），右附件正常，血 hCG > 400μg/μL，子宫附件 B 超提示，左卵巢见 2cm × 2cm 不均质包块，后穹隆穿刺抽出不凝血约 2mL，血压 94/53mmHg，血常规检查示，白细胞计数 9.1×10^9 /L，中性粒细胞百分数 69%，淋巴细胞百分数 31%，红细胞计数 2.43×10^{12}/L，血红蛋白 85g/L，血小板 220×10^9/L。

中医诊断　异位妊娠。证属气滞血瘀。

西医诊断　异位妊娠。

治则　活血化瘀，消癥杀胚。

处方　活络效灵丹加减。当归 10g，丹参 15g，乳香 10g，没药 10g，川芎 10g，赤芍 15g，地龙 10g，天花粉 15g，山楂 15g，桃仁 10g，三棱 10g，莪术 10g。

服药 5 剂，小腹疼痛大减，阴道出血量减，继续服用原方至 10 剂，阴道出血止，腹痛除，血 hCG < 40μg/μL，妇科检查示左附件仍可触及条索状增厚，续予黄芪消癥丸调理善后，3 个月后复查子宫附件 B 超提示，子宫、双附件正常大小，未见占位。

倪某，女，36 岁，已婚，1986 年 6 月 24 日初诊。

现病史 停经 58 日，突然小腹撕裂样痛，继之持续剧痛，时欲虚脱，腹胀满痛，舌淡苔白，脉细数。体格检查示，体温 37℃，脉搏 104 次 / 分，呼吸 22 次 / 分，血压 90/60mmHg，表情淡漠，面色苍白，语音低微，手足冷，腹稍隆，全腹弥漫性压痛、反跳痛，以下腹为著，移动性浊音阳性。妇科检查示阴道无血染，子宫颈抬举痛，子宫体稍大，触痛明显，右附件触及一包块，后穹隆穿刺抽出暗红血约 2mL，观察 10min 不凝固。血常规检查示，红细胞计数 1.85×10^{12}/L，血红蛋白 55g/L，白细胞计数 10.5×10^9/L，中性粒细胞百分数 66%，淋巴细胞百分数 34%，出血时间 1min，凝血时间 1min，血型 O 型。尿妊娠试验阳性。

中医诊断 异位妊娠。证属气血暴脱，血瘀内阻。

西医诊断 异位妊娠。

治则 补气逐瘀。

处方 黄芪 20g，丹参 15g，当归 15g，香附 15g，海藻 15g，牡丹皮 10g，乳香 6g，没药 6g。日服 2 剂并配合输液。

二诊 第 2 日病情稳定，诸证均减轻，精神较好，胃纳尚可，舌淡，苔薄，脉细数。体格检查示体温 36℃，脉搏 90 次 / 分，呼吸 22 次 / 分，血压 111/70mmHg，红细胞 1.65×10^{12}/L，血红蛋白 50g/L，白细胞计数 8.9×10^9/L，中性粒细胞百分数 67%，淋巴细胞百分数 32%，嗜酸性粒细胞百分数 10%。药中病所，上方续服，日 1 剂，继续输液，并输血 200mL。

三诊 第 3 日诸证均减，阴道出血量少，腑气未通，原方加大黄 10g，一剂药后，便溏 3 次，阴道出血量增多，色暗红，有血块，腹痛腹胀明显减轻，舌淡红，苔薄，脉细数，小腹压痛，反跳痛明显减轻，移动性浊音消失。脉搏 100 次 / 分，血压 120/80mmHg。停止输液，续用中药治疗，药用黄芪 30g，天花粉 20g，丹参 15g，当归 15g，香附 15g，赤芍 15g，白芍 15g，黑蒲黄 10g，炒五灵脂 10g，枳壳 10g，每日 1 剂，连服 2 日。

┤ **四诊** ├ 第 6 日阴道出血停止，诸症均除，胃纳增加，二便通调，子宫大小正常，右附件触及肿块如小拳头大，质中，压痛。继续益气活血，软坚散结，内外并治。内服药为黄芪 30g，丹参 15g，当归 15g，海藻 15g，昆布 15g，夏枯草 15g，枳壳 15g，败酱草 15g，赤芍 12g，每日 1 剂，连服 4 剂。外用药为朴硝 50g，白花蛇舌草 30g，莪术 10g，枳实 10g，水煎局部湿热敷。每日 1 剂，上下午各 1 次。连用 6 日，计住院 20 日痊愈出院。

┤ **按** ├ 素有气虚血瘀，受精卵无法到达胞宫，植入胞络，阻碍气血运行，瘀积日重，不通则痛，致撕裂样疼痛，持续性剧痛而骤然崩溃。破溃后离经之血，溢满盆腹腔，造成阴血暴脱、气滞血瘀的危急证候，危在旦夕，补气摄血以防虚脱，活血逐瘀以助血归经，既可挽垂危之命又有利于纠正贫血，缩短疗程，体质康复。

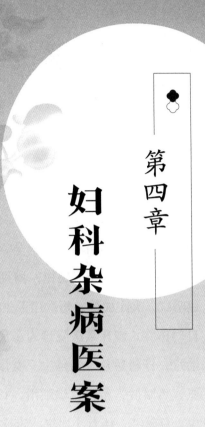

第四章

妇科杂病医案

❖ 病案一

李某，女，29 岁，已婚，2015 年 11 月 30 日初诊。

┤主诉├ 婚后 6 年无避孕未孕。

┤现病史├ 自诉婚后 6 年未孕，配偶生殖功能正常，无避孕而未孕。月经自 17 岁初潮开始就极不规律，周期长，3~6 个月甚至更长时间来潮 1 次，量少，色暗红，夹小血块，每次用卫生巾不足半包，3 日净，伴小腹胀痛，带下量多、自幼体胖。曾在某医院诊为多囊卵巢综合征。西医用促排卵药、人工周期等法治疗，停药后月经仍稀少。就诊时见其体形肥胖，多毛，情绪忧郁，诉胸闷乳胀，舌暗胖，苔腻，脉细滑。17 岁初次来潮，1~6 个月一行，每次 3 日，经量少，色暗红，伴有小血块，末次月经 2015 年 11 月 8 日。已婚，0-0-0-0，丈夫精液常规正常。妇科检查示，外阴已婚未产式；阴道畅，可见少量白色分泌物，子宫颈光滑，子宫体后位，常大，质中，活动度可，无压痛；双附件未触及异常，无压痛。辅助检查示，抗米勒管激素 7.96ng/mL。经阴道彩超示，子宫大小形态正常；双侧卵巢多囊样改变。

┤中医诊断├ 不孕。证属肝郁脾虚，痰湿阻滞。

┤西医诊断├ 原发性不孕，多囊卵巢综合征。

┤治则├ 除湿化痰，健脾理气，通络调经。

┤处方├ 苍附导痰汤加减。苍术 15g，香附 15g，陈皮 10g，胆南星 10g，茯苓 10g，川芎 10g，丹参 12g，乌药 10g，白术 12g，红花 6g（布包），益母草 15g。水煎服，每日 1 剂，早晚分服，连服半月。

┤二诊（2016 年 1 月 18 日）├ 患者复诊时诉服药后月经来潮 1 次，色稍转红，胸闷减弱，余症同前。上方去红花，加巴戟天 10g，仙灵脾 10g，水煎服，每日 1 剂，早晚分服，连服 1 个月。

三诊（2016 年 2 月 23 日） 患者来时诉月经来潮 1 次，量稍多，带下减少，舌脉如前，上方去益母草、川芎、乌药，加续断 10g，菟丝子 15g，覆盆子 10g，仙茅 10g，墨旱莲 10g，水煎服，每日 1 剂，早晚分服，连服 2 个月。

四诊（2016 年 5 月 11 日） 停经 37 日，自测尿早孕结果阳性。血hCG537.12mIU/mL。

按 不孕原因诸多，证候复杂，临证时宜借助西医学检测手段，查明致病原因，把辨证和辨病结合起来，尤其应辨脏腑虚实、气血盛衰、冲任通盛与否，分别采用温补肾气、滋肾养阴、补肾健脾、理气化痰、活血化瘀、清热通管、滋肾养肝、疏肝解郁、聚精养血等治法，以达到调整机体功能，促使阴阳气血平衡的目的。然而，不孕的病情无时不在变化，证型随治疗进展也不断改变，因此，不宜仅守一法，只用一方，应当根据不同时期、不同证候，灵活立法，遣方择药。本患者素体肥胖，躯脂满溢，脂膜壅滞冲任，有碍血海满溢，并遮隔子宫，不能摄精成孕，故见经少推后、不孕；情绪忧郁，胸闷乳胀等为痰阻血瘀之证。故临床上采用化痰燥湿法治疗，予苍附导痰汤加减。方中苍术、白术、茯苓燥湿健脾；香附、乌药、陈皮理气行滞；胆南星化痰；川芎、丹参、红花、益母草活血调经。全方共奏除湿化痰、健脾理气、通络调经之效。"久病必瘀""痰湿非温不化""肾主生殖"。因痰为阴邪，伤人阳气，故二诊在化痰燥湿、活血调经方药中加温补肾阳之品，使痰化、瘀血去，阳气生而易受孕。三诊时综观病证，考虑脾肾阳虚，痰湿内阻，冲脉不盈，任脉不妊，治从脾肾入手，故予原方基础上加用自拟补肾健脾汤，以温补肾阳，补益脾气，稍佐化痰理气之品，使脾肾健旺，冲盛任通，而摄精成孕。调经种子之法，重在调理肾、肝、脾，"经水出诸肾""胞脉系于肾"，肾为先天之本、天癸之源、元气之根。肾又为冲任之本，肾主生殖。肾既藏先天之精，又藏后天之精。肾气旺盛，肾精充沛，任通冲盛，经脉调畅，在一定条件下便能孕育。肝藏血，主疏泄，精血同源，肝之疏泄与肾之闭藏一开一合，一藏一泄，相互配合，以维持正常月经与孕育。脾为气血生化之源，主统血，既化生气血又运化水谷精微，营养全身。脾气健旺，起到后天养先天的作用。在调理肾、肝、脾的同时注意调理气血。妇人以血为本，月经以血为用，血与气关系密切，血为气之母，气为血之帅。气行则血行，气滞则血瘀。故此患者综合补肾气，益肾精，调冲任，疏肝气，养肝阴，健脾胃，化痰湿，养冲任，理气血，达到经水调，从而能种子的目的。

❀ 病案二

苏某，女，32岁，已婚，2015年6月25日初诊。

┃主诉┃ 月经稀发伴不孕2年余，停经4个月余。

┃现病史┃ 患者平素月经尚规则，32~38日一行，每次5~7日。近2年无明显诱因出现经期1~3个月一行，行经5~7日，经量少，色暗夹血块。2年来夫妻正常性生活未避孕未孕，丈夫精液正常。现停经4个月余，3个月前就诊外院予地屈孕酮治疗后，月经仍未至，又予中药口服后月经仍未来潮，遂来求治。辰下月经稀发，经行量少，色暗，夹血块，经行时腰酸腹痛，四肢倦怠，带下量多，质稀，色白，伴外阴瘙痒，近半年体重增加5kg，舌质淡红，苔薄白腻，脉细。15岁初次来潮，32~38日一行，每次5~7日，量中，近2年月经如上述，末次月经2015年2月20日。已婚，1-0-1-1，2008年足月顺产1女，2009年人流1次。妇科检查示，外阴，已婚已产式；阴道畅，子宫颈光，轻度肥大，子宫体前位，常大，无压痛；双附件未触及明显异常。辅助检查示，尿妊娠（-）；妇科彩超示，子宫大小形态正常，子宫大小48mm×43mm×44mm，子宫内膜厚度5.8mm；双侧卵巢多发小囊样改变，左卵巢大小47mm×35mm，右卵巢大小33mm×31mm；性激素6项+sTSH（2015年5月6日）示，促甲状腺激素1.44mIU/L，促卵泡生成素4.77mIU/mL，促黄体生成素8.8mIU/mL，雌二醇64.33pg/mL，催乳素11.16ng/mL，睾酮2.82ng/mL。

┃中医诊断┃ 不孕，月经后期。证属脾虚痰湿。

┃西医诊断┃ 继发性不孕，多囊卵巢综合征。

┃治则┃ 燥湿化痰，健脾理气，通络调经。

┃处方┃ 苍附导痰汤加减。苍术15g，香附15g，陈皮10g，胆南星10g，枳壳 10g，半夏 10g，川芎 10g，茯苓 10g，神曲 10g，大腹皮 10g，当归 10g，鸡血藤 15g。7 剂，水煎服，每日 1 剂，早晚分服。

二诊（2015 年 7 月 17 日） 服药后带下量较前减少，月经仍未来潮，妇科彩超提示双侧卵巢多发小囊样改变，子宫内膜厚度 6.8mm。予上方再服 7 剂，加用芬吗通 0.1mg 每日 1 粒，连服 28 日。

三诊（2015 年 8 月 27 日） 服药后于 8 月 24 日月经来潮，量少，色暗红，夹血块，偶有腰酸，耳鸣，余无不适，舌红，苔白，脉细。治法为滋养肾阴，调理冲任。方取滋肾汤，药用墨旱莲 20g，女贞子 15g，菟丝子 20g，熟地黄 15g，枸杞 15g，黄精 15g，覆盆子 10g，何首乌 15g，鸡血藤 20g，牡丹皮 10g，续断 15g，5 剂，水煎服，每日 1 剂，早晚分服。克罗米芬（50mg）每日 1 次，连服 5 日。经阴道 B 超监测卵泡，于 9 月 12 日见优势卵泡发育，21mm×22mm×19mm，予促排卵并指导同房。10 月 8 日停经 45 日，自测尿妊娠阳性，前来复诊，妇科彩超提示宫内早孕。

按 本病例属脾虚痰湿之证，"血者水谷之精气，若伤脾胃何以生。不调液竭血枯病，合之非道损伤成"。脾气亏虚，土不能制水，脾主运化功能失司，水谷不能化精，血无以生，痰湿内生，日久则积痰下流胞宫，阻塞血海，则经水不能如期而至，量少难行；脾虚湿阻，气血凝滞，阻塞胞宫，故日久不孕；气虚痰湿停聚肌肉，则见形体肥胖；痰湿下注，则带下量多。故予叶天士的苍附导痰汤燥湿化痰，健脾调经为宜。方中香附有"气病之总司，女科之主帅"之称，古方童便浸妙则入血分，行气解郁和血，苍术燥湿健脾，治生痰之源，共为君药；陈皮、半夏、茯苓、甘草燥湿化痰，理气和中；再配枳壳下气散结，胆南星燥湿化痰，当归行气和血，鸡血藤活血化瘀，辅佐苍术、香附，可以气顺痰消，并且瘀滞均除，气血调和，而轻脉通利。经后复诊时见腰酸，舌红，苔薄，脉细，属肾虚，予滋肾汤。方中墨旱莲、女贞子、熟地黄、山茱萸、枸杞滋养肾阴；黄精、菟丝子、覆盆子温补肾气；鸡血藤通络调经。全方滋养肾阴，少佐温补肾阳之品，阳中求阴，使阴升阳长，冲盛任通，而摄精成孕。

柳某，女，31岁，已婚，1993年3月2日初诊。

†主诉† 婚后8年未孕。

†现病史† 月经稀少，色红无块，头晕耳鸣，腰酸，舌红少苔，脉细数。于月经周期第19天检查，多毛（+++），左卵巢增大；子宫颈黏液检查示，羊齿结晶不一致。

†中医诊断† 不孕。证属肾阴不足。

†西医诊断† 不孕。

†治则† 滋肾养阴。

†处方† 滋肾促孕汤加减（钟秀美经验方）。山茱萸10g，甘杞10g，茯苓10g，巴戟天10g，菟丝子10g，生地黄15g，女贞子15g，墨旱莲20g，甘草3g。用药3剂后排卵，再服促黄体汤12剂。

其丈夫精液检查示，精子计数1100万/mL，活动精子0.50，脓液少许。投以甘杞15g，覆盆子15g，菟丝子15g，黄芪15g，山药15g，车前子12g，续断10g，黄柏10g，砂仁6g，炙甘草3g。水煎服，日1剂，连服12剂。嘱其在预测排卵日，用参芪四物汤炖鸡夫妇同用。并过性生活，当月受孕。

†按† 钟秀美早期在诊治不孕时常请夫妻一起诊治。一方面了解双方的生殖功能，另一方面夫妻同治的成功率更大。她认为这可能与患者夫妻配合默契、精神放松有关。

◆◇ 病案四

吴某，女，36岁，已婚，1999年3月5日初诊。

†主诉† 继发不孕3年。

†现病史† 患者曾生育一胎，已8岁，再婚后欲生育二胎，已3年未孕。患者平素经调，近2年来月经量减少，色暗红，无块，时或伴月经后期，在外诊治近一年（不详）未效，最近一次月经1999年3月1日，量少，色暗红，无块，否认痛经史，查生殖六项，促性腺激素16.2mIU/mL，促黄体生成素5.4mIU/mL，

雌二醇 19pg/mL，抗米勒管激素检查正常，伴见头晕腰酸，神疲乏力，纳寐尚可，夜尿频，大便正常，舌淡、边有齿痕，苔薄白，脉沉细。

┤中医诊断├ 不孕。证属脾肾两虚。

┤西医诊断├ 继发性不孕，卵巢功能减退。

┤治则├ 健脾补肾，摄精成孕。

┤处方├ 补肾健脾汤加减。菟丝子 10g，续断 10g，巴戟天 10g，仙灵脾 10g，黄芪 15g，白术 10g，陈皮 10g，薏苡仁 20g，墨旱莲 10g，丹参 15g，柴胡 6g。7 剂，水煎口服，日 1 剂。

┤二诊（1999 年 3 月 12 日）├ 药进 7 剂，仍神疲腰酸，舌脉同前。阴道超声测排卵，子宫内膜 8mm，右侧卵泡 14mm×17mm，继续予上方中药 4 剂。

┤三诊（1999 年 3 月 16 日）├ 阴道超声测子宫内膜厚 10mm，右侧优势卵泡 17mm×20mm，予中药菟丝子 10g，桑寄生 10g，续断 10g，炒白芍 15g，巴戟天 10g，覆盆子 10g，炙甘草 3g，药进 7 剂，嘱患者月经第 5 日复诊，并忌房事。

┤四诊（1999 年 4 月 7 日）├ 最近一次月经 1999 年 4 月 3 日，量不多，色淡红，腰酸好转，继续用健脾补肾治疗。守首诊方药治疗，续服 5 剂。

┤五诊（1999 年 4 月 13 日）├ 阴道超声测排卵，子宫内膜厚 8mm，左侧卵泡 9mm×10mm，舌脉同前，予健脾补肾汤续服 3 剂。

┤六诊（1999 年 4 月 16 日）├ 测排卵示子宫内膜厚 9mm，左侧卵泡 13mm×15mm，予上方续服 4 剂。

┤七诊（1999 年 4 月 20 日）├ 测排卵示子宫内膜厚 10mm，左侧卵泡 18mm×20mm，予促排卵汤加减，处方为当归 10g，川芎 10g，仙灵脾 10g，丹参 15g，路路通 10g，王不留行 10g，续断 10g，仙茅 10g，续服 3 剂。

┤八诊（1999 年 4 月 23 日）├ 测排卵示子宫内膜厚 10.5mm，左侧卵泡消失（排卵），续用寿胎丸加味，药用菟丝子 15g，桑寄生 10g，续断 15g，女贞子 10g，墨旱莲 10g，白芍 15g，甘草 3g，续服 7 剂。

┤九诊（1999 年 5 月 14 日）├ 黄体期已 21 日，自测尿 hCG 阳性，来院彩超示宫内孕 5 周，未见胎芽及心管搏动，血 hCG 2300mIU/mL，孕酮 24.3pg/mL，予固肾安胎，方用寿胎丸加味治疗，处方为菟丝子 15g，桑寄生 10g，续断 10g，白芍 15g，女贞子 10g，墨旱莲 10g，白术 10g，甘草 3g。续服 10 剂。

十诊（1999 年 6 月 8 日）　停经 2 个月，彩超示宫内孕 8 周，见胎心搏动。经上述保胎至孕 3 个月，足月顺产一子，母子平安。

按　卵巢功能减退主要影响卵泡的发育和成熟，并影响排卵。根据患者症舌脉加以辨证用药，同时结合阴超测排卵及时动态观察卵泡发育情况，辨证加辨病用药，提高受孕率。

● 病案五

薛某，女，34 岁，已婚，1994 年 8 月 19 日初诊。

主诉　屡孕屡堕 3 次。

现病史　患者屡孕屡堕，3 胎均于孕 50 多日流产。其前曾查男方精子正常，女方卵子质量正常，抗精抗体、免疫检查、性激素、D- 二聚体、白带等均正常，女方血型 A，彩超子宫附件正常，监测排卵和内膜也未见异常，男女双方均从事教育工作，伴头晕，小腹隐痛，腰疼，夜尿频，纳可，寐安，大便正常，舌淡，苔薄白，脉沉细。末次月经 1994 年 8 月 8 日，月经第 12 日，基础体温 36.2℃，子宫颈黏液检查有新生的羊齿状结晶。

中医诊断　滑胎。证属脾肾两虚。

西医诊断　习惯性流产（黄体功能不健）。

治则　健脾补肾，摄精成孕。

处方　脾肾双补汤（钟秀美经验方）。菟丝子 10g，续断 15g，巴戟天 10g，墨旱莲 15g，覆盆子 10g，黄芪 15g，陈皮 10g，炒白术 10g，桑椹 20g，仙茅 10g，丹参 15g，柴胡 10g，上方 4 剂。

二诊（1994 年 8 月 23 日）　月经第 16 日，基础体温 36.3℃，子宫颈黏液检查为老化羊齿结晶，也有少许散在黄体珠，此时正值排卵期，钟秀美认为在未查出流产原因前先不指导性生活，患者无特殊不适，舌脉同前，中药予促排卵汤（钟秀美经验方）加减，药用川芎 6g，当归 10g，仙灵脾 15g，丹参

15g，续断 15g，路路通 15g，王不留行 15g，仙茅 10g，3 剂。

┤**三诊（1994 年 8 月 26 日）**├　月经周期第 19 日，基础体温 36.6℃，子宫颈黏液检查为黄体珠部分融合，钟秀美认为此时已排卵，恐黄体功能不健，予保黄体汤（钟秀美经验方），药用菟丝子 10g，桑寄生 10g，续断 10g，白芍 15g，女贞子 10g，墨旱莲 10g，黄芩 6g，砂仁 6g，甘草 5g，7 剂。

┤**四诊（1994 年 9 月 9 日）**├　末次月经 1994 年 9 月 3 日，周期第 7 日，经量中，经色暗红，无块，无痛经，时伴腰酸，小腹隐痛，舌淡红，苔薄白，脉细滑。钟秀美认为此乃黄体功能不健所致，继续上述中药周期治疗 3 个月。

┤**五诊（1994 年 11 月 29 日）**├　末次月经 1994 年 11 月 22 日，周期第 8 日，经量色质正常，无不适，基础体温 36.3℃，子宫颈黏液检查为新生羊齿状结晶，舌脉正常，仍予脾肾双补汤。3 剂。

┤**六诊（1994 年 12 月 2 日）**├　周期第 11 日，基础体温 36.4℃，子宫颈黏液检查为中旺羊齿状结晶，予脾肾双补汤 4 剂。

┤**七诊（1994 年 12 月 6 日）**├　周期第 15 日，基础体温 36.7℃，前 1 日基础体温 36.6℃，子宫颈黏液检查为大量黄体珠，少许散在羊齿状结晶，予促排卵汤 3 剂，并指导当晚同房及隔 1 日再同房 1 次。

┤**八诊（1994 年 12 月 9 日）**├　基础体温 36.8℃，续用保黄体汤 7 剂。

┤**九诊（1994 年 12 月 16 日）**├　基础体温 36.8℃，无任何不适，舌淡红，苔薄白，脉细滑，保黄体汤续服 7 剂。

┤**十诊（1994 年 12 月 23 日）**├　症如上述，基础体温 36.9℃，保黄体汤续用 7 剂。

┤**十一诊（1994 年 12 月 30 日）**├　基础体温 36.9℃，自测尿早早孕阳性，继续服用保黄体汤至孕 55 日，来院查彩超示宫内孕 8 周，胎心正常，血 hCG、孕酮正常，继续保胎至孕 3 个月，足月顺产一子，母子平安。

┤**按**├　黄体功能不健是堕胎的原因之一，钟秀美常根据患者症、舌、脉辨证施治，但又遵经典"胞脉者系于肾"，故常在辨证的基础上加补肾药以固肾安胎而获效。且在治疗不孕的同时又强调孕后应继续保胎，因黄体功能在孕后维系胎儿中起着极其重要的作用，这也是钟秀美治未病学术思想的体现。

病案六

石某，女，33岁，已婚，1999年5月13日初诊。

┤主诉├ 继发不孕7年。

┤现病史├ 患者再婚后9年，头婚时生育一女孩，再婚后2年曾于孕2个月自然流产，继而至今7年余未孕，男方精液正常，性功能正常，女方性功能正常，生殖六项、抗米勒管激素、D-二聚体、不孕不育抗体四项均正常，甲功三项正常，血型B型，彩超子宫附件正常，子宫输卵管碘油造影示子宫正常，双侧输卵管通而不畅，伞端瘀积。妇科检查示，外阴正常，阴道畅，子宫颈轻度糜烂，子宫体后位，正常大小，附件条索状增厚、压痛。患者平素经调，量中，色暗红，夹血块，伴少腹疼痛，纳寐可，二便调，舌红，苔薄黄，脉弦细。

┤中医诊断├ 不孕。证属湿热瘀结。

┤西医诊断├ 双侧输卵管阻塞性不孕。

┤治则├ 清热解毒，活血化瘀。

┤处方├ 通管汤（钟秀美经验方）加减。蒲公英15g，败酱草15g，半枝莲10g，夏枯草15g，穿山甲15g，王不留行10g，路路通15g，枳壳10g，薏苡仁30g，皂角刺10g，陈皮10g，生姜5片。药进7剂。

中药保留灌肠。配合中药保留灌肠，处方为蒲公英30g，败酱草30g，紫花地丁20g，赤芍20g，枳壳20g，上药水煎至100mL，药温35~40℃时让患者排空大便，用一次性导尿管插入肛门内14~20cm，缓慢注入灌肠中药，灌完药液令患者抬高臀部静卧30min以上，每日1次，10日为1疗程。

再配合中药湿热外敷。处方为芒硝15g，蒲公英20g，莪术20g，枳壳20g，上药煎汤用多层纱布蘸药液对少腹进行湿热外敷，以不烫伤皮肤为度，每日2次，每次20min，10日为1疗程。

侧穹隆封闭。用泼尼松龙1mL、2%利多卡因1mL、卡那霉素0.5g，于月经干净2日做双侧侧穹隆封闭治疗，左右交替，隔日1次，连用6次为1疗程。

如此治疗3个疗程。次月复查输卵管造影，提示双侧输卵管通畅，遂按钟秀美周期调理月经周期，同时监测排卵，至排卵日指导同房，当月受孕，足月顺产。

┤ **按** ├　输卵管阻塞性不孕是妇科常见病和多发病，也是疑难病之一。钟秀美采常用多途径给药治疗，取得满意效果。内服药用蒲公英、败酱草、半枝莲、薏苡仁清热利湿解毒；用穿山甲、皂角刺、王不留行、枳壳理气活血通络；夏枯草软坚散结，配合陈皮、生姜温肾健脾，防止苦寒太过损伤脾胃。而中药保留灌肠则利用药物通过直肠黏膜的吸收，使盆腔内迅速达到药物有效浓度，使药物直达病所发挥药效，促进炎症渗出物的吸收和消散。中药湿热外敷是让药液借着热度透入患处，加速局部血液循环，使炎症吸收并起止痛作用。

◆○ **病案七**

林某，女，32岁，已婚，1992年5月2日初诊。

┤ **主诉** ├　继发不孕2年。

┤ **现病史** ├　患者于1990年3月因宫外孕，行剖腹探查术，术后月经基本正常，而一直未怀孕。自述3个月前，经外院检查，发现右侧卵巢囊肿，经抗生素治疗3个月未见缩小，患者拒绝手术，故转求诊钟秀美。最近1次月经1992年4月24日，经量中等，色暗红，无血块，5日干净。妇科检查示，外阴（-），阴道通畅，阴道分泌物量少，子宫颈光滑，子宫体中位，正常大小，右附件触及肿块，如2个月孕子宫大小，表面光滑，无明显触痛；B超检测示，子宫大小正常，未见占位，右侧卵巢6.9cm×6.3cm无回声暗区，包膜完整，边界清晰，提示右卵巢囊肿。查见舌暗红，苔薄白，脉沉细。

┤ **中医诊断** ├　不孕，癥瘕。证属气虚血瘀，痰瘀互结。

┤ **西医诊断** ├　继发不孕，右卵巢囊肿。

┤ **治则** ├　益气活血，软坚消癥。

┤ **处方** ├　黄芪消癥丸600g，每次10g，日3次，经期停服。

6月5日复诊，经妇科检查及B超检查提示两侧附件均正常，再予补肾健脾中药周期性调理，3个月后怀孕，足月顺产一女婴。

┤ 按 ├　本病不孕合并右卵巢囊肿，钟秀美认为该病可同时治疗，也可先治病后怀孕。鉴于患者抗生素治疗 3 个月仍未孕，钟秀美认为先治疗后怀孕效果会更佳，故治疗卵巢囊肿后患者心理负担解除，再加上中药按周期调理，促使卵泡生长并顺利排卵，最终达到治病又促妊娠之目的。

◐ 病案八

林某，女，32 岁，已婚，1999 年 8 月 10 日初诊。

┤ 主诉 ├　继发痛经 4 年，备孕二胎 1 年余未孕，痛经呈明显的进行性加剧状。

┤ 现病史 ├　患者平素月经尚调，5 年前难产 1 胎，1 年后人流术后开始痛经至今，逐月加剧，开始发病时，用暖水袋热敷能缓解，后来疼痛逐渐加剧，须服止痛药方可暂缓，伴经量增多，未引起重视，现欲备孕二胎而求治钟秀美。患者月经周期尚调，经量偏多，经色暗红，夹血块，痛经持续 1~2 日，末次月经 8 月 5 日，月经第 6 日，彩超显示，子宫 68mm × 57mm × 55mm，子宫肌层回声不均，子宫内膜厚 6.8mm，双侧附件未见占位。纳寐尚可，二便自调，舌暗淡，苔薄，脉细弦。

┤ 中医诊断 ├　痛经，不孕。证属脾肾两虚，气滞血瘀。

┤ 西医诊断 ├　子宫肌腺病，继发不孕。

┤ 治则 ├　健脾补肾，活血消癥。

┤ 处方 ├　脾肾双补汤加味。菟丝子 10g，薏苡仁 30g，黄芪 15g，续断 10g，覆盆子 10g，白芍 15g，夏枯草 15g，延胡索 15g，川楝子 10g，生蒲黄 10g，五灵脂 10g，三棱 10g，莪术 10g。

┤ 二诊（1999 年 8 月 15 日）├　药进 5 剂，阴道超声监测排卵，测得子宫内膜 8mm，右侧见一优势卵泡 15mm × 17mm × 18mm，予脾肾双补汤加路路通 10g，夏枯草 15g，生牡蛎 30g，丹参 15g，补肾健脾，活血通络，软坚散结。

┤ 三诊（1999 年 8 月 18 日）├　药进 3 剂，阴道超声测得子宫内膜 10mm，右侧卵泡 18mm × 21mm × 22mm，予促排卵汤 3 剂，川芎 10g，当归 10g，仙灵脾 15g，丹参 15g，续断 15g，路路通 15g，王不留行 15g，仙茅 10g，并指导性生活。3 日后复查，阴道超声示子宫内膜 11mm，卵泡已消失，嘱患者先行避孕，继用温肾助孕汤 6 剂，经前一周改用痛经消（钟秀美经验方）加味，药用当归 10g，川芎 10g，酒白芍 30g，生地黄 10g，川楝子 10g，延胡索 15g，生蒲黄 10g，五灵脂 15g，夏枯草 15g，路路通 15g，丹参 15g，7 剂。

四诊 月经于 9 月 3 日来潮，痛经减轻，如此周期治疗 5 个月，患者于 2000 年 3 月 26 日停经 38 日，测尿 hCG 阳性，后经彩超示宫内孕 5 周，足月顺产。

按 子宫内膜异位症属中医 "痛经""癥瘕""不孕" 等范畴，《诸病源候论》"妇人杂病诸候二" 篇曰："血瘕病，妇人月水新下，未满日数而中止，饮食过度，五谷气盛，溢入他脏；若大饥寒，汲汲不足，呼吸未调，而自劳动，血下未定，左右走肠胃之间，留络不去，内有寒热，与月水合会，为血瘕之聚。令人腰痛，不可以俯仰，横骨下有积气，牢如石，小腹里急苦痛，背膂疼，深达腰腹下挛，阴里若生风冷，子门僻，月水不时，乍来乍不来，此病令人无子。"子宫内膜异位症是妇科疑难杂病，近年来，发病率逐渐上升，本病例以活血散结止痛先治其标，续用补肾调冲助孕治其本。本病例为子宫内膜异位性不孕的治疗，在子宫内膜异位症治疗的基础上根据阴道超声监测排卵情况指导用药，所不同的是卵泡期和排卵期以理气活血、软坚散结为主；黄体期则以温肾健脾，调理冲任，避免或少用活血通络之药；经期则改用养血和血，散结止痛。同时，对于子宫肌腺瘤的瘤体大于 6cm，或卵巢巧克力囊肿大于 6cm，或子宫增大超过孕 3 个月大小者，钟秀美建议在子宫腹腔镜下联合手术治疗，并强调在术后半年内妊娠是最佳时期。

● 病案一

张某，女，32 岁，已婚，1995 年 7 月 21 日初诊。

主诉　小腹疼痛伴畏冷发热 6 日。

现病史　患者经停 2 日，畏冷发热，体温 38℃，小腹部胀痛拒按，黄带量多、黏稠而臭，伴腰酸，口苦口干，口唇糜烂，胃纳稍减，二便正常，舌质红，苔薄黄，脉沉数。妇科检查示，阴道多量黏稠黄带，子宫颈光滑，抬举痛，子宫体前位稍大，压痛明显，双附件（－）。血常规检查示，白细胞计数 15.7×10^9/L，中性粒细胞百分数 82%，淋巴细胞百分数 17%；白带常规检查示，白细胞（+++），未检出滴虫、真菌。

中医诊断　妇人腹痛。证属热毒瘀结。

西医诊断　急性盆腔炎。

治则　清热解毒，佐以理气活血。

处方　蒲公英 15g，紫花地丁 15g，金银花 10g，败酱草 15g，赤芍 12g，延胡索 15g，川楝子 10g，白术 10g，薏苡仁 20g，台乌药 10g，甘草 3g，3 剂，水煎服。

二诊（1995 年 7 月 24 日）　药后热退，小腹胀痛减轻，黄带减少。血常规复查示，白细胞计数 7.8×10^9/L，中性粒细胞百分数 66%，淋巴细胞百分数 25%。药已中病，守上方继服 6 剂。

三诊（1995 年 7 月 30 日）　诸症均除。妇科检查示阴道少量白带，子宫颈光滑，子宫体大小正常，无压痛，双附件（－）。

按　此系经后胞脉空虚，热毒之邪入侵蕴于胞中，阻碍气机，损伤任带而致，故以清热解毒之蒲公英、紫花地丁、金银花、败酱草以清热解毒；赤芍、延胡索、川楝子、乌药理气活血；白术、薏苡仁补脾气，固护脾胃，以防清热太过，损伤正气，同时薏苡仁兼具清热祛湿之效；甘草解毒又能调和诸药。全方共奏清热解毒、理气活血之效，热毒得解，而疾病除。

◆◇ 病案二

沈某，女，35 岁，已婚，1997 年 12 月 6 日初诊。

†**主诉**† 反复少腹部疼痛 4 年。

†**现病史**† 患者 1-0-1-1，曾人流 1 次，顺娩 1 胎，平素家庭不睦。月经周期正常，经量少、色暗、夹血块，经前乳房胀痛。近 4 年来反复少腹部胀痛，曾辗转多个医院治疗，静滴消炎药（具体不详）等，效均不佳，遂来诊。症见少腹部坠胀疼痛，常于劳累或生气后加重，伴心烦少寐，喜太息，带下多，二便尚调。舌紫暗，苔薄黄，脉弦细。妇科检查示外阴（-），阴道通畅，子宫颈光滑，无抬举痛，子宫体前位，正常大小，压痛（++），双侧附件区未扪及包块，压痛（++）。血常规未见异常。妇科彩超示，子宫体略大，余未见异常。

†**中医诊断**† 妇人腹痛。证属肝经郁热，气滞血瘀。

†**西医诊断**† 盆腔炎性疾病。

†**治则**† 疏肝泄热，理气活血。

†**处方**† 丹栀逍遥散加减。牡丹皮 10g，栀子 10g，柴胡 12g，当归 12g，川芎 12g，白芍 15g，郁金 10g，香附 10g，木香 6g，延胡索 6g，丹参 15g，甘草 3g。前后服用 10 余剂而愈。

†**按**† 钟秀美认为"女子多郁"，只要有胸闷，喜太息，烦躁易怒，脉弦，均可予逍遥散加减。方中重用当归、白芍养血柔肝；柴胡与郁金疏肝解郁，畅通血行；制香附透气入营，最善疏肝解郁，调经止痛；牡丹皮性寒入血分以清血热；栀子苦寒以清泻里热；佐以生甘草清热解毒，并调和诸药。诸药合用，共奏开郁清热、化瘀止痛之功，使郁开热退瘀除则痛止。

◆◇ 病案三

徐某，女，45 岁，已婚，1998 年 11 月 15 日初诊。

| **主诉** | 反复下腹疼痛 4 个月。

现病史 怀孕并分娩 2 胎，结扎避孕，平素月经周期规律。1997 年 7 月行右侧卵巢囊肿剥除术。术后右小腹反复隐痛，伴腰痛，经期或性生活疼痛加剧，伴性冷淡，时有便意感，带下增多，质稀，二便尚调。舌质淡红，苔薄白，脉沉细。妇科检查示，外阴（-），阴道内淡黄色分泌物，子宫颈正常大小，轻度糜烂，无抬举痛；子宫体后位，活动差，有压痛；双附件区压痛，右侧尤甚，未触及包块。血常规正常。彩超示子宫、双附件区未见异常。

中医诊断 妇人腹痛。证属肝郁脾虚，气滞湿阻。

西医诊断 盆腔炎性疾病。

治则 养肝健脾，活血补肾。

处方 当归芍药散加减。白芍 30g，当归 10g，川芎 6g，茯苓 10g，泽泻 10g，槟榔 10g，白术 15g，续断 15g，薏苡仁 20g，桑寄生 20g，菟丝子 20g，3 剂，水煎服，渣再煎。药后诸症好转，复诊时守上方续服 8 剂，腰酸、腰痛、便意感均消失。

按 钟秀美认为患者属肝郁脾虚之盆腔炎。故予当归芍药散。当归、川芎、白芍养血和血调肝，使气血通畅，肝气条达。现代药理研究，当归对子宫有双向调节作用，既兴奋又抑制，能扩张血管，降低血管阻力及抗血栓作用，具有活血化瘀、补血止痛等作用；同时还发现其有抗炎，清除自由基，保肝利胆，增强免疫功能的作用。对白芍的药理研究显示，其有明显镇痛作用，能调节机体的细胞免疫、体液免疫及巨噬细胞的吞噬功能，能消除实验动物的肠管痉挛，调节子宫平滑肌；白芍提取物对实验动物的急性炎症有抗炎作用，此外白芍还有保肝、解毒、抗肿瘤作用。茯苓、泽泻、白术健脾渗湿，使脾得健运。川芎、当归、白芍相配伍，使气血通畅，脾得健运，肝气条达，湿除瘀消，诸症得除。

第三节　癥瘕

病案一

朱某，女，31岁，已婚，2006年9月19日初诊。

主诉　月经量多3年。

现病史　患者15岁初潮，月经周期28日，经期8日，量中，色暗红，偶夹血块，经常少腹疼痛，经前加剧。近3年来无明显诱因见经量增多，约为平素经量的2倍，色暗红，有血块，月经周期、经前无改变，伴见带下量多，色黄，无异味，夜难入寐，纳可，二便调。舌淡红，苔黄，脉细滑数。妇科检查示外阴已产式，阴道内少量黄色分泌物，子宫颈肥大光滑，口闭，无抬举痛，子宫体后位，增大如孕50多日，质地硬，无压痛，双附件区未见明显异常，无压痛。血常规示，白细胞计数8.6×10^9/L，红细胞计数3.18×10^{12}/L，血红蛋白92g/L，中性粒细胞60%，淋巴细胞36%，血小板120×10^9/L。妇科彩超示，子宫体大小为4.4cm × 6.5cm × 5.0cm，后壁探及一大小约2.3cm × 2.1cm低回声团，考虑子宫肌瘤。

中医诊断　癥瘕。证属气虚血瘀，蕴结成癥。

西医诊断　子宫肌瘤，轻度贫血。

治则　益气活血，化瘀消癥。

处方　黄芪消癥丸。每日3次，每次10g。第1疗程经期加服桃红四物汤加味，药用桃仁10g，黄芩10g，栀子10g，红花6g，川芎6g，当归6g，生地黄15g，生芍15g，每日1剂。

二诊（2007年3月30日）　患者服药期间未见特殊不适，经上述药物治疗3个疗程，现月经周期28日，经期5日，量稍多，余无不适，妇科检查见子宫体稍饱满。复查彩超提示，子宫体大小为5.3cm × 6.5cm × 4.8cm，子宫肌层回声均匀，未见占位病变。嘱续服黄芪消癥丸一疗程，以巩固疗效。1年后随访复查，均已正常。

> | 按 | 钟秀美认为，子宫肌瘤可造成异常子宫出血、腹痛、不孕、失血性贫血等，严重影响患者的身心健康，给患者带来很大痛苦，积极治疗本病非常必要。在几十年的临床实践中，钟秀美对该病进行了深入、系统的研究，积累了丰富经验，所研制的黄芪消癥丸治疗该病临床疗效显著，颇具特色，被列为福建省卫生厅向各级中医院推荐使用的有效中药制剂。该药由黄芪、半枝莲、益母草、三棱、莪术、丹参、生山楂、夏枯草、生牡蛎组成。每次服 10~15g，每日 3 次，3 个月为 1 个疗程。方中黄芪益气补虚；丹参、益母草活血调经，丹参还具有镇静安神、扩张血管、降压降糖之作用；夏枯草、生牡蛎消癥软坚散结，夏枯草还有降压、利尿、使子宫收缩之作用；三棱、莪术逐瘀消癥；山楂消食祛瘀；半枝莲清热凉血，消癥止痛，且有抗癌作用，对防止肌瘤恶变有一定作用。全方具有益气清热、活血化瘀、软坚消癥之功用，用于治疗子宫肌瘤，尤其气虚血瘀兼热者效果较好。

钟秀美指出，中医药治疗子宫肌瘤为患者增加了新的治疗手段，并使部分患者免除了手术之苦，给患者带来了希望，但仍有其局限性，并非一切肌瘤都能治，张锡纯曾有"妇女癥瘕治愈者甚少""治癥瘕者十中难愈二三"之说。因此，选择中药治疗时要掌握原则及适应证；同时治疗本病要有打持久战的思想准备，只有坚持完成治疗疗程才能获得临床疗效。

钟秀美认为，子宫肌瘤在治疗上应以活血化瘀、散结消癥为主，佐以理气行滞、扶正固本，以达到止血、消瘤、恢复元气的目的，但肌瘤常伴有月经过多，或崩或漏，故出血期间常常需要固涩止血，而止血又恐留瘀；消瘤之药以活血破血攻伐之品居多，久用或经期使用恐致出血量增多。为此，临床上应选用既止血又化瘀的蒲黄、茜草之类，辅以益气、理气行滞、养阴、清热之品，可做到消瘤不忘止血，止血不忘消瘤，从而提高临床疗效。

钟秀美在临床中常用于破瘀消癥之药为桃仁、三棱、莪术等，极少使用以水蛭、虻虫为代表的虫类药物治疗子宫肌瘤。她认为，这些虫类药虽有良好的破血逐瘀、散结消癥的作用，但都有"化瘀动血"之弊，容易使阴道出血、经期延长等症状加剧。

朱某，女，31 岁，已婚，1990 年 8 月 19 日初诊。

┆**主诉**┆ 月经量多 3 年，发现子宫肌瘤 1 年。

┆**现病史**┆ 患者近 3 年来经量较前增多 3 倍，色暗红，有血块，月经周期
28 日，经期 8 日，色暗红，夹小血块，经常少腹疼痛，经期加剧，带下量多，
色淡黄，夜难入寐。纳可，二便调。舌淡红，苔黄，脉细滑数。妇科检查示，
外阴（-），阴道内少量黄色分泌物，子宫颈肥大光滑，子宫体后位，增大如
孕 50 多日。1 年前 B 超提示，子宫大小为 7.4cm × 6.5cm × 5.0cm，子宫内回声不
均，子宫后壁探见 2.3cm × 2.7cm 低回声光团。

┆**中医诊断**┆ 癥瘕。证属热滞血瘀，蕴结成癥。

┆**西医诊断**┆ 子宫肌瘤。

┆**治则**┆ 清热活血，消癥散结。

┆**处方**┆ 黄芪消癥丸。每服 10g，日 3 次。第一疗程经期加服桃红四物汤
加味，经治 3 个月经周期，经量大减，较正常月经稍多，经期 5 日，妇科检查
示，子宫体略大，B 超复查提示，子宫 5.3cm × 6.5cm × 4.8cm，子宫内回声均
匀，光点正常，未见占位病变，续服黄芪消癥丸一疗程，以巩固疗效，随访一
年子宫正常。

┆**按**┆ "无瘀不成癥"，瘀血乃是子宫肌瘤的主要病机，且因长期出
血，导致气血两亏。因此治疗上应采用活血化瘀、软坚消癥，辅以益气清热，
以达到"止血、消瘤、扶正固本、恢复元气"的目的。自拟黄芪消癥丸（由本
院制剂室生产），乃取黄芪益气补虚；丹参活血调经；三棱、莪术、延胡索、
赤芍等逐瘀消癥；香附理气活血；黑蒲黄化瘀止血；生牡蛎、黄药子、夏枯草
等消痰软坚；山楂消食祛瘀；半枝莲清热凉血，消癥止痛，且有抗肿瘤作用，
对防止肌瘤恶变有一定作用。全方具有益气清热、活血化瘀、软坚消癥之功，
用于治疗子宫肌瘤、卵巢囊肿，尤以热滞血瘀者效果较好。临床上发现患者服
用黄芪消癥丸后，月经较快趋于正常，是否与三棱、莪术、丹参、黄芪、黑蒲
黄等含有大量锌、铜、铁等微量元素，有助于调节卵巢功能有关，有待今后进

一步探讨。

病案三

陈某，女，35岁，已婚，2005年8月10日初诊。

主诉 月经改变半年，发现子宫肌瘤1个月。

现病史 患者平素月经规律，17岁初潮，每30日1行，每次7日，量中，色暗红，无痛经，无夹血块，最近1次月经2005年7月23日；怀孕3次，顺产1胎，人流2次，结扎避孕，无再生育要求；平素带下正常。半年来患者月经紊乱，无明显周期可辨，经期延长，有时7~8日，甚或淋漓20多日未净，经量增多2~3倍，经色暗红，有血块，质黏稠，伴胸闷，夜难入寐，头晕，神疲乏力，咽干喜饮，大便干结，小便调。1个月前检查B超提示，子宫肌瘤，大小约2.5cm×1.8cm。舌偏红，苔薄黄，脉数。妇科检查示外阴（-），阴道畅，内见中量淡黄色分泌物，质黏稠；子宫颈肥大，口闭，未见赘生物，无抬举痛；子宫体前位，增大如孕50日大小，形态欠规则，质地稍硬，无压痛；双附件区未见明显异常，无压痛。B超示，子宫大小为8.4cm×7.0cm×6.3cm，子宫底可见2.5cm×1.8cm低回声团，提示子宫肌瘤。血常规示，白细胞计数$10.2×10^9$/L，红细胞计数$2.55×10^9$/L，血红蛋白80g/L，中性粒细胞百分数68%，淋巴细胞百分数32%。

中医诊断 癥瘕。证属热滞血瘀，蕴结成癥。

西医诊断 子宫肌瘤，中度贫血。

治则 清热活血消癥。

处方 黄芪消癥丸（钟秀美经验方）加减。白花蛇舌草15g，半枝莲15g，夏枯草15g，丹参15g，香附10g，三棱10g，莪术10g，赤芍12g，生牡蛎20g，蒲黄10g，山楂10g，10剂，水煎服，日1剂。

二诊（2005年8月20日） 患者昨日月经来潮，辰下阴道出血量多，夹血块，舌偏红，苔薄黄，脉数。改服芩术四物汤加减，药用黄芩10g，白术15g，生地黄15g，生白芍15g，川芎6g，当归6g，侧柏叶10g，地榆10g，加益

254

母草 15g，桃仁 10g，茜草 10g，5 剂，水煎服，每日 1 剂。

三诊（2005 年 8 月 25 日） 药后，患者阴道出血量明显减少，血块减少，现月经已净，继续守 8 月 10 日方，每 2 日 1 剂，经期改用芩术四物汤加减口服 7 剂。

经上述调治 3 个月，月经周期基本正常，经量稍多。B 超复查示，子宫大小为 7.8cm×5.8cm×4.5cm，子宫肌层未见异常回声。

◆ 病案四

薛某，女，38 岁，1999 年 7 月 6 日初诊。

主诉 发现盆腔包块，伴小腹隐痛 3 个月。

现病史 患者于 3 个月前体检时发现盆腔包块。最近 1 次月经 1999 年 6 月 29 日，在外服抗菌消炎药无效。就诊时彩超示，子宫正常大小，子宫内膜 6mm，左附件探及 6.0cm×3.2cm×2.8cm 混合性团块，右附件（-）。血常规检查正常，血沉 5mm/h，肿瘤标志物正常。妇科检查示，外因正常，阴道畅，子宫颈光滑，子宫体前位，正常大小，左附件触及包块约 6cm×4cm×3cm，质中，边界清，活动差，压痛（++）。舌红，苔薄黄，脉涩。

中医诊断 癥瘕。证属湿热瘀结。

西医诊断 盆腔炎性包块。

治则 清热解毒，活血消癥。

处方 败酱草 15g，蒲公英 15g，夏枯草 15g，半枝莲 10g，皂角刺 10g，三棱 10g，莪术 10g，生牡蛎 30g，海藻 15g，7 剂。配合中药蒲公英 15g，败酱草 15g，紫花地丁 15g，皂角刺 15g，赤芍 10g，水煎至 100mL，药温 35℃保留灌肠，每日 1 次。

二诊（1999 年 7 月 13 日） 服药后症状平常，守上方续进 7 剂，配合中药保留灌肠，每日 1 次。

三诊（1999 年 7 月 20 日） 经前期，小腹隐痛，乳胀痛，予活血通经、软坚散结治疗，方用桃红四物汤加味。处方为桃仁 10g，红花 10g（布包），川芎 10g，赤芍 15g，牛膝 10g，益母草 15g，夏枯草 15g，白花蛇舌草 15g，皂角刺 10g，7 剂，配合中药保留灌肠治疗。

四诊（1999 年 7 月 27 日） 末次月经 1999 年 7 月 26 日，量中，色暗红，夹血块，小腹胀闷不痛，方易钟秀美经验方通经汤加味。药用桃仁 10g，红花 10g（布包），川芎 10g，当归尾 10g，路路通 15g，牛膝 10g，益母草 15g，泽兰 10g，鸡内金 6g，5 剂。

五诊（1999 年 8 月 3 日） 患者月经 6 日净，经血中等，色暗红，血块，经行小腹隐痛，继以钟秀美经验方黄芪消癥丸口服 2 个月，每次 10g，早晚各 1 次，经期停服。

六诊（1999 年 10 月 12 日） 患者无所不适，末次月经 1999 年 10 月 2 日，量中，色暗红，无块，行经 6 日净，彩超复示子宫附件（-），双侧附件未及包块。

按 钟秀美常用多途径给药治疗盆腔炎性包块、异位妊娠包块等，这也是内病外治的一个优势病种，由于中药通过灌肠在直肠直接吸收，可使药物直达病所，更易发挥药效。其中败酱草、蒲公英、半枝莲清热解毒；皂角刺、三棱、莪术活血化瘀；夏枯草、生牡蛎、海藻软坚散结消包块。全方共奏清热解毒、软坚散结之效，使热清瘀散则包块自消。

● 病案五

陈某，女，32 岁，2018 年 10 月 31 日初诊。

主诉 婚后 3 年未孕，彩超发现卵巢囊肿 5 日。

现病史 患者 3 年前结婚，有正常夫妻性生活，无避孕，至今未孕。5 日前就诊外院妇产科行妇科彩超检查提示子宫肌腺病，右附件区巧克力囊肿，大小约 3.0cm×2.8cm。患者月经周期正常，末次月经 2018 年 10 月 22 日，经量多，夹血块，经前、经期下腹痛明显，伴腰痛，痛则欲呕，难入眠。妇科检查示，子宫颈光滑，无抬举痛；子宫体后倾，形态饱满，活动差，子宫右后方可触及一包块，边界清，直径约 3cm，左附件区未触及明显异常，无压痛。舌淡暗、边有瘀斑，苔薄白，脉沉弦。

┤**中医诊断**├　癥瘕。证属气滞血瘀。

┤**西医诊断**├　子宫内膜异位症，有子宫肌腺病与右卵巢巧克力囊肿。

┤**治则**├　行气活血，化瘀消癥。

┤**处方**├　半枝莲 15g，莪术 10g，三棱 10g，生蒲黄 10g，鳖甲 15g，生牡蛎 20g，赤芍 12g，鸡内金 10g，延胡索 10g，海藻 15g。10 剂，水煎服，渣再煎，400mL 煎至 200mL，早晚饭后温服。

┤**二诊（2018 年 11 月 14 日）**├　服上方后无不适，刻下症见腰酸，少腹隐痛，舌淡暗，苔薄白，脉弦细。处方为小茴香 6g，干姜 3g，延胡索 10g，生蒲黄 10g，没药 6g，乳香 6g，当归身 10g，川芎 6g，桂枝 8g，赤芍 12g。7 剂，每日 1 剂，煎法同前。

┤**三诊（2018 年 12 月 5 日）**├　患者诉于 2018 年 11 月 16 日月经来潮，量多，夹血块，经前 2 日至经后，疼痛持续共 10 日左右，下腹痛较前稍有缓解，但仍腰痛较剧，目前月经已干净，无明显不适。舌淡暗，苔薄白，脉沉细。处方为当归 10g，白芍 15g，柴胡 12g，茯苓 10g，白术 10g，川芎 6g，鸡血藤 20g，鸡内金 10g，海藻 15g。7 剂，水煎服，渣再煎，400mL 煎至 200mL，早晚饭后温服。

　　该患者断续治疗 3 个多月，治疗过程中，经前予少腹逐瘀汤加减，经后予逍遥散加减调经，经期腹痛及腰酸均明显缓解。2019 年 4 月 20 日复诊，复查彩超提示右附件区囊肿消失。

┤**按**├　本案患者为气血瘀结，滞于胞宫冲任，积结日久，结为肿块，故见卵巢囊肿。中医辨证治疗当行气活血，化瘀消癥。根据女性的月经周期中阴阳转化及气血盈亏变化的规律，指导不同月经时期的调经用药，经后期血海空虚渐复，子宫藏而不泻，呈现阴长的动态变化，予逍遥散养血理气调经；经前期为阴盛阳生渐致重阳，血海由满而溢泻，予少腹逐瘀汤加减调经止痛，行气活血，化瘀消癥。患者经治疗 3 个多月后经行腹痛症状缓解，复查彩超见卵巢囊肿消失，是以证方相符之故。

陈某，女，29岁，已婚，2019年11月7日初诊。

┤**主诉**├ 体检发现卵巢肿物4个月。

┤**现病史**├ 患者既往月经尚规则，13岁初潮，每28~30日1行，每次6~7日，量中，色暗红，无痛经，无夹血块，末次月经2019年10月20日。怀孕2次，顺产2胎，现节育器避孕，无再生育要求；平素带下正常。患者4个月前体检查彩超提示卵巢囊肿，未处理。今为求进一步诊治遂来求诊。查妇科彩超示，子宫大小正常，子宫内可见节育器回声；右侧附件区可见大小约5.2cm×4.1cm无回声区，边界清；左附件未见异常。刻下症见右下腹隐痛，纳寐尚可，带下不多，二便自调，舌暗淡红，苔薄白，脉沉细。

┤**中医诊断**├ 癥瘕。证属气虚血瘀。

┤**西医诊断**├ 右卵巢囊肿。

┤**治则**├ 益气活血，化瘀消癥。

┤**处方**├ 生黄芪15g，丹参10g，莪术10g，三棱10g，延胡索10g，赤芍10g，香附15g，黑蒲黄10g，山楂15g，夏枯草6g，生牡蛎20g。7剂，水煎服，渣再煎，400mL煎至200mL，早晚饭后温服。

┤**二诊（2019年11月14日）**├ 服上方后乏力缓解，无腹痛等不适，舌质淡，苔薄白，脉沉细。上方减掉延胡索，继服14剂，每日1剂，煎法同前。

┤**三诊（2019年11月28日）**├ 患者诉服药后无明显不适，于2019年11月25日月经来潮，月经量较前稍增多，无腹痛，无瘀块。面色稍红润，舌质淡，苔薄白，脉细。继续服用前方14剂，每2日服用1剂，煎法同前。嘱下次月经干净后复查妇科彩超。

┤**四诊（2019年1月2日）**├ 患者本次月经干净后复查妇科彩超提示双侧附件未见异常，囊肿消失。

┤**按**├ 该患者由于素体气虚，气虚运化无力，致血行不畅，瘀血阻滞胞脉，形成卵巢囊肿。气虚则乏力；血行不畅，不通则痛，故见下腹隐痛。中医辨证治疗当益气活血，化瘀消癥，用黄芪消癥丸治疗，盖"无瘀不成癥"，瘀血乃是癥瘕的主要病机，因此治疗上采用益气活血，化瘀消癥，扶助正气之黄芪消癥丸，可达到消瘤、扶正固本、恢复元气的目的。方中黄芪益气补虚；丹参活血调经；三棱、莪术、延胡索、赤芍等逐瘀消癥；香附理气活血；黑蒲黄化瘀止血；山楂消食祛瘀；夏枯草软坚散结，消瘀止痛。治疗后临床诸症减轻，复查彩超提示卵巢囊肿消失，是以证方相符之故。

◆ 病案七

黄某，女，41岁，已婚，2017年1月28日初诊。

主诉 下腹部闷胀感半个月，彩超发现卵巢囊肿1日。

现病史 患者因半月前无明显诱因出现下腹部闷胀感，夜间睡眠时明显。1日前就诊外院查彩超提示左附件区无回声，大小约3.5cm×2.5cm，边界清楚，子宫内膜厚约10mm，子宫内可见节育器回声，右附件区未见异常。患者形体偏胖，末次月经2016年11月23日，量多，色红，质黏，有血块，现已停经2个月余。辅助检查示，尿早早孕试验为阴性。刻下症见下腹部闷胀感，以左侧为主，口苦，纳眠可，二便调。舌淡红，苔白腻，脉滑。

中医诊断 癥瘕。证属痰湿血瘀。

西医诊断 左卵巢囊肿。

治则 化痰通经，活血消癥。

处方 陈皮10g，半夏10g，茯苓12g，川芎10g，当归15g，赤芍12g，白术15g，香附15g，夏枯草20g，益母草15g，怀牛膝15g。14剂，水煎服，渣再煎，400mL煎至200mL，早晚饭后温服。

二诊（2017年2月17日） 患者服药后无明显不适，末次月经2017年2月5日，行经10日，量多，色暗红，质黏，有血块。刻下症见无明显下腹部不适感，带下量少，色白，无异味，纳眠可，二便调。舌淡红，苔薄白腻，脉滑。上方减掉益母草，继服14剂，每日1剂，煎法同前。

三诊（2017年3月3日） 患者诉服药后无明显不适，于2017年3月1日月经来潮，月经量较前稍增多，无腹痛，无瘀块。舌质淡，苔薄白，脉细滑。上方加茜草 10g，地榆 10g，5 剂，每日服用 1 剂，煎法同前。嘱月经干净后复查妇科彩超。

┤ 四诊（2017 年 3 月 9 日）├ 患者服药后无明显不适。3 月 8 日彩超检查提示，子宫内膜回声正常，厚约 0.57cm，节育器位置正常；双附件区未见异常。

┤ 按 ├ 卵巢囊肿是妇科常见病、多发病，中医归属于"积聚""肠覃""癥瘕"等范畴。本病的发生为下焦水气凝聚不散，水湿停滞过久，阻碍气机的运行，气行不畅，而致血瘀，日久而形成卵巢囊肿。因此，治疗上应以化痰除湿、行气通经、化瘀消癥为主。在辨证准确的前提下进行随症加减方可获效。主方采用妇科涤痰汤加味。方中陈皮、半夏利气燥湿而祛痰；茯苓、白术健脾利湿化痰；当归、川芎、鸡血藤养血活血；赤芍、香附行气散瘀，调经止痛；益母草利水，活血调经；怀牛膝引药下行致病所。该病例经治疗后症状明显缓解，囊肿消失，要求患者 3 个月后随访，连续 2 次彩超检查，均未再发现囊肿。

第五章

其他妇科常见病医案

◆▷　**病案一**

吴某，女，24 岁，已婚，1997 年 4 月 6 日初诊。

┤**主诉**├　下腹疼痛伴带下量多，色黄 3 日。

┤**现病史**├　患者平素月经正常，于 1997 年 3 月 27 日因意外妊娠在外院行人工流产术。术后 7 天血止，随即有性生活。近 3 天来出现下腹部胀痛，拒按，腰骶部酸痛伴有便意感，带下量多、色黄质稠、有臭味，畏冷发热，口干，尿黄短赤，大便干结。舌质红，苔黄厚，脉滑数。妇科检查示，外阴阴毛分布正常；阴道通畅，黄稠脓性带，阴道壁及子宫颈充血；子宫体前位，正常大小，压痛明显；双附件增粗，压痛明显。超声检查示，子宫前位，体积略大，双附件未见占位改变。

┤**中医诊断**├　带下病。证属湿热瘀滞。

┤**西医诊断**├　盆腔炎性疾病。

┤**治则**├　清热利湿，活血止痛。

┤**处方**├　五味消毒饮。蒲公英 15g，紫花地丁 15g，金银花 15g，野菊花 15g，皂角刺 12g，丹参 12g，川楝子 10g，延胡索 12g，薏苡仁 15g，甘草 3g，生大黄 6g，后下，4 剂，水煎服，渣再煎。

┤**二诊（1997 年 4 月 10 日）**├　患者腹痛大有好转，带下减少，大便通畅。妇科检查示子宫体双附件压痛减轻。守上方去生大黄，继服 5 剂而愈。

┤**按**├　本案为人工流产后不节房事，胞宫空虚，湿热之邪入侵，与血相搏，瘀阻胞宫胞脉，气血不畅，不通则痛。方中蒲公英、紫花地丁、金银花、野菊花清热解毒，药理研究证明此些药物具有广谱抗菌作用；丹参、川楝子、延胡索能活血化瘀，理气止痛，有利于炎症渗出物的吸收；皂角刺辛温，为拔毒消肿、溃疮排脓要药；薏苡仁甘淡渗湿，健脾利水，清热排脓；生大黄能清泄湿热，凉血解毒。

◆ **病案二**

郑某，女，11岁，未婚，1993年6月4日初诊。

| 主诉 | 外阴分泌物多伴阴痒1年余。

| 现病史 | 患儿1年前染上手淫，嗣后常感阴部分泌物量多，色黄甚则如脓，伴阴痒难忍，曾于3个月前求治于外院，查分泌物检出细胞外革兰氏阴性双球菌，予肌肉注射青霉素8万U，日2次，10日后症状减轻而停止治疗。近一周来上症加剧，伴恶心纳呆，口干不喜饮，小溲短赤，大便正常，舌红，苔黄根厚，脉细滑。检查见双侧小阴唇潮红，阴道口充血，分泌物（+++），色黄绿，质稠，分泌物化验检查示，白细胞（+++），上皮细胞（++），检出细胞外革兰氏阴性双球菌。

| 中医诊断 | 带下病。证属脾虚湿热。

| 西医诊断 | 外阴阴道炎。

| 治则 | 健脾燥湿，杀虫止痒。

| 处方 | 茵栀平胃散加减。茵陈15g，炒栀子10g，苍术10g，厚朴10g，陈皮10g，萆薢10g，白鲜皮10g，土茯苓10g，大枣10g，生姜3片，甘草3g。

配合熏洗冲剂外洗（钟秀美经验方），3日后黄带大减，阴痒减轻，继续用药10日而症除，复查分泌物示，白细胞（++），上皮细胞（++），未检出革兰氏阴性双球菌。继续同药一周以巩固疗效。嘱保持外阴清洁，杜绝手淫不良习惯。

| 按 | 茵栀平胃散乃钟秀美治疗幼儿脾胃湿热，带下病之常用方，经多年临床实践，疗效肯定。方中苍术清热燥湿；厚朴、陈皮健脾行气；生姜、大枣、甘草健脾益气，中和清热药之寒气，顾护患孩脾胃，杜绝生痰湿之源；茵陈、栀子清热利湿；萆薢、白鲜皮清热利湿，杀虫止痒。小儿为稚阴稚阳之体，脾胃功能较弱且湿易化热，在利湿过程中不忘扶正，而扶正又不留邪，不必专事止带，热去湿除，则带下病自愈。

病案三

万某，女，38岁，已婚，1993年7月20日初诊。

主诉 带下量多，性交出血3个月余。

现病史 患者近3个月余带下量多，同房出血，伴见头晕神疲，纳呆，舌红，苔薄黄，脉细。妇科检查示，外阴正常，阴道通畅，白色分泌物（++），子宫颈Ⅱ度糜烂，接触性出血，子宫体后位，正常大小，双附件正常。白带常规检查示，白细胞（++），内皮祖细胞（++），未检出滴虫、真菌，子宫颈涂片检查排除子宫颈癌。

中医诊断 带下病。证属脾胃湿盛，蕴久化热。

西医诊断 子宫颈炎。

治则 清热解毒，收敛止带。

处方 宫糜散。予0.1%新洁尔灭常规消毒外阴、阴道后，子宫颈糜烂局部外敷宫糜散，2日1次。换药3次后，接触性出血消失，带下量减，纳谷倍增，用药期间禁止性生活。如此用药12次，带下正常，宫糜痊愈。

按 宫糜散是钟秀美的经验方，由青黛、冰片、海螵蛸、黄柏等药组成，本院制剂室生产。方中青黛清热解毒凉血，对多种细菌有抑制作用；冰片清热止痛，防腐生肌，对多种细菌有抑制作用；海螵蛸收敛止带止血，能促进局部炎症组织之修复；黄柏燥湿解毒，具有广谱抗菌作用及抑制某些常见致病真菌，局部用药可减少药物副作用及提高疗效。

病案四

王某，女，27岁，已婚，1995年8月11日初诊。

主诉 黄带量多，秽臭，阴痒3日。

现病史 患者3日来出现带多色黄，秽臭，伴阴痒，无腹痛，纳可，寝寐难安，舌红，苔薄黄，脉滑。妇科检查示，外阴潮红，阴道内脓性分泌物（+++），子宫颈充血、光滑，子宫体后位，正常大小，双附件正常；白带常规检查示，白细胞（+++），上皮细胞（++），查出滴虫。

† **中医诊断** † 带下病。证属湿热下注。

† **西医诊断** † 滴虫性阴道炎。

† **治则** † 清热解毒，燥湿止带，杀虫止痒。

† **处方** † 熏洗冲剂（钟秀美经验方）。熏洗冲剂 10 包，先熏后洗，每日 1~2 次，2 日后症状大减，如此熏洗 8 次，症状全消，连续复查 2 次白带常规均未查见滴虫。

† **按** † 熏洗冲剂是钟秀美的经验方，由蛇床子、苦参根、艾叶、明矾等研成细末，再纱布袋包装，每包 30g，使用时，将开水冲泡后趁热先熏后洗阴部，或装入阴道冲洗器中冲洗阴道。方中蛇床子、苦参根清热解毒，燥湿杀虫止痒，艾叶温经散寒止痛，以上三药药理研究对细菌、寄生虫及真菌有明显的抗菌作用；明矾解毒消肿，收湿止痒，药理试验有较好的抑菌作用。运用熏洗方法，可通过药力和热能作用于人体组织，使患部温度升高，改善血液微循环，使神经末梢传导功能得到调节，刺激了免疫功能，增强了机体抗病能力，白细胞吞噬功能提高，病菌被灭与毒素中和，从而使病变组织康复。钟秀美临床经验丰富，根据多年临床经验，并结合现代药理研究结果，组方严谨，疗效肯定。

石某，女，37 岁，已婚，1999 年 7 月 6 日初诊。

主诉 外阴肿痛 5 日。

现病史 患者 5 日前外阴瘙痒，灼热疼痛，逐渐加剧，近 2 日更见外阴溃疡，红肿热痛，带下量多色黄，在外自涂药膏（不详）未效，现行走困难，夜难入寐，小便短赤，大便干燥，舌红，苔黄，脉弦滑。妇科检查示，左侧小阴唇外侧见一溃疡点直径约 0.4cm，阴道内脓性分泌物多、色黄，子宫颈充血，轻度糜烂；白带常规检查示白细胞（+++），未见真菌、滴虫，无淋球菌，子宫体常大，双附件未及包块。

中医诊断 阴疮。证属湿热下注。

西医诊断 外阴溃疡。

治则 清肝泻热，解毒敛疮。

处方 龙胆泻肝汤加减。龙胆草 10g，炒栀子 10g，黄芩 6g，柴胡 10g，黄柏 6g，泽泻 10g，车前草 15g，生地黄 10g，当归 10g，败酱草 15g，生大黄 6g（后下），甘草 3g，4 剂，水煎服，渣再。

配合外洗，清热解毒，除湿止痒，方用熏洗冲剂（钟秀美经验方），每次 1 袋，每日 1 次，先熏后洗，坐浴 10min。

二诊（1999 年 7 月 11 日） 上药 4 日，外阴红肿明显减轻，溃疡见收，脓性分泌物大减，大便通畅，小便仍黄赤，舌红，苔黄，脉弦。守上方内服外用 1 周，诸症除，夜寐安，二便调，舌淡红，苔薄黄，脉细。遂以逍遥散调理善后。

按 患者平素肝火旺而易怒，加之外阴不洁而致病，钟秀美以龙胆泻肝汤清肝胆湿热。方中以龙胆草泻火清肝胆湿热为主；以栀子、黄柏、大黄苦寒泻火，协助龙胆草清肝泻火为辅；当归、生地黄养血滋阴，以防苦寒药伤阴；柴胡疏肝理气；败酱草、黄芩清热解毒；甘草调和诸药。全方共奏清利湿热、敛疮止痒之效。

许某，女，19 岁，未婚，1995 年 11 月 25 日初诊。

|主诉| 双侧乳房肿痛 1 年。

|现病史| 患者平素经调，近一年来经前乳房胀痛明显，曾作红外线检查确诊为乳腺增生症，经诊治，服天冬素片及抗生素未见效，末次月经 1995 年 11 月 20 日，查体见双侧乳房外上象限触及 3cm×3cm、3cm×4cm 大小的肿块，界线清楚，质地中等，活动性好，不与皮肤粘连，皮色正常，触痛明显，舌质暗红，苔白根厚，脉弦。

|中医诊断| 乳癖。证属气滞血瘀，痰湿凝聚。

|西医诊断| 乳腺增生结节。

|治则| 理气活血，消癥散结。

|处方| 黄芪消癥丸。内服黄芪消癥丸 10g，日服 3 次；外用药朴硝 30g、制乳香 15g、制没药 15g、皂角刺 15g，水煎湿热外敷，每次 30min，日 3 次。患者 1995 年 12 月 20 日月经即将来潮，经前乳胀明显，予丹栀逍遥丸 10g，日 3 次口服；月经于 1995 年 12 月 22 日来潮，经量较多，色暗红，夹小血块。如此用药 3 个月经周期而愈，随访 2 个月未复发。

|按| 乳腺增生症属中医学 "乳癖" "乳中结核" 等范畴，钟秀美认为，乳腺组织受卵巢雌孕激素的影响而发生周期性、生理性的增生和复原，当复原不全时则导致乳腺导管、小叶或其周围结缔组织细胞过度增生，乳头为肝经所过，乳房为肝经所主，七情等情志因素可引起肝气郁结，气为血帅，气滞则血瘀，木克脾土，肝脾失调，痰瘀互结，乳络阻滞而发本病，气滞血瘀痰阻是引起乳腺增生症的关键，钟秀美治疗本病，针对病机，善用经验方黄芪消癥丸内服及中药水煎湿热外敷，临床疗效满意。黄芪消癥丸是钟秀美的经验方，由生黄芪、丹参、三棱、莪术、延胡索、香附、生牡蛎、生山楂、半枝莲等药共研细末，练蜜为丸，烘干，密封备用，每次 10g，日 3 次。方中黄芪益气补

虚；丹参活血调经；三棱、莪术、延胡索逐瘀消痰；香附理气活血，为血中之气药；生牡蛎消癥软坚；生山楂消食祛痰；半枝莲清热凉血，消炎止痛，并具抗癌作用，对防止恶变有一定作用。全方药物均入肝经，以达病所，较好地发挥疗效。而外敷中药中，朴硝能软坚散结消肿，价廉实用；制乳香、制没药活血行气止痛；皂角刺祛痰消肿。内外合治以达速效。

传承篇

第一节　悬壶济世似观音，仁心仁术为百姓

　　时间过得真快，敬爱的老中医钟秀美离开我们 4 年了。此次泉州市政协组织编撰"泉州市全国老中医药专家学术经验传承系列丛书"，恩师钟秀美名列其中，并指定了由我负责钟秀美这册的撰写工作。师恩如山重！多年的耳提面命、悉心栽培，钟主任是良师、是益友，更是我永远的榜样。面对重任，我责无旁贷，并不惮于自己才疏学浅、力量有限，我要尽力将钟主任高尚的从医道德、精湛的医疗技艺、广博的处世胸襟、仁慈的为人之道记录下来，希望能够借此机会留下一份惠及人民的医道智慧，为当今社会献上一份宝贵的精神财富，并借此纪念九泉下的恩师。

　　1984 年我从福建中医药大学毕业，分配到泉州市中医院，有幸能与钟主任一起从事妇科临床工作，加上 1993 年 6 月至 1996 年 6 月作为福建省老中医专家学术经验继承人跟师学习 3 年、1997 年 1 月至 2000 年 1 月作为全国第二批老中医药专家学术经验继承人学习 3 年，让我与钟主任结下了深厚的师生情缘，在学习、生活和为人处世等诸多方面深受其教诲和帮助。她专心地致力于妇科疑难杂病的研究和临床实践，医治了几十万名妇科患者，成为在福建省妇科领域有一定影响的专家，为医院和泉州人民做出了较大的贡献。钟主任的医德医术让我对运用中医药治疗妇科疾病产生了浓厚的兴趣，并在实践中不断学习与探索。2002 年我被评为福建省首届"巾帼建功标兵"，并被授予"福建省三八红旗手"荣誉称号；2012 年被福建省总工会评为"女职工标兵"，选聘为中国人民政治协商会议第十届泉州市委员会委员；2014 年 8 月，当选福建省中医药学会妇科分会第六届委员会副主任委员；2016 年成为福建省"第一批基层老中医药专家师承带徒工作指导老师"；2017 年 11 月，当选中华中医药学会妇科分会第六届委员会委员；2022 年 4 月被评为福建省"第四批老中医药专家学术经验继承工作指导老师"。这些成绩的取得都归功于恩师的辛勤栽培和无私的传、帮、带。跟师期间，钟主任的很多门诊患者让我至今仍记忆犹新。1993 年 6

月，一名 28 岁患者，自然流产 4 次，第一次怀孕 11 周时因参加体力劳动流产，嗣后 3 次经保胎无效又流产，慕名找到钟主任请求治疗。经钟主任检查诊断为习惯性流产，治以大补元气、温肾助阳，并嘱其流产后调补，避孕一年。患者1994 年 6 月 10 日月经来潮，疲乏无力，钟主任继续予补肾固冲治疗，如此多次调补半年，患者于 1995 年 1 月 20 日来诊，停经 39 天，尿妊娠试验呈阳性，续补肾益气、养血安胎，治疗至 4 个孕月，后足月顺产一女婴，患者十分高兴。钟主任就是这样认真并孜孜以求地为患者解决困难，得到了许多患者和学生的敬重。钟主任求学行医 60 余载，博览中医经典，善采各家之长，形成了自己独特的学术经验，研制的许多院内制剂在临床广为应用，发生了很多用中医药治愈妇科疑难杂病的神奇验案。钟主任高超的医术，被同行和广大群众称赞。

钟主任的门诊患者很多，但钟主任对每一位患者都是面带微笑，详细询问病史，总是很耐心地倾听患者诉说后，再把病史重复说一遍给患者听，确认无误后再书写门诊病历。钟主任对门诊的每一位患者都要起身为其进行仔细的检查，不放过任何细节，生怕由于不查体而漏诊或误诊，辜负了患者对自己的信任。退休多年，钟主任还坚持到医院上班，是什么力量支撑着钟主任坚持门诊？是对患者的爱护，是对患者的不舍，是对自己从事 60 余年的中医药事业的无限热爱！为此有的患者感动得流下了眼泪，多数患者离开诊室前都会请老人家一定要多保重身体！直到 80 多岁高龄，钟主任才在家休息，安度晚年，但因肺癌的侵蚀，钟主任离开了我们。

钟主任对患者热情，对学生关心，对学术更是严谨。在跟师期间，钟主任毫无保留地讲授自己的临床经验和学术观点，从疾病的诊断到辨证分型、处方用药，甚至是单味中药的应用技巧她都细细分析讲解，每次聆听教诲都有胜读十年书的感觉。钟主任告诫我们要西为中用、以中为主、中西结合，治疗疾病要辨证求因、审因论治、辨病和辨证相结合。钟主任的这些学术思想深深地影响着我，是我临床工作中的指路明灯。

为了中医妇科事业的发展，钟主任不仅把临床经验传授给科室的弟子们，更是通过著书立说把毕生学术观点和临床经验分享给每一位中医人。1995 年出版的《中医妇科临证备要》一书，是钟主任的倾心巨著。我们不难想象在夜深人静的夜晚，一位花甲老人把毕生的临床经验方"倾注"在纸上，有"方"有"量"。她说："中医的传承很重要，不能太保守，要把我临床用的方子真实地写进去，让其他同道用了我这个方子也有效，这样人家才会佩服你，不然写这书就没有意义了。"多么朴实的语言，这就是"大医精诚，止于至善"。她不愧是我国的中医专家，一位德高望重的长者！

如今，钟主任研发的"脾肾双补汤"还在患者家的灶台上煎煮，"黄芪消癥丸"仍在患者的胃肠中吸收，"熏洗冲剂"排解了一个个患者外阴瘙痒的难言之隐，而她老人家却已经离我们而去……那沸腾而起的药烟随风而逝，钟主任的音容笑貌却仍然留在我们心中；那煎取药汁后的药渣已倾倒入土，钟主任的仁心仁术却永远被我们继承；那一剂剂奇药已经调养了许多患者的身体，"孕育"了一个个鲜活的生命；那潜行经络的药效已经治愈了无数抱病的躯体……钟主任的一生为中医药事业的发展耕耘奋斗，为中医药学术的传承保驾护航，为中医妇科人才的培养呕心沥血。她是病人心目中的良医，是弟子们心目中的良师，是老百姓心目中的大医！

老师的音容笑貌犹在眼前，却已相隔天遥地远。饮其流者怀其源，学其成时念吾师。

陈敏

第二节　跟师钟秀美治疗围绝经期异常子宫出血的体会

本人作为钟主任的两届学徒（省级和国家级带徒学生），历时 6 年，有幸得到钟主任的理论指导和常年耳提面命的教诲。这里列举钟主任治疗围绝经期异常子宫出血的病案，阐述我跟随钟主任治疗过程中的体会。

曾治一例患者何某，51 岁，1997 年 6 月 13 日初诊，停经 2 个月余，阴道淋漓出血 20 余日，量多如崩 2 日为主诉。诊见患者阴道出血量多如崩，色暗红夹血块，伴小腹疼痛，腰酸，口干欲饮，心烦易怒，纳少，二便尚调，舌质偏红，苔薄黄，脉细弦。查血常规示血红蛋白 78g/L；彩超示子宫正常大小，内膜 11mm，双附件未见占位。

中医诊断为崩漏。证属瘀热互结。西医诊断为围绝经期异常子宫出血。治以清热活血止血，方选芩术四物汤加味。药用黄芩 10g，白术 10g，当归 10g，川芎 10g，白芍 15g，生地黄 15g，茜草 10g，海螵蛸 15g，益母草 15g，甘草 3g。

3 剂后，患者出血减半，血色暗红无块，小腹痛止，仍腰酸，口干心烦，头晕，纳可，二便自调，舌脉同上。上方加柴胡 10g，仙鹤草 10g，马齿苋 10g，5 剂。痛减、纳寐可，二便调，仍头晕、腰酸，舌淡红，苔薄白，脉细弦。

三诊时，患者出血已止，继以二至丸加减治疗，药用女贞子 15g，墨旱莲 15g，生地黄 10g，山茱萸 10g，黄芩 6g，白术 10g，山药 15g，柴胡 10g，10 剂。患者于 1999 年 7 月 9 日月经来潮，量中，色暗红，无块，无痛经，月经 7 天血止。随访 3 个月，月经正常。嗣后钟主任根据患者的症、舌、脉辨治，用补肾健脾汤继续治疗 3 个月，患者月经正常，2 年后绝经。

本病例患者七七刚过，肾气已虚，开合失职致停经 2 个月有余而出血不止。钟主任根据患者症、舌、脉及相关检查诊断为瘀热互结型崩漏，针对病机治以清热活血止血为主，方取芩术四物汤加味治疗，方中黄芩清热解毒，益母草、当归、川芎活血和血，茜草活血，海螵蛸止血，一活一收，相辅相成，使活血不伤正，止血不留瘀；白芍、甘草滋阴柔肝，缓急止痛。全方共奏清热、活血、止血之功效，药中病所。血止后复以二至丸加减滋阴补肾、健脾疏肝调理善后，预防复发，体现钟主任治病以动为主（清热活血），以静制动（养血止血），动静结合，以和为顺（健脾、补肾、疏肝调理善后）。

女子六七、七七三阳脉衰，肾气已虚，天癸将竭，冲任虚衰，血海盈满失期，故而经不循期，量不恒定，少则如漏淋漓，多则如崩，如山洪暴发。钟主任对此期月经的调摄强调如下。

一是补肾。主要是滋肾阴，补肾阳，以滋阴为主，补而不腻。其次补肾阳应兼顾肾阴，使阴生阳长，不致阳旺动血。肾为先天之本，主藏精，主开合，开合失职，则崩中漏下或闭经。其三则善用阴中求阳，阳中求阴，达到阴阳平衡。

二是健脾。主要是以后天养先天，通过健脾达到补肾之目的。肾为先天之本，脾为后天之本，为气血生化之源，通过健脾而补肾，使气血旺盛则经水循经。

三是疏肝。"七情之病，必由肝起"，肝主疏泄、主情志，主管人体全身气机的运行，影响着人的情绪。情绪郁结会造成肝脏疏泄功能障碍，也会影响肝脏供血，从而出现肝气郁结，气滞血瘀。木克脾土则可致脾虚，应适当"治未病"。

通过该病例说明，以动为主，以静制动，动静结合，以和为顺，可广泛应用于其临床治病的全过程。

月经不调疾病按青春期、育龄期和围绝经期分别诊治。青春期和围绝经期，前者为肾气未充，后者为肾气已虚。故治当补肾为主，健脾为辅。而中年期（育龄期），则因工作、家庭双重负荷，每多情志不遂、忧思郁怒、易致肝郁犯脾，多以疏肝健脾为主。

将治崩三法"塞流、澄源、复旧"结合应用，暴崩下血急则治其标，以塞流为主，血止后再澄源、复旧调理月经周期；漏下病则当辨证论治，结合上述3个年龄段，分别辨证施治。不能一见出血就用止血之品，以免闭门留寇，应辨证求因，审因论治。

引申其他疾病的治疗，钟主任无不"以和为贵"。如对癥瘕的治疗，常用其经验方——黄芪消癥丸，其方药组成具有益气清热、活血消瘀之功效。组方遵循以动为主，以静制动，动静结合，以和为顺之原则。在消癥时不用或极少用虫类药物，一是恐长期服用有毒副作用，二是虫类药物有动血之虞。

钟主任无论是在调理冲任、病证结合、疑难杂病的诊治，还是在内病外治、治未病等方面都充分体现了其学术思想。如该病案在最后调理善后时用的补肾健脾方药，既可巩固疗效，又可预防绝经后所伴随的骨质疏松和心脑血管疾病。此外，在药对使用上也常动静结合，如茜草、海螵蛸这组药对，茜草活血止血属动，海螵蛸收敛止血属静，动静结合，一活一收，使止血不留瘀，活血不伤正。

总结跟师所得并在临床上使用这些方法和经验方使我获益匪浅，钟主任留下的是非常实用的理论和临床经验。

陈敏

钟秀美从医 60 余载，对各种妇科疾病的诊治有独到见解，形成了自己独特的临床经验，并创制了众多临床疗效显著的经验方。早年，针对治疗宫颈炎性疾病的"宫糜散"就是其中之一。

宫颈炎性疾病是妇科常见病、多发病，带下量增多、接触性出血等临床症状严重影响着女性的身心健康。由于此病单纯内服中、西药的临床效果不佳，为此，钟主任研究多年，数改配方，终成宫糜散制剂。研发至今 20 余载，临床疗效显著。

随着妇科疾病谱的发展，近年来人乳头瘤病毒（HPV）感染及宫颈癌前病变的患者逐渐增多，宫颈癌前病变可以通过宫颈锥切等手术消除病灶，但 HPV 病毒感染时常迁延不愈，进而引起患者的焦虑、恐惧等不良心理反应，严重者甚至影响日常生活。幸运的是，近年来越来越多的外用中药自拟方展示了中医学在治疗 HPV 感染上的巨大优势，众多中药自拟方经研究表明具有提高 HPV 转阴率、减少对宫颈外观形态及组织伤害的作用，同时也可有效改善白带增多、白带夹血及带下异味等带下异常的症状，有效地降低宫颈癌变概率。

2015 年起，在泉州市中医院药剂科协助下，科室将钟主任研究的宫糜散制成软膏便于阴道纳药，主要运用于湿热内蕴证的宫颈低级别鳞状上皮内病变（LSIL）及宫颈电环切除术（LEEP）术后的宫颈高级别鳞状上皮内病变（HSIL）患者，其疗效显著且暂未发现明显不良反应及副作用。

宫糜散软膏主要成分为青黛、煅儿茶、黄柏、海螵蛸、煅海蛤壳、硼砂、冰片。此方以青黛为君，煅儿茶、黄柏、海螵蛸、煅海蛤壳为臣，硼砂、冰片为使药。

方中青黛性咸、寒，无毒，入肝、肺、胃经，清热利湿、敛疮抗病毒。现代药理学研究表明，青黛有一定的抗炎、抗感染、抗肿瘤、提高机体免疫的功能作用。煅儿茶性微寒，归肺、心经，活血疗伤、祛湿敛疮、抑制肿瘤。近年

安坤宁冲 水土共济

来多项的研究证实，儿茶有一定的消炎、抑菌、提高自身免疫力、抗肿瘤的作用。黄柏性寒，归肾、膀胱经，清热祛湿敛疮、泻火除蒸、解毒疗疮。现代药理学探索总结出黄柏具有抗炎、抑菌、抑制代谢、调节自身免疫、抗氧化应激及抗癌抑制肿瘤的作用。海螵蛸性微温，归脾、肾经，收湿敛疮、止血、抗肿瘤。海蛤壳性寒，归肺、胃经，祛湿敛疮。现代药理学研究发现，海蛤壳可产生活性氧，调节免疫系统，有一定的抗氧化、抗炎等作用。硼砂具有一定的抗肿瘤、抗病毒、促进机体代谢等作用。外用冰片具有抗菌、抗炎、止痛、抗病毒、促透等功效。

本方一君配四臣，四味臣药为一温三寒之品，既可助君药发挥清热解毒、燥湿收敛的作用，又可发挥止血、去腐生肌的功效。海螵蛸的温性调和阴阳，保护机体阳气不受损；再以少量硼砂、冰片为佐使，清热解毒、祛湿敛疮效果显著且不伤正。将诸药制成膏剂以纳阴的方式给药，药物直达病所并在体温催化下渐渐软化后通过皮肤黏膜被吸收，实现了精准给药，在减少药物使用量的同时可在局部产生较高药物浓度，从而发挥较强且持续的清热解毒、祛湿敛疮、祛腐生肌、止血抗肿瘤的功效。

经泉州市中医院三项临床课题研究证实，宫糜散软膏可改善湿热内蕴型带下病的中医临床症状，有促进 HSIL 患者 LEEP 术后宫颈创面的修复及清除高危型人乳头状瘤病毒（HR-HPV）的作用，可推广作为治疗 LSIL 伴 HR-HPV 感染的选择之一。老中医药专家钟秀美教授宝贵的临床经验值得推广传承、发扬下去。

骆某，女，38 岁，发现宫颈高级别鳞状上皮内病变 1 个月余，于 2020 年 11 月 4 日就诊。中医诊断为带下病（湿热下注），西医诊断为子宫颈上皮内瘤变Ⅲ级（CIN Ⅲ）。术前查 TCT 示 ASC-H；HR-HPV（2+12 分型），2-，12+。入院后予行宫颈电环切除术，术后第二天予宫糜散软膏塞阴处理，一天一次，持续 20 天，连续用药 3 个周期。随诊发现用药后患者宫颈创面渗液、渗血较少，创面愈合时间缩短，术后至今宫颈癌双筛查均为阴性。

黄健妹

第四节　中医药在辅助生殖中的应用

我初入杏林时，即有幸常随钟秀美主任诊病查房，聆听她分析病案、遣方用药，使我受益匪浅。我从医20余年时，恰逢工作室成立，每每跟随钟主任坐诊，仍收获良多。尤令我敬佩的是，钟主任行医60余载，誉满杏林，学验俱丰，却从不固步自封。耄耋之年，仍手不释卷，与时俱进。钟主任提倡以中医整体观为指导，辨证与辨病结合，中西医兼融，提高疗效。如在辅助生殖助孕方面，她认为现代西医技术突飞猛进，但中医药在该领域亦有独特的优势和潜力，二者应有机结合，相辅相成。对行辅助生殖助孕的患者，灵活运用中医药，可调节患者的气血，改善生殖环境，促进受孕。辅助生殖技术（ART）包括人工授精（AI）、体外受精—胚胎移植（IVF-ET）及其衍生技术等。我结合自身体会，阐述在钟主任不孕诊治经验指导下，中医药在辅助生殖，主要是宫腔内人工授精（IUI）、IVF-ET方面的应用，以期为钟老学术传承尽一份绵薄之力。

◆　一、辅助生殖进周前——夫妇同治、预养以培其元

明代名医万全著《育婴家秘》提出"育婴四法"，首法即"预养以培其元"。意为怀胎之先，应预养父母，保养真元之气，为孕胎做好准备。钟主任指出，正常备孕夫妇孕前预养可利孕胎，更遑论不孕患者。行辅助生殖助孕前夫妇均应先调治身体，肾精充，母血足，两精相合，方易受孕，为辅助生殖助孕准备良好基础。

（一）女方预养培元

1. 辨证调治

不孕病因诸多，证候纷杂。钟主任强调应详询经、带、胎、产史，结合全身症状、舌脉，审明脏腑、气血、虚实、寒热，辨证辨病结合，分别采用温补肾气、滋肾养阴、补肾健脾、理气化痰、活血化瘀、清热通管、清热止带、滋

肾养肝、疏肝解郁、聚精养血等治法。

2.周期调治

现代中医学家参考西医神经内分泌下丘脑—垂体—卵巢轴，提出了"肾—天癸—冲任—胞宫轴"学说，明确了补肾对生殖轴的影响，并结合生殖内分泌和卵泡生长发育规律提出中药调周疗法。钟主任在中药调周方面，亦有丰富临床经验。她认为，肾藏精主生殖，中药调周以补肾为主，结合月经周期不同阶段阴阳消长、气血盈亏的生理变化特点遣方用药。

（1）行经期：是经期系周期新始，血室正开。这一时期宜行气和血、活血通经，引经血顺势下行排出，祛瘀生新。方取四物汤加益母草、枳壳、牛膝、泽兰、香附、延胡索等。

（2）经后期：血海空虚，阴分不足，宜以滋肾填精养血为主，促进子宫内膜修复和卵泡发育成熟。方取滋肾散（经验方）加减，方中熟地黄、枸杞、女贞子、墨旱莲滋肾阴；黄精健脾补气养阴；白术既补脾益气，又可制滋阴药之腻；菟丝子、续断补益肝肾，菟丝子尤不温不寒，平补阴阳，守而能走，补而不腻，现代研究其具性激素样作用；丹参活血补血；黄芩清热以抑阴虚之火。诸药合用，养血生精，滋肾促孕。气虚者，加黄芪；失眠者，加酸枣仁、百合；血虚者，加当归、首乌、鸡血藤。钟主任尤喜用鸡血藤于子宫内膜菲薄者，因鸡血藤有"血分圣药"之称，补血活血调经，具有扩张血管、抗血小板聚集、抗氧化、抗炎等广泛的药理作用。

（3）经间期：血充气动，重阴必阳。此期着重引导重阴转阳，气血活动，促进卵泡排出。宜补肾活血，补肾促进气血流通，活血通络推动排卵。可在原方基础上酌加丹参、川芎、路路通等活血通络之品。

（4）经前期：以阳长为主要生理特点，宜补肾助阳，维持黄体功能。方取温肾散（经验方）加减，方中巴戟天、仙灵脾、续断、杜仲、菟丝子、覆盆子温补肾气，帮助提高黄体功能；黄芪益气养血；当归补血活血；墨旱莲滋肾养阴，阴生阳长，阴中求阳，化源无穷。诸药配伍，共收温补肾气、促孕保胎之功。本方以温阳药为主，加入益气补血滋阴之品，于气血中求阳、阴中求阳，配伍严谨，组方精妙。脾肾两虚者，加白术、陈皮；肝血不足者，加枸杞、首乌。

钟主任着重指出，临证无论辨证调治还是运用调周法，均需细察病情变化，因人据时依证制宜，灵活变通，及时调整，切不可固守一法一方。

（二）男方预养培元

《女科正宗·广嗣总论》述，"男精壮而女经调，有子之道也"。男精壮，指男性有正常的生殖功能是受孕必备条件。故以夫精行辅助生殖助孕患者，助孕前男方亦应与女方同步预养培元，阴阳完实，利于受孕。钟主任尤为重视不孕夫妇的配对治疗，认为不孕夫妇男方也应积极诊查，对症诊疗。男方须结合现代检查技术，排查病因，明确是否存在如少精、弱精、无精、畸精、逆行射精、阳痿、睾丸炎、前列腺炎等疾病。除西医对症治疗外，中医审证求因，辨证论治亦有不错疗效。《医学衷中参西录》云："男女生育皆赖肾气作强……肾旺自能萌胎也。"中医治疗男性不育以肾为本，兼脾虚、肝郁、湿热者，可辨证施治。

◆ 二、辅助生殖进周后——分期辨证调治

（一）IUI进周后

IUI指将洗涤处理过的精子悬液通过导管直接注入女性宫腔内以获得妊娠的一种辅助生殖技术，是当前最常用的一种人工授精方法。IUI分夫精人工授精（AIH）和供精人工授精（AID）。IUI有自然周期或促排卵周期，无论何种均可配合中药调周。IUI周期中同时以中药调周，可提高卵子质量，改善子宫内膜容受性，促进黄体功能。特别是促排周期中，促排西药存在排卵率高，受孕率低的弊端，配合中药调周，可与西药协同作用，并减少促排西药的用量，减轻副作用。行夫精宫腔内人工授精夫妇，如男方有精液异常，进周后仍可继续中药辨证调治，改善精液质量，以利于提高受孕率。

（二）IVF-ET 进周后

IVF-ET 指从妇女卵巢内取出卵子，在体外与精子发生受精并培养 3~5 日，再将发育到卵裂期或囊胚期阶段的胚胎移植到宫腔内，使其着床发育成胎儿的全过程，俗称"试管婴儿"。

1. 降调期

垂体降调节，即采用促性腺激素释放激素类似物，以造成垂体脱敏状态，使垂体分泌促性腺激素（Gn）处于低水平。目的在于减少早发黄体生成素（LH）峰的发生，使卵泡发育同步化，募集更多成熟卵泡。降调期患者 Gn 低水平，易出现潮热汗出，躁烦失眠等症状。中药宜补肾养精、滋阴清热，可以六味地黄丸加减。需注意的是，用药不宜过于滋补，以免触发卵泡，反而干扰降调。

2. 超促排卵阶段

超促排卵阶段使用 Gn 刺激卵泡发育，使较多卵泡在短期内迅速发育，消耗大量精血。中医认为肾藏精主生殖，卵泡发育与肾密切相关，故此期可予补肾填精养血之品，方取毓麟珠加减。方中八珍汤补益气血；菟丝子、鹿角霜、杜仲温养肝肾；川椒温督脉。全方既温养先天肾气以生精，又培补后天脾胃以生血，精血充足，胎孕乃成。

3. 移植后

超促排卵可能导致激素短期不协调和黄体功能不足。取卵时，一部分环绕着卵子的颗粒细胞也会被抽取，从而影响黄体功能。故此期重在益肾养血、健黄助孕。

● 三、辅助生殖助孕妊娠后——预培其损、益肾固胎

不孕患者肾气本虚，加之辅助生殖助孕促排、取卵、送精或胚胎移植等人工干预、操作，易致患者阴阳气血失衡，胎元不稳而陨堕。故辅助生殖助孕妊娠后，应预培其损、益肾固胎，这也是中医"治未病"的体现。方取寿胎丸或泰山磐石散加减，二者均为保胎之名方。寿胎丸源自《医学衷中参西录》，方

中菟丝子、桑寄生、续断补肾益精，肾旺自能萌胎；阿胶养血，血旺则胎固；四药虽简，但配伍严谨，共奏补肾安胎之效。泰山磐石散益气养血、固肾安胎，出自《景岳全书》，方中四君补中益气以固胎；四物养血和血以养胎；桑寄生、续断补肾；黄芩清热为安胎圣药；砂仁理气安胎且防补益药之滋腻及黄芩之寒凉；炙甘草调和诸药。

钟主任认为辅助生殖助孕患者往往因病情复杂、久治不愈，四处奔波求诊，易焦虑抑郁或心烦气躁，出现心肾不交、肝郁气滞等。故在补肾基础上，应对症兼予补肾养心、疏肝理气等调理。

不孕的中医药治疗历史悠久，积累了丰富经验。现代辅助生殖给中医药治疗不孕提供了新的领域。实践证明，中医药在提高卵泡质量、改善子宫内膜容受性、促进黄体功能、减少西药使用量、减轻副作用、心理干预等方面均有显著疗效。学习传承钟秀美不孕诊治经验，尤其其在中医药辅助生殖方面的应用，为患者提供更加全面和个性化的治疗，乃吾辈之责、吾辈之幸！

陈秋妮

第五节　钟秀美不孕诊治心悟

钟秀美主任博览群书，潜心钻研，治学严谨，在妇科常见病、疑难病的治疗方面每获奇效。究其原因，独特而正确的思维方法为临床诊疗提供了简捷有效的途径。我有幸受业于恩师门下，亲聆其教诲，受益匪浅。钟主任指出，不孕原因诸多，证候复杂，临证时宜借助西医学检测手段，查明致病原因，把辨证和辨病结合起来，尤其应辨脏腑虚实、气血盛衰、冲任通盛与否，分别采用温补肾气、滋肾养阴、补肾健脾、理气化痰、活血化瘀、清热通管、清热止带、滋肾养肝、疏肝解郁、聚精养血等治法，以达到调整机体功能、促使阴阳气血平衡的目的。然而，不孕的病情无时不在变化，证型随治疗进展也不断改变，因此，不宜仅守一法、只用一方，应当根据不同时期、不同证候，灵活立法，遣方择药。现将钟主任诊治不孕的思路作粗浅探讨。

◆ 一、治不孕，当先调经

钟主任认为，调经是孕育的先决条件。所谓"十不孕，九病经"。《丹溪心法》云："经水不调，不能成胎。"《妇人秘科》指出："女人无子，多以经候不调。"也就是说，经水通调是孕育的先决条件。钟主任宗陈修园"妇人无子，皆因经水不调……种子之法，即在于调经之中"之说，立调经为治不孕之大法。而调经之旨，首调肾气。调经种子之法，重在调理肾、肝、脾，"经水出诸肾""胞脉系于肾"，肾为先天之本、天癸之源、元气之根。肾又为冲任之本，肾主生殖。肾既藏先天之精，又藏后天之精微。肾气旺盛，肾精充沛，任通冲盛，经脉调畅，在一定条件下才能孕育。肝藏血，主疏泄，精血同源，肝之疏泄与肾之闭藏一开一合、一藏一泄，相互配合，以维持正常月经与孕育。脾为生化之源，化生气血，运化精微，脾气健旺，可起到后天养先天的作用。在调理肾、肝、脾的同时应注意调理气血。妇人以血为本，月经以血为用，血与气关系密切，血为气之母，气为血之帅。气行则血行，气滞则血瘀。常用治法是补肾气、益肾精、调冲任、疏肝气、养肝阴、健脾胃、化痰湿、养冲任、理气血，以达到经水调，能种子的目的。钟主任强调育肾是调经之根本，故设孕一方，方用云茯苓 12g，生熟地各 9g，怀牛膝 9g，路路通 9g，炙甲片 9g，公丁香 2.5g，仙灵脾 12g，石楠叶 9g，桂枝 2.5g，制黄精 12g。于经期后服 7 剂，阴阳并调，育肾通络。约至中期（排卵期）换服孕二方，方用云茯苓 12g，生熟地各 9g，石楠叶 9g，紫石英 12g，熟女贞子 9g，狗脊 12g，仙灵脾 12g，仙茅 9g，胡芦巴 9g，鹿角霜 9g，肉苁蓉 9g，加服河车大造丸。育肾温煦，暖宫摄精，以利胞宫受胎。经行之期，以四物调冲汤，炒当归 10g，大生地黄 10g，川芎 5g，白芍 10g，柴胡 5g，制香附 10g，怀牛膝 10g 为主。随证加减，主症消除，经候如常，则孕育可期。

曾治一例患者王某，30 岁，婚后经闭 2 年余，自服乌鸡白凤丸即行，淋漓 2 周始净，继肌内注射黄体酮，并服己烯雌酚，停药又闭经，体重渐增。脉细，苔薄腻略淡，当属脂膜壅滞，冲任失调。故先育肾调理，用孕一方加化痰消脂之石菖蒲、姜半夏、海藻及理气化痰之焦枳壳、青皮、陈皮，7 剂。二诊时已逾中期，用孕二方加四物汤育肾调经，服药 7 剂；三诊时基础体温量双相欠典型，拟四物调冲汤加白芥子、焦枳壳、丹参、青皮、陈皮。如此，育肾调经，化痰消脂。不久，尿 hCG 阳性，经调孕成。

◆ 二、测基础体温，健黄体

《黄帝内经·素问》"六节藏象论篇"云："肾者主蛰，封藏之本，精之处也。"《圣济总录》又云："妇人所以无子者，冲任不足，肾气虚寒也。"陈士铎也说："胞胎之脉，所以受物者也，暖则生物，而冷则杀物矣。"排卵是女性受孕的必备条件，能否排卵是丘脑下部—垂体—卵巢的功能作用。从中医来说，排卵是肾精作用的结果，只有肾气旺盛，天癸泌至，冲盛任通，月事以时下才具备受孕的条件。对不孕患者，钟主任特别重视基础体温的测量。凡不孕患者首诊时，必嘱其测基础体温，因基础体温能较客观地反映胞宫冷暖，肾之盛衰。而黄体功能不足者，基础体温不典型呈双相，月经后期每呈阶梯形上升，升亦不稳。因黄体产生之孕酮，乃是一种致热源，孕酮分泌不足，致使基础体温后期低于正常水平，而影响受孕。即便受孕，亦有堕胎之虞，甚且屡孕屡堕，形成滑胎。因此，根据肾主生殖的原理，无论出自何种病因，或肾虚或肝郁或血瘀或湿热或痰湿导致的不孕，均应根据病者的临床表现和基础体温情况，适时地、灵活地运用补肾法，以调节生殖功能，促进卵泡的正常生长、发育、排卵，为受孕奠定基础。

钟主任指出，基础体温呈单相者临床上大都为无排卵者，尤以偏肾阳虚者为多。究其因由，肾阳虚衰者多半黄体功能不全，排卵期是肾中阴阳转化时期，是肾之阴精发展到一定程度而转化为阳的时期。因此，在此时温煦肾阳，兴旺命火，可提高雌激素水平；温煦生化，可促排卵，健黄体。故用温肾助阳的药物，如仙茅、仙灵脾、胡芦巴、鹿角霜等温暖子宫，驱逐寒邪。《本草纲目》云仙茅"补三焦命门之药也，惟阳弱精寒，禀赋素怯者宜之"。胡芦巴"益右肾，暖丹田"。如此服用一段时间后，基础体温可从单相转为双相，排卵功能正常，从而经调受孕。由此可见，测量基础体温，确可了解肾气之虚实，黄体之盛衰。用育肾温煦暖宫摄精之药，益肾促排卵，健黄体，使排卵后期基础体温上升，以利胞宫受胎。另外，从西医学来看，测量基础体温，可以得知每个人的准确排卵期，在此期间合房，受孕率较高。所以钟主任每每叮嘱患者要掌握好行房机会，以保证排卵期行房质量。

曾治一例患者李某，25 岁，工人，婚后 2 年余未孕。15 岁月经初潮，每 3~6 个月来经一次，23 岁结婚。曾用克罗米酚治疗，月经周期恢复正常，停药后月经复闭止，注射黄体酮也无效，伴疲乏无力，头晕腰酸，脸色苍白。舌淡红，苔薄，脉沉细。诊断为不孕，肾气虚弱证。治以补肾填精。方用熟地黄 15g，山药 15g，女贞子 15g，墨旱莲 15g，仙灵脾 15g，续断 10g，巴戟天 10g，当归 10g，黄芪 15g，服药 10 剂。并嘱监测基础体温。二诊时，腰酸缓解，余症同，基础体温无高相。继续服上方 2 月，并配服乌鸡白凤丸 10 粒。三诊时，基础体温呈双相，交代其掌握行房时机。四诊已停经 31 天，自测尿早孕试纸提示阳性。

《诸病源候论》"妇人杂病诸候"云："带下无子者，由劳伤于经血，经血受风邪则成带下。带下之病，白沃与血相兼带而下也。病在子脏，胞内受邪，故令无子也。"指出妇人劳伤气血，复为风寒湿邪所中，寒湿下注，客于胞宫，气血不行，胞脉受阻，故见带下而不孕。其表现与现代内外生殖器炎症导致的不孕相似。《石室秘录》云："任督之间，倘有疝瘕之症，则精不能施，因外有所障也。"说明中医理论早就认识到生殖系统管道可发生病变引起受精障碍。由于疝瘕积聚，阻于胞络，以致精不能施，血不能摄，故婚而无子。《校注妇人良方》述，"窃谓妇人之不孕，亦有因六淫七情之邪，有伤冲任；或宿疾淹留，传遗脏腑；或子宫虚冷；或气旺血衰；或血中伏热；又有脾胃虚损，不能营养冲任"，提出外感六淫七情、气滞血瘀、子宫虚寒、脾虚湿阻均可导致不孕。

大多数现代中医医家认为，瘀血是造成输卵管性不孕的主要病因；病机主要为瘀血内阻，胞脉闭阻不通，精卵难以结合，胎孕不能；瘀血阻滞，气血津液运行不畅，日久壅结成块。钟主任认为，本病多由于经行、产后摄生不慎，寒热湿浊之邪入侵，寒凝血瘀、热灼痰凝，影响胞脉胞络气血运行，冲任阻滞，瘀阻胞脉，有碍精卵结合；或患者肝气郁结，气机升降不顺，气血运行不畅，气滞血瘀，经络瘀滞，脉络不通，瘀阻胞宫、胞脉，精卵结合受到阻碍；或患者素体脾虚，脾虚失于运化，湿浊之邪阻遏气机，导致机体运化失常，气血运行不利，形成瘀血，瘀阻胞脉；或患者先天肾气不足，后天房劳伤肾，肾虚血行迟滞致瘀，使肾气不利，水液代谢调节失常，水湿下注胞络，出现瘀水互结，闭阻胞脉。本病病位在胞脉，瘀血阻滞胞脉为其主要病机，而湿热、寒湿、气滞、脾虚、肾虚等均可影响机体的气血运行不畅，瘀血内生，阻滞胞脉胞络，则两精不能相搏而不孕。瘀血既是病理产物，又是致病因素。本病虚实夹杂，以实证为主。故临床治疗上以活血化瘀为主，或兼清热、温经、理气、祛湿、补肾等治疗。

异常的带下，如黄浊带下或血性白带，均可能会影响精子在阴道的生存和活动；而脓性白细胞、阴道滴虫等，还会吞噬精子。若炎症侵犯了输卵管内膜，破坏了管腔内的纤毛组织、黏膜，会使输卵管粘连、狭窄、扭曲，或僵直，或积液、梗阻，形成盲端，丧失了拾卵及运送卵子的功能，精卵不能相遇结合，这是临床上最常见的输卵管炎性病变所造成的不孕。目前，多数学者均认为非特异性慢性输卵管炎是引起输卵管病变的主要病理改变。盆腔炎常常是混合性细菌感染所致，并且反复发作，容易造成盆腔广泛粘连、输卵管粘连狭窄、扭曲变形、堵塞、输卵管积水，引起异位妊娠、输卵管性不孕等后遗症。生殖道感染是输卵管性不孕最主要的原因。机体受到生殖道感染或血行感染后，易引起输卵管炎。输卵管炎症导致输卵管黏膜被破坏，管腔黏膜充血、水肿、渗出、粘连，使管壁产生瘢痕，造成输卵管僵硬不能正常蠕动，粘连还会导致膜内细胞纤毛运动受阻，影响精子和卵细胞运输及受精过程。病原菌可沿黏膜上行感染，依次经宫颈管内膜、子宫内膜、输卵管内膜，最终感染至盆腔腹膜形成盆腔炎，炎症反应使输卵管黏膜与间质破坏，输卵管增粗、纤维化，还会引起卵巢、输卵管与周围器官粘连，形成质硬而固定的肿块，破坏输卵管蠕动和拾卵功能，进一步影响精子和卵细胞运输及受精过程，导致不孕。生殖道感染与不孕的关系已被大量研究证实。与女性不孕相关的生殖道感染最常见的病原微生物是沙眼衣原体、支原体、淋球菌等，而其他常见的病原微生物包括表皮葡萄球菌、大肠埃希氏菌。对异常的带浊，应首先明确发病部位，辨别病邪，清寒热虚实，因证论治。临床上常见的异常带下不孕多与湿邪有关。妇科疾病由湿邪致病的途径，外湿主要从泌尿生殖道侵入，直犯胞宫、胞络；内湿是由于脏腑功能失常，尤其是肾、肝、脾的功能失常，导致水液代谢的病理产物水湿停聚，甚者湿聚成痰而不孕。在治法上应化湿除浊、扶正祛邪，根据带浊的性质，清利或温化或泻实或补虚，通过化、利、渗或升阳温通等法，以达到祛湿除浊、调补脏腑、调理冲任、健固督带而能种子的目的。

曾治一例患者刘某，女，32岁，已婚，职员，未避孕未孕4年。输卵管造影提示双侧输卵管通而不畅，伞端粘连，建议行宫腹腔手术，患者未采纳。继续试孕2年未孕。辰下见带下量多，色黄，下腹偶有胀痛，痛处固定，尚可忍受。经行加剧，婚久不孕，舌质暗，有瘀斑，苔白腻，脉弦涩滑。既往有解脲支原体感染病史。缘于患者脾虚湿盛，湿邪侵袭冲任胞宫，与气血相搏，血行不畅。加之多年未孕，肝气内伤，气行不畅，血行瘀阻，冲任胞脉阻滞不通，不通则痛，故下腹胀痛，痛处固定；肝郁气滞，血行不畅，不通则痛，故经来腹痛加剧；湿瘀互结，阻滞冲任、胞络，无以摄精成孕，故婚久不孕；舌质暗，苔白腻，脉弦涩滑，均为湿瘀互结之征。然此肝郁为标，脾虚湿盛为本，故治疗上当清热祛湿、化瘀通络。2016年1月22日住院，行腹腔镜下盆腔粘连分术+左侧输卵管修复整形术+宫腔镜双侧输卵管插管通液术。术中见左输卵管肉眼观正常，稍僵硬，与左侧卵巢膜样粘连于同侧阔韧带后叶，伞端闭锁，右输卵管反折包裹右卵巢共同粘连于右宫角，予以分离粘连后恢复正常解剖位置，并予左侧输卵管伞端造口。宫腔镜下行双侧输卵管间质部插管通液术，提示左侧输卵管不通畅，右侧输卵管通畅。术中诊断为原发性不孕，盆腔粘连，盆腔炎性疾病后遗症。术后治疗方案以清热祛湿止带、化瘀通络的中医治法治疗，方拟经验方通管汤加减。中医外治法综合治疗3个疗程，配合科室协定处方盆炎灌肠方、盆炎外敷方湿敷，红外线照射以理气活血、化瘀通络促进盆腔炎症的吸收，预防盆腔再次粘连。2016年6月14日自测尿妊娠试纸提示阳性。2016年7月1日检查经阴道彩超提示宫内早孕。本病多因经期或产后忽视卫生，流产、手术感染或邻近器官炎症使湿热内侵胞脉，与血相搏而致湿热瘀阻。钟主任遵循《黄帝内经》中"结者散之""血实者宜决之"的理论，采用辨病与辨证相结合的方法，自拟"通管汤"治之，方中蒲公英、败酱草、半枝莲清热祛湿止带，王不留行、路路通、枳壳理气通络，薏苡仁健脾祛湿，郁金疏肝解郁，全方具有清热祛湿止带、化瘀通络之效。同时配合中药综合外治法，提高疗效，最终患者受孕。

❦ 四、重视心情调养

《妇人秘科》云："种子者，女贵平心定气……忧则气结，思则气郁，怒则气上，怨则气阻，血随气行，气逆血亦逆。此平心定气，为女子第一紧要也。"可见情绪的调养对不孕来说也是相当重要的。不少病例因婚后多年未育，家庭环境及周围舆论压力、焦急、忧虑等精神因素均可通过神经内分泌系统的改变而影响卵巢功能，造成排卵障碍而不孕。情志不畅，势必导致肝郁气滞，引起阴阳失去平衡，气血不调，脏腑经脉功能失常，冲任不能相资，是造成不孕的一个因素。因此，在治法上除了药物外，必须强调心理治疗，注意情绪调护。平心定气，舒情畅怀，则生育可待。

◆ 五、察经血，防胎早堕

钟主任临证强调望、闻、问、切四诊合参，审证明辨，尤其对经血色、质、量，经期及与基础体温的关系特别重视，由此常对早孕漏红及时作出妊娠诊断和治疗，防止一月堕胎。

曾治一例患者谭某，39岁，过去曾3次堕胎，迄今继发不孕已5年。每次经行如崩，经临36h后仍过多如注，且下血块，服药始止。证属有排卵型功能性子宫出血。脉细微弦、苔薄，证属肝郁气滞，脾肾不足，故先疏肝理气，并健脾肾。经此调理而经畅不多，情况显著好转。每月仍以四物汤佐健脾肾之剂调理，诊治半年。翌年春，距经期前数天，忽而下红，色似淡咖啡，隔宵即止，略感腰酸，脉象微弦。按一般经行，似无可疑，但鉴于功血早除，冲任已调，平素基础体温不够典型，近期基础体温明显双相，升而不降，此次虽有下红，与经不同，疑为"一月堕胎"之兆。后经验尿，妊娠反应两次均阳性，"一月堕胎"得以确诊。由于钟主任审慎明辨，及时作出妊娠诊断和调治，终于足月得男。

陈月玲

第六节　浅述钟秀美诊治子宫肌瘤经验

中医药不仅是医学，更是文化，是中华民族的绮丽瑰宝，在全民健康中发挥着重要作用，是需要一代代人传承及发扬的宝贵财富。学习中医，跟师是很重要的一个方式，是走进临床、将所学理论与实践相结合的过程。跟从良师、名师学习是中医从业者梦寐以求的事情。我自中医院校毕业至泉州市中医院妇科工作，便有幸遇到这样的机会，跟随钟秀美出诊学习，虽学习时间不长，但收获颇丰，获益良多。

钟秀美从事中医妇科临床、教学、科研工作 60 余年，学识渊博，治学严谨，造诣颇深，不仅赢得了广大病患的信赖，而且赢得了国内外同行的尊重。钟主任在几十年的临床实践中，对妇科的经、带、胎、产等各种疾病的诊治，形成了自己独具特色的诊疗经验，而我在跟师过程中对钟主任在治疗子宫肌瘤方面的独特见解及诊治印象深刻。钟主任对该病进行了深入、系统的研究，积累了丰富经验，并研制出黄芪消癥丸，该药治疗子宫肌瘤临床疗效显著，颇具特色，被列为福建省卫生厅向各级中医院推荐使用的有效中药制剂。现将钟主任对子宫肌瘤的诊治特色简要介绍如下。

一、病因病机

钟主任根据先贤对癥瘕的论述及自身多年诊治子宫肌瘤的临床经验，认为该病的主要病因病机是经期或产后正气虚弱，无力排瘀，瘀滞胞宫，或外感风寒邪毒，寒凝血瘀，凝滞胞宫；或内伤七情，恚怒伤肝，肝气郁结，气滞血瘀；或饮食劳倦，损伤脾胃，脾失健运，水湿不化，湿聚成痰，痰滞胞络等，导致脏腑失调，气血失和，气机阻滞，瘀血凝聚胞中，积以时日，渐以成癥。癥瘕既成，邪气愈甚，正气愈伤，阻滞经脉，气机不利，"不通则痛"，遂致疼痛；瘀血凝结，蕴久化热，迫血妄行，或瘀血留滞，新血难安，致崩中漏下；湿浊内停，流注于带，致带下异常；迁延日久，虚实夹杂，成为顽疾。

◆ 二、诊断

子宫肌瘤的诊断并不难，根据其临床表现、妇科检查及实验室的一些特异性检查即可确诊。由于子宫肌瘤生长的部位、大小和生长速度等的不同，临床表现也会有所不同。

◆ 三、治疗方法

钟主任指出，中医治疗子宫肌瘤在改善症状、减少子宫出血、纠正贫血、恢复体力等方面有较大的优势，远期疗效稳定。对较小的壁间肌瘤也显示出较好的疗效，但疗程长、缩瘤较慢、消瘤更难，对黏膜下子宫肌瘤、多发性子宫肌瘤及单个肌瘤瘤体过大者疗效不佳。治疗上应以活血化瘀、散结消癥为主，佐以理气行滞，扶正固本，以达到止血、消瘤、恢复元气的目的。临证要做到消瘤不忘止血、止血不忘消瘤，无论止血或消瘤始终兼顾调理卵巢功能。要遵循"衰其大半而止"的原则，不可猛攻峻伐，以免损伤元气。具体治疗方法如下。

（一）止血

子宫肌瘤出血过多，崩漏不止应以止血为先，根据临床症状辨证，灵活采用活血化瘀止血、清热凉血止血及益气摄血止血等治法。

（二）消瘤

非出血期间，重在消瘤以治本。古语云："无瘀不成癥，癥病多挟痰。"久瘀入络，瘕积坚固，非活血逐瘀则瘀不去，非软坚散结则癥瘤难化，又当佐以消食化痰之品。且病患者的体质不同，治疗方法亦应不同，大致有以下几种。①温经逐瘀，软坚散结。寒凝血瘀或偏寒者，方选桂枝茯苓丸加味。②凉血逐瘀，软坚散结。热滞血瘀，或久瘀化热，或素体偏热者，方选黄芪消癥丸，45岁以上的患者，可配合服用"更血停"，促使卵巢萎缩绝经。③扶正固本。因出血过多，易引起贫血。因此，在消瘤的同时，应辅以平补气血，方选当归补血汤。钟主任认为，子宫肌瘤可造成异常出血、腹痛、不孕、失血性贫血等，严重影响患者的身心健康及生活，给患者带来巨大的压力及痛苦，须积极治疗该病。

◆ 四、中药治疗子宫肌瘤的适应证

中医药治疗子宫肌瘤为患者增加了新的治疗手段，并免除了部分患者手术之苦，给患者带来了希望。临床实践表明，中药治疗子宫肌瘤有效率虽高，但治愈率较低，有的患者停药后肌瘤复发，说明了中医中药治疗肌瘤是有其局限性的，并非一切肌瘤都能治。张锡纯曾有"妇女癥瘕治愈者甚少""治瘕者十中难愈二三"之说。因此，选择中药治疗时要把握以下适应证。①子宫体小于3个月孕大，瘤体在6cm以内。②患浆膜下肌瘤者。③没有明显压迫症状和剧烈腹痛者。④年龄在40岁以上，无生育要求者。年龄小于30岁，有生育要求者，或瘤体过大或多发性肌瘤、黏膜下子宫肌瘤或正气虚极，久病体虚，不堪攻伐者则建议手术治疗。

◆ 五、治疗注意

（一）治疗本病要有打持久战的思想准备

子宫肌瘤的形成并非一日成疾，其发病多由渐而甚，年久病深，日积月聚，结而成癥，治疗本病要想短期见效或求得速效实非易事。如选择运用中药治疗，医患双方，尤其是患者要有耐心及打持久战的思想准备，坚持治疗3~6个月，完成疗程后再停药。只有这样，才能获得临床疗效。

（二）消瘤不忘止血，止血不忘消瘤

钟主任认为，异常出血和腹部肿块是子宫肌瘤的主要症状，其发生机制都由瘀血所致。出血是标，腹部肿块是本，而标本又可互相转化，瘀血停滞，阻于胞宫，久结成瘤，故腹部出现肿块；瘀血内阻，新血不得归经，故见异常子宫出血，或见月经过多，或月经淋漓，或时崩时漏；出血日久，耗气伤阴，气虚运血无力，阴虚内热灼血又复致瘀，既可加重出血，也可使瘀结日甚，瘤积

越大。故治疗子宫肌瘤常常采用活血化瘀、软坚散结之法，此系针对病机而立法。但肌瘤常伴有月经过多，或崩或漏，故经期常常需要固涩止血，而止血又恐留瘀。消瘤之药以活血破血攻伐之品居多，如桃仁、三棱、莪术等，久用或经期使用恐致出血量增多。为此，临床上应选用既止血又化瘀的蒲黄、茜草之类，辅以益气、理气、行滞、养阴、清热之品，可做到消瘤不忘止血，止血不忘消瘤，从而提高临床疗效。

（三）不用虫药破瘀消癥

钟主任在临床中常用于破瘀消癥之药如桃仁、三棱、莪术等，极少使用以水蛭、虻虫为代表的虫类药物治疗子宫肌瘤。钟主任认为，这些虫类药虽有良好的破血逐瘀散结消癥的作用，但都有"化瘀动血"之弊，容易使阴道出血、经期延长等症状加剧。

综上，钟主任对子宫肌瘤的认识，理论体系完整，治则治法全面，验之临床，每获良效。她严格遵守并执行中医治疗该病的指征，根据患者病情及需求，个体化制订患者的诊疗计划。

何月萍

第七节　钟秀美治疗胎漏、胎动不安的临床经验

　　钟主任认为，胎漏、胎动不安的治疗应以安胎为主，结合病因，辨证论治，她总结出5种临床证候，肾虚型、血热型、气血虚弱型、肝脾不调型、瘀血阻滞型，根据证型分别予补肾、清热、补气养血、养肝健脾、活血化瘀治疗。以下分别阐述5种证型的治疗方法。

● 一、肾虚型

　　肾中精气亏虚，不能充分温煦和濡养胎元，冲任虚损，胎元不固，不能摄血养胎所导致胎漏、胎动不安，治疗以补肾益气、固冲安胎为主。钟主任常用加味寿胎丸治疗此证型。寿胎丸出自清代医家张锡纯《医学衷中参西录》，原方是菟丝子四两，阿胶二两，桑寄生二两，川续断二两。方中的续断、桑寄生、菟丝子均为补肾之品。其中续断可补益肝肾，调养血脉，使气血调和；桑寄生补益肝肾、安胎；菟丝子补肾益精、安胎；再加以补血之圣品阿胶以止血兼以补血。在此寿胎丸基础上加黄芪、白术补脾益气，鼓舞中气，仙灵脾、女贞子、墨旱莲补益肝肾，凉血止血。全方以补肾固冲、安胎止血为基本法则，兼顾补肾、补血、止血、安胎，使肾气充盈，冲任固摄有序，肾精充沛，胎元得到充足的滋养。现代药理学研究发现，菟丝子为一类以黄酮类为主要活性成分的物质，能促进黄体功能而促使孕酮分泌，且具有雌激素样活性，可以调节免疫平衡，能调控Th2细胞因子的表达，可调节母胎界面的免疫平衡，促使妊娠正常进行。桑寄生的安胎作用可能与其含有丰富的人体必需微量元素如锌、锰等有关，这些人体必需微量元素能促进胎儿的生长发育。桑寄生含有丰富的甾醇或甾酮，与甾体激素的成分相似，有雌激素样活性，促黄体、促进子宫生长发育；具有提高T细胞数量与增强T细胞功能的作用，增加机体抵抗力，提高机体抵抗细菌感染及病毒感染的能力，防止细菌病毒对胎儿可能带来的致畸作用；能够抑制子宫平滑肌收缩，有镇静、镇痛作用，还具有促进抗体形成和延长抗体存在时间的作用。

二、血热型

《景岳全书·妇人规》云："凡胎热者，血易动，血动者，胎不安，故堕于内热而虚者，易常有之。"妇人以血为后天之本，经、孕、产、乳多伤其血，若素体阳盛或肝郁化热或素体阴虚内热，妊娠以后，阴血聚于下以养胎元，致机体阴血愈虚，内热愈盛。热扰冲任，迫血妄行，血海不固，胎失所养，故胎动不安。与之相应，钟主任将"血热"作为胎动不安的一个病因，《格致余论·胎自堕论》云"血气虚损，不足荣养，其胎自堕，或劳怒伤情，内火便动，亦能堕胎，推原其本，皆因于热"，"阳有余阴不足"，结合孕妇的生理病理状态，主张滋阴降火法。钟主任将养阴抑阳作为胎漏、胎动不安的主要治则，自拟清热保胎饮经验方，滋阴清热、养血安胎，其中菟丝子能补肾益精、固摄冲任，肾旺自能萌胎；生地黄滋肾养阴、凉血止血；黄芩、白芍合用可清热泻火、养血敛阴；仙灵脾、女贞子、墨旱莲益气养阴凉血止血；地骨皮清虚热，续断、苎麻根、侧柏叶、地榆凉血止血。现代药理学研究表明，在苎麻根中槲皮素是一种常见的黄酮类化合物，它能够穿过胎盘屏障，在胎儿体内积聚。苎麻根中主要含有蒽醌、黄酮、有机酸类等化合物，其原植物提取物具有抗氧化、止血、抗菌等作用，其中苎麻根黄酮苷对妊娠子宫具有抑制作用。钟主任治疗胎漏胎动不安常让患者到田间地头挖鲜苎麻根，苎麻根 100g 加一把糯米 100g 熬服，可凉血止血健脾，临床疗效显著。

三、气血虚弱型

陈修园在《女科要旨》中提到，"气以载胎，血以养胎"。《女科证治》亦云："妇人有孕，全赖血以养之，气以护之。"由此可见，气血充沛对于胚胎的重要性，如若妇人平素体弱，气血素亏，或久病气血暗耗，或饮食劳倦中伤脾土，致使冲任气血空虚，孕后气血下以养胎，导致冲任更伤，子失濡养而成胎漏，胎失所载以致胎动不安。《景岳全书》曾言，"胎孕不固……气血损伤之病……多致小产"。钟主任采用泰山磐石汤治疗胎漏、胎动不安，屡屡显效，《景岳全书》中记载，"妇人凡怀胎二三月，惯要堕胎，名曰小产……今惟以泰山磐石散……以为好生君子共知也"。钟主任主张调补脾肾，益气养血，固护胎元。方中当归、川芎、白芍、熟地黄养血和血，炒白术益气健脾安胎，党参、黄芪助白术益气健脾以固胎元，黄芩清热安胎，糯米健脾益气，续断补肝肾、固冲任、使胎气强壮，砂仁理气安胎、醒脾气且以防诸益气补血药滋腻碍胃，甘草益气和中、调和诸药。现代药理学研究表明，黄芩苷对子宫免疫微环境中 CD4 + T 具有明显抑制作用，对 CD8 + T 具有促进作用，较好地保证了免疫耐受状态的维持，对降低流产率和胚胎死亡率具有正性调节作用。黄芩还具有抗炎、抗氧化、镇静、降压、舒张血管平滑肌等药理作用，可以提高胎盘供血，从而提高子宫—胎盘—胎儿供血。

◆ 四、肝脾不调型

肝对胞宫的调节，一是肝脉通过冲、任、督三脉与胞宫相联系，肝病能直接影响胞宫从而影响胎元；二是肝既能调畅全身气机，又能贮藏全身血液，若肝失疏泄，易形成气滞、血瘀、痰阻等病理产物，进而损伤脉络，无以将精血输送至胞宫则胎元失养；三是肝肾同源，同时肝病易传脾，若肝病亦会影响肾藏精及脾的运化功能，无以化生精、气、津、血而胞宫内胎元失养。钟主任对此证型在治疗上主张养肝健脾安胎，当归芍药散为肝脾同调的代表方，首见于汉代张仲景《金匮要略》中的"妇人妊娠病"和"妇人杂病"篇。本方具有养血调肝，健脾利湿之功，主治妇人妊娠或经期腹痛，可见腹中拘急或绵绵作痛，头晕心悸，下肢浮肿，小便不利等。《金匮要略》中记载，当归芍药散由芍药、当归、茯苓、泽泻、白术、川芎组成，用法应以"杵为散，取方寸匕，酒和日三服"。全方重用芍药为君，以养血柔肝为用，当归、川芎为臣以行气活血，佐以茯苓、泽泻、白术以健脾利湿，合用之，既疏瘀滞之血，又散郁蓄之水，腹痛得安，胎元得保。

◆ 五、瘀血阻滞型

这一类型主要是指素有子宫肌瘤、子宫肌腺病或卵巢囊肿等疾病，体内少腹瘀血阻滞，胎元不固所致的胎漏、胎动不安。治疗上钟主任主张活血化瘀安胎，方选当归散加味，当归散出自《金匮要略·妇人妊娠病脉证并治》，书中言："妇人妊娠，宜常服当归散主之。"原文以当归、黄芩、芍药、川芎、白术五味，酒饮服方寸匕，日再服。还道："妊娠常服即易产，胎无苦疾，产后百病悉主之。"方中当归既有养血和血之功，又有活血和血之效；川芎味辛，行气活血；白芍养肝阴、调肝气、柔肝木而缓脾土、养血敛阴、柔肝缓急。白术健脾益气，黄芩清热止血安胎，夏枯草软坚散结，海螵蛸收敛止血，苎麻根凉血止血，续断补益肝肾止血，茜草凉血止血。其中当归一直被视为妇科调经补血之圣药，故其血虚能补，血滞能通，血枯能润，血乱能抚，在临床上应用很广泛。很多临床医师治疗胎动不安等妊娠疾病时不主张使用当归，唯恐当归活血作用致下血。其实不然，钟主任对于当归剂量方面的经验是，当归小剂量使用可活血兼养血，10g 左右可养血为主兼活血。现代药理学研究表明，当归挥发油对兔、豚鼠、小鼠、大鼠、狗等动物未孕、早孕、晚孕、产后的离体子宫均有直接抑制作用，使节律性收缩逐渐变小至消失，呈弛缓状态，此外，它还具有调节子宫平滑肌收缩、解除痉挛的作用，有止痛的功效。

综上，钟主任灵活运用中医理论，在辨证论治、理法方药中无不体现她的学术思想和治法特色。同时，钟主任曾言临床上除了中药辨证论治安胎，还需要注意患者饮食生活习惯，比如避免剧烈运动，静心养胎，营养饮食，并注意孕前检查、孕前调理及孕后常规检查。

程嘉滨

第八节　钟秀美外用方的治疗特色

对于外感邪毒、湿热内蕴阴中、湿浊下注阴部所致外阴阴道灼热疼痛、瘙痒难耐，带下量多、色黄者，钟秀美主任在辨证用药基础上，研制了"止痒灵"外用熏洗冲剂配合治疗。

"止痒灵"是钟主任根据数十年临床经验研制的外用药治疗方，对于临床上湿热下注证之带下病的疗效显著。方剂组成为苦参、蛇床子、生艾叶、明矾。其中，苦参味苦性寒，归心、肝、胃、大肠、膀胱经，有清热除湿，滋阴养血之功，可用于妇科赤白带下病的治疗。黄酮类和生物碱类化合物是苦参的主要成分。其中，黄酮类的活性物质主要为二氢黄酮、二氢黄酮醇类，具有抗炎、杀虫的作用，而生物碱类的主要活性物质是苦参碱、氧化苦参碱，具有抗肿瘤及抗炎的作用。蛇床子具有杀虫止痒、燥湿祛风的功效，临床以外用为主，主要应用于阴部湿痒、湿疹等。艾叶有温经散寒镇痛之功，艾叶外用亦有祛湿止痒之效，其主要含有挥发油、黄酮类、苯丙素类、萜类等成分，具有抗菌、抗病毒、抗肿瘤、抗炎、抗氧化等药理作用。明矾性寒，味酸、涩，归肺、脾、肝、大肠经，外用解毒杀虫、燥湿止痒，适用于湿疹、疥癣、脱肛、痔疮、聤耳流脓等疾病。苦参、蛇床子、生艾叶、明矾合用共奏清热燥湿、杀虫止痒之效。

泉州市中医院制剂室将止痒灵制备成袋装中药制剂，方便患者临床用药，其规格为每包5g，每袋6包。功能主治为祛湿、杀虫、止痒，主治外阴瘙痒，皮肤瘙痒等。用法为外用，一次3包，一日一次，将制剂放入个人专用的清洁坐浴盆中，加入开水800~1000mL，让药物充分溶化并搅拌均匀，制成坐浴药液，先熏外阴或患处数分钟，待药液温度降至约35℃，与皮肤、黏膜接触无明显不适后，于温热状态下坐浴约15min后清洗外阴。

泉州市中医院中医妇科的医师们在临床上运用止痒灵制剂治疗妇科带下病的过程中发现，临床上辨证使用止痒灵制剂可明显缓解患者的带下病症状，并有助于改善患者的阴道微生态。2019年3月至2020年3月在泉州市中医院中医妇科门诊就诊的HR-HPV感染患者，中医辨证运用止痒灵坐浴辅助治疗，结果显示患者的临床症状明显缓解，阴道微生态环境改善，提高了患者HR-HPV的转阴率，该研究结果曾发表于《中国医药指南》2021年11月第19卷第33期。

中医学中并无"阴道微生态失衡"病名及相关记载，根据此类患者的临床表现可归属于"带下病"及"阴痒"范畴。根据患者的临床症状辨证论治，在治疗方面侧重外治法，包括阴道纳药、坐浴、外洗、热药熏蒸等。其中坐药可使药物更易于被阴道局部黏膜吸收，临床疗效明显，多为患者所接受。止痒灵为钟主任提出的临床经验方，对于临床上湿热下注之带下病的疗效显著。止痒灵坐浴在改善患者临床症状的同时，亦能调整患者阴道微生态。

阴道微生态是由阴道内微生物菌群、阴道局部黏膜免疫、宿主机体的内分泌调节及解剖结构共同组成的动态平衡的环境。阴道微生态是一个动态的生态系统，阴道内菌群失调所致阴道微生态异常可引起阴道局部黏膜异常的炎性反应及免疫应答，造成生殖道黏膜损伤，增加HPV病毒侵袭的概率。中医药治疗妇科疾病的历史悠久，尤其在治疗妇科带下病方面的疗效显著，具有提高机体免疫力等多重功效，有利于阴道微生态平衡的维持。止痒灵坐浴在改善患者临床症状的同时，亦能调整患者阴道微生态，且不良反应发生较少。相关研究表明，中药辅助治疗可以增强机体免疫功能，提升机体抗病毒能力以清除HPV。而泉州市中医院医师研究结果显示，湿热下注型LSIL伴HR-HPV感染患者经止痒灵坐浴辅助治疗3个月后症状明显改善，其中，阴道微生态失调者经治疗后阴道炎症的转阴率明显升高，与对照组比较差异有统计学意义（$P < 0.05$），提示中医辨证运用止痒灵坐浴辅助治疗能改善患者的阴道微生态。试验组患者1年后复查HR-HPV的转阴率明显高于对照组，差异有统计学意义（$P < 0.05$）。

钟主任在临床诊疗过程中，坚持中医特色、发挥中医优势，同时善于借鉴并吸纳西医诊断技术，不断学习创新，中西医结合并用，坚持辨证与辨病相结合，以提高临床疗效、解除患者病痛为第一宗旨。止痒灵制剂组方是钟主任医师反复查阅中医药古籍，包括民间验方，对每一味药的功效及现代药理研究结果都进行了反复比较和琢磨。方用于临床治疗中，取得良好的临床疗效，并沿用至今。钟主任善治妇科疑难杂病，其治疗方法师从古人，方从己出，古今合参，效于临床。

谢丽芬

第九节　全国名老中医药专家 钟秀美传承工作室建设概况

2019 年，国家中医药管理局确定钟秀美为全国名老中医药专家传承工作室建设项目专家，建立国家级名老中医传承工作室。根据全国名老中医药专家传承工作室建设项目任务书要求，钟秀美名老中医工作室制定为期 3 年的项目建设实施方案，并按实施方案的具体要求落实建设工作。泉州市中医院成立以院长为组长的专家工作室领导小组，贯彻落实各项建设工作，并指定钟秀美所在科室为责任单位，制定工作室相关的实施计划和年度计划，保证项目资金到位，做到专款专用。经过 3 年的努力，建立起一支稳定的传承工作队伍，项目建设工作于 2022 年 7 月由国家中医药管理局委托福建省卫健委组织专家评审验收通过。

❖ 一、传承工作和人才培养

工作室结合钟秀美的临床经验及学术特点，整理 5 种妇科常见病——胎动不安、异位妊娠、崩漏、不孕、盆腔炎的诊疗方案，并推广应用于临床，取得良好疗效。同时收集、整理钟秀美经典医案、教案、讲稿、传承人跟师笔记、读书临证心得等资料数百篇。建设期内，在钟秀美指导下，承担福建省厅局级课题共 4 项。名老中医传承工作室主要成员按计划轮流每周跟随钟秀美及相关传承人门诊，采集临床第一手资料，学习并分析钟秀美的理法方药、四诊心得，加以整理，发表论文、研究报告，申报课题等，已发表钟秀美学术经验相关论文 17 篇。开发中医妇科制剂：宫糜康软膏、滋肾促孕袋、滋肾育胎饮、止痒灵洗剂、黄芪消癥丸等，制剂均由医院制剂科制成，在医院门诊运用多年，疗效满意。

建有全国名老中医药专家钟秀美传承工作室网站 1 个，网站设有"老中医经典医案""老中医学术思想""经验总结"等版块，上传了钟秀美的典型医案 100 余篇，内容丰富，具有一定的社会影响力。

工作室每月围绕钟秀美学术经验开展交流研讨、病案讨论等人才培养活动 4 次，按计划每月开展临床医学讲课 1~2 次，病例讨论 1~2 次。接纳外单位人员进工作室进修学习 10 人，举办省级中医药继续教育项目 3 次、市级中医药继续教育项目 4 次，培训人员约 2000 余人。泉州市中医院妇科从 2019 年开始每年举办一期"中西医诊治妇科疑难病学习班暨钟秀美学术传承学习班"，以进一步提升福建省中西医结合妇科诊疗水平；学习班至今已举办 5 期，反映良好。

专家资料收集采用按计划轮流制，将跟师钟秀美专家的学术特点、典型病例及理法方药等以集中授课的方式，促进传承工作室成员以及相关科室成员（包括科室成员、实习生、进修生等）诊疗水平的进步。同时按要求收集、整理钟秀美经典医案 100 多篇，收集钟秀美的教案、讲稿 100 多篇，传承人跟师笔记 100 多篇，读书临证心得 100 多篇。

目前稳定的钟秀美传承队伍 14 人，重点培养的正高职称医师 2 人、副高职称医师 3 人、中级职称人员 9 人。

二、工作室成员发表的相关论文摘录

（一）不孕研究

（1）《钟秀美应用夫妇配对治疗不孕的经验》，作者王秀宝、陈敏，发表于《福建中医药》（1995 年）。

（2）《钟秀美治疗输卵管阻塞性不孕症 133 例》，作者陈敏，发表于《国医论坛》（1995 年）。

（3）《治愈女性不孕症 40 例体会》，作者钟秀美，发表于《福建中医药》（1988 年）。

（4）《钟秀美治疗卵巢功能失调性不孕症经验》，作者陈敏、王秀宝，发表于《福建中医药》（1995 年增刊）。

（二）异常子宫出血研究

（1）《芩术四物汤治疗血热崩漏 55 例》，作者钟秀美，发表于《福建中医药》（1993 年）。

（2）《功能失调性子宫出血 224 例临床疗效观察》，作者钟秀美，发表于《福建中医药》（1992 年）。

（3）《补肾活血法治疗血瘀型围绝经期功能失调性子宫出血 30 例临床观察》，作者陈敏、高丽萍、钟秀美，发表于《中医杂志》（2003 年）。

（4）《围绝经期功能失调性子宫出血 68 例临床分析》，作者陈敏、高丽萍、柯晓红，发表于《福建中医药》（2002 年）。

（三）子宫肌瘤、卵巢囊肿研究

（1）《黄芪消癥丸治疗子宫肌瘤 50 例》，作者钟秀美，发表于《福建中医药》（1995 年）。

（2）《黄芪消癥丸治疗卵巢囊肿 88 例》，作者钟秀美、陈敏、曾华彬，发表于《湖北中医杂志》（1995 年）。

（3）《子宫肌瘤病因病机及其证治集要》，作者陈敏、钟秀美、吴秀清，发表于《中医药学刊》（2003 年）。

（四）对盆腔炎的研究

（1）《清热解毒为主治疗急性盆腔炎的体会》，作者钟秀美、江素茵，发表于《福建中医药》（1984 年）。

（2）《钟秀美治疗盆腔炎经验》，作者陈敏、高丽萍，发表于《广西中医学院学报》（2001 年）。

（3）《钟秀美老中医应用外治法治疗妇科病经验》，作者陈敏、张云榕，发表于《中外名医杂志》（2000 年）。

（4）《钟秀美运用多途径给药治疗盆腔炎症包块的经验》，作者陈敏、辛淑惠，发表于《北京中医》（1997 年增刊）。

（五）对先兆流产的研究

（1）《钟秀美治疗先兆流产的经验》，作者陈敏、陈秋妮，发表于《中医杂志》（2000 年增刊）。

（2）《中药治疗先兆流产 178 例》，作者陈敏，发表于《河北中医》（1995 年）。

（六）对外用药的研究

（1）《老中医傅铮辉治疗紫癜的经验》，作者钟秀美，发表于《福建中医药》（1985 年）。

（2）《熏洗冲剂治疗外阴瘙痒 70 例》，作者钟秀美，发表于《福建中医药》（1986 年）。

（3）《止痒灵坐浴对湿热下注型——LSLL 伴 HR-HRV 感染患者阴道微生态及 HR-HRV 转阴的影响》，作者谢丽芬、黄健妹，发表于《中国医药指南》（2021 年）。

（4）《中西医结合治疗复发性女阴尖锐湿疣 50 例》，作者陈敏，发表于《中华医药研究与创新》（2002 年）。

黄健妹

年譜篇

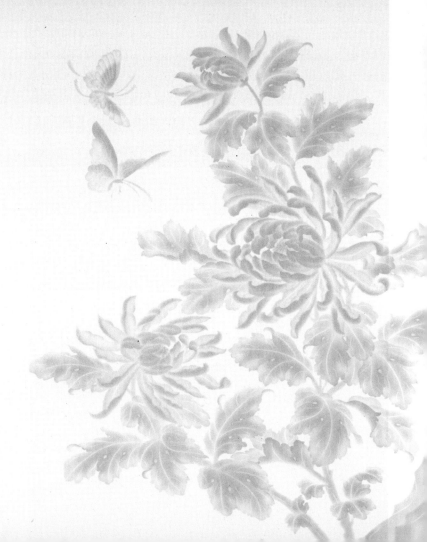

民国二十三年（1934 年）

9 月 4 日，钟秀美出生于福建省泉州市安溪县。

1951 年

2 月，就读于安溪第一中学初中部。

1953 年

8 月，就读于福建省晋江医士学校，1956 年 3 月毕业。

1956 年

3 月，被分配到漳州市龙溪县卫生防疫站工作。

1958 年

2 月，在南安县第一中学医务室工作。

1961 年

12 月，在福建中医学院医疗系学习，1965 年 7 月毕业。

1965 年

是年，被福建省组织建立的"流动医院"评为"五好"职工。

1966 年

6 月，在泉州市人民医院中医妇科工作，至 1983 年 8 月。

1977 年

当选泉州市第五届人民代表大会代表。

1978 年

获评"晋江地区卫生系统先进工作者"。

1979 年

是年，晋升为主治医师。

是年，当选福建省第五届妇女代表大会代表。

是年，当选中共福建省第三次代表大会代表。

3 月，任中华全国中医学会福建分会第二届理事会理事。

1982 年

9 月，参加中华全国中医学会医古文研究会主办的全国医古文函授班。

1983 年

4 月，当选泉州市中医药学会副会长。

8 月，任泉州市中医院副院长。

9 月，当选福建省中医药学会中医学会妇儿科专业委员会常务委员。

1984 年

3 月，取得中华全国中医学会医古文研究会主办的全国医古文函授班结业证书。

4 月，参加福建省卫生厅举办的中医科研提高班学习。

1985 年

1 月，被聘为中国人民政治协商会议第五届泉州市委员会委员。

1986 年

5 月，任中华全国中医学会福建分会第三届理事会常务理事。

8 月，被聘为中国人民政治协商会议第一届泉州市鲤城区委员会委员。

1987 年

12 月，获得中医妇科副主任医师任职资格。

1988 年

1 月，当选泉州市中医药学会会长。

3 月，到新加坡同济医院暨同济医药研究院等地讲学及交流。

1989 年

6 月，任福建省中医学会妇科分会第二届委员会副主任委员。

1990 年

3 月，获得副教授任职资格。

1992 年

11 月，到马来西亚柔佛州中医师公会等讲学及交流。

1993 年

3 月，到马来西亚讲学。

6 月，被确定为"福建省老中医药专家学术经验继承工作指导老师"。

1994 年

4 月，获得主任医师任职资格。

1996 年

12 月，获领"福建省老中医药专家学术经验继承工作指导老师"荣誉证书。

1997 年

1 月，获聘福建中医学院教授；被国家中医药管理局确定为"第二批全国老中医药专家学术经验继承工作指导老师"。

4 月，被聘为全国中医乳腺病医疗中心网络协作委员会委员。

1998 年

12 月，获得福建省中医药学会荣誉证书。

1999 年

10 月，钟秀美家庭被评为泉州市"敬老文明家庭"。

12 月，被评为福建省第二届"五好文明家庭标兵户"。

2000 年

11 月，退休，返聘于泉州市中医院中医妇科工作。

2001 年

6 月，获评泉州市直卫生系统 1999—2000 年度"优秀共产党员"。

9 月，钟秀美家庭获评第三届全国"五好文明家庭"。

2006 年

11 月，到马来西亚讲学。

2019 年

被国家中医药管理局确定为"全国名老中医药专家传承工作室建设项目专家"，并组建传承工作室。

任泉州市卫生专业技术人员中级职务、副高级职务任职资格评审委员会委员，福建省第四届卫生系列专业技术高级职务任职资格评审委员会委员。

2020 年

9 月，因病去世。

后　记

在中医学发展的历史长河中，名医辈出，著书立说者浩如烟海。而把历代名家的学术见解、诊治经验更好地、系统地整理、研究和总结起来，是我们继承和发展中医药学的初衷，也是历史赋予我们当代中医人的使命。泉州市中医院的前身是成立于1953年的泉州市中医联合诊所，建院之初就集结了全市顶尖的中医资源，名医荟萃，奠定了医院深厚的学术根基。70年薪火相传，一脉相承，培育了"全国老中医药专家学术经验继承工作指导老师"9名。整理出版老中医药专家独特诊疗经验，不仅为其传承人，还为广大的学者提供学习和借鉴，对指导后学临床诊疗具有重要意义。

根据中国人民政治协商会议泉州市委员会（泉州市政协）关于编撰"泉州市全国老中医药专家学术经验传承系列丛书"会议的要求，2022年12月，我院成立编撰工作领导小组，下设办公室，多次召开工作推进会，明确责任人和完成时限，定期报送编撰进度。各位老中医专家书稿各明确一位执笔人，并由若干传承人组成编写组，按照编撰大纲，尽心尽力采写。为推进书稿撰写进度，泉州市政协于2023年9月11日在我院召开协调会，再一次明确框架结构和编写进度。编撰过程中，得到老中医本人及其传承人的热情响应和支持，他们无私地、毫无保留地将各自的独到经验奉献出来，对此我们深表敬佩。同时也感谢各界人士对我院老中医书稿撰写的关心和大力支持，也殷切希望本套丛书能帮助到广大的中医药工作者。

限于编撰时间、条件和研究水平，书中错漏之处在所难免，冀中医药界同仁和有识之士多提宝贵意见，以便今后修正、充实和提高。

泉州市中医院

2023年10月

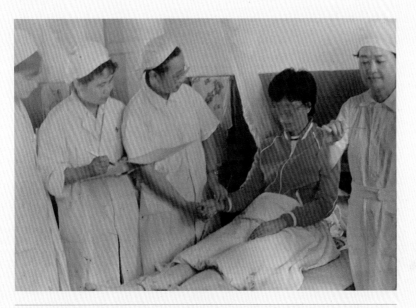

1984年新加坡患者陈女士到泉州市中医院钟秀美所在的
妇科住院治疗

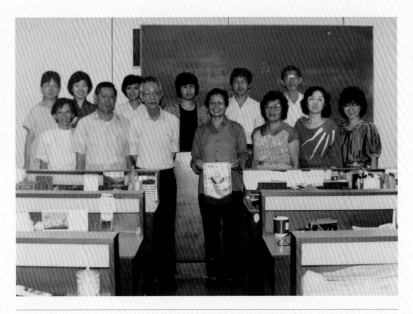

1988年3月24日，钟秀美在新加坡同济医药研究院做讲座后合影
（前排左四）

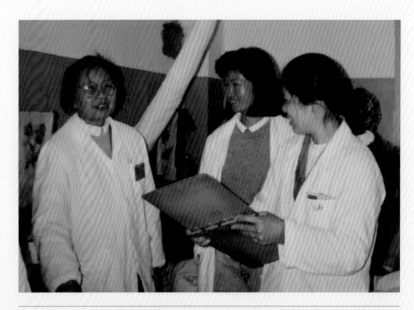

1991年3月马来西亚罗玉美中医师来泉州市中医院进修学习
（左为钟秀美，中为罗玉美，右为陈敏）

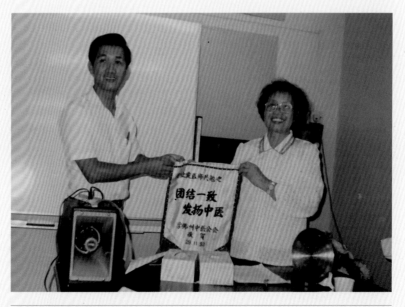

1992年11月29日钟秀美在马来西亚柔佛州中医公会开展讲座

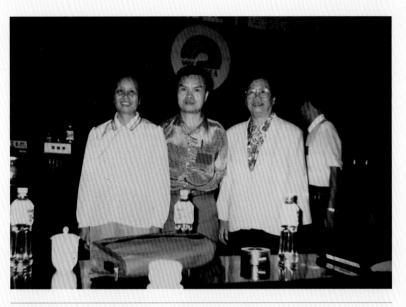

1993年10月钟秀美参加"中国泉州—东南亚中医药学术研讨会"
（左为钟秀美）

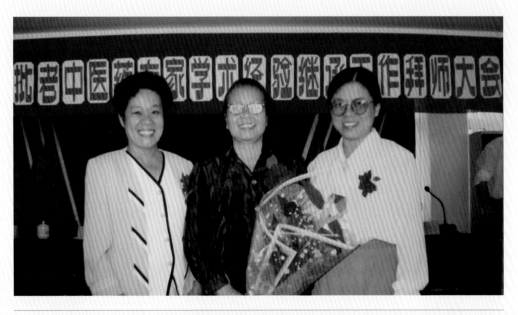

1997年1月第二批全国老中医药专家学术经验继承工作拜师大会合影
（左为辛淑惠，中为钟秀美，右为陈敏）

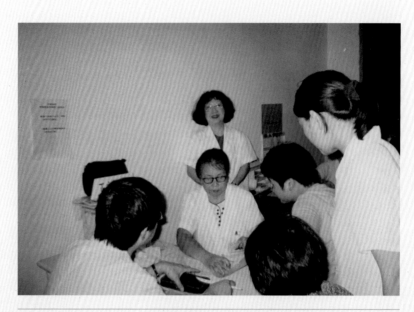

钟秀美门诊带教学生

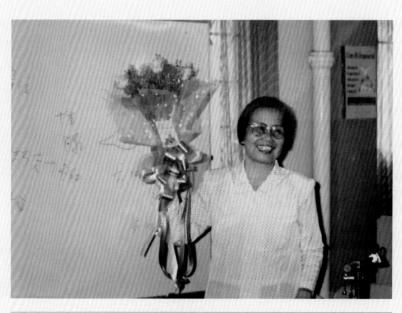

钟秀美授课后接受学生献花

钟秀美先生医术医案结集梓行

素履之往
绵孺在念
世济其美
杏林独秀

甲辰之春周焜民敬题

泉州市人民政府原副市长周焜民为钟秀美专著题词

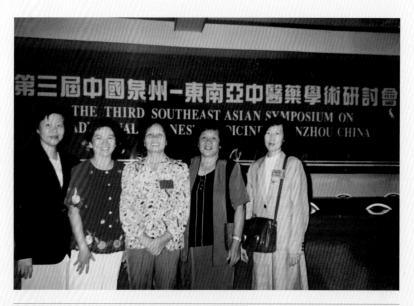

钟秀美参加第三届"中国泉州—东南亚中医药学术研讨会"时与
参会专家合影（中为钟秀美）

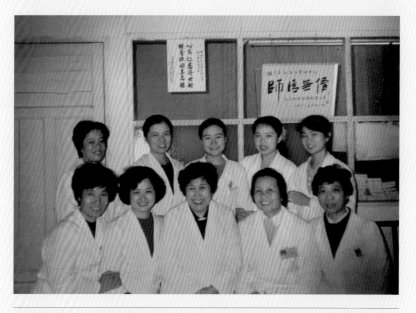

林心铿教授（林巧稚的侄女）在泉州市中医院讲学时与钟秀美合影
（前排中为林心铿，前排右二为钟秀美）

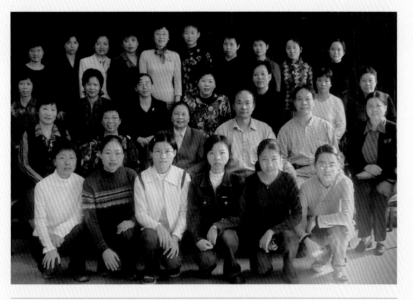

钟秀美与福建省中医妇科农村适宜项目培训班学员合影
（二排左三为钟秀美）

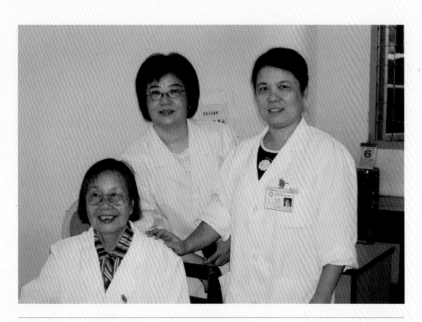

钟秀美与学生合影

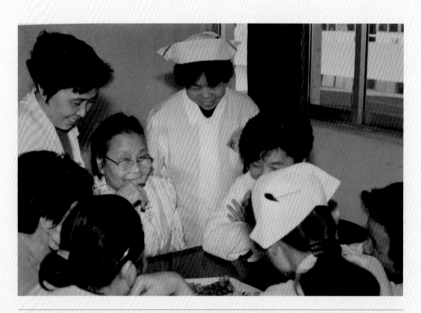

钟秀美与医院同仁合影

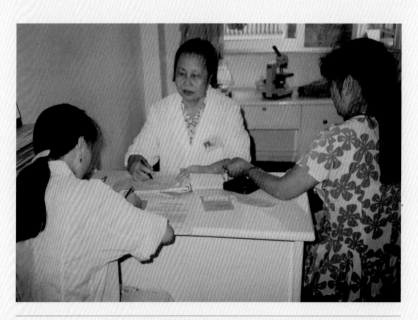

钟秀美门诊工作照

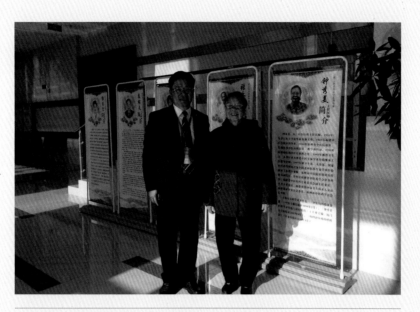

2013 年 11 月钟秀美参加"中国泉州—东南亚中医药学术研讨会"
（左为肖惠中，右为钟秀美）

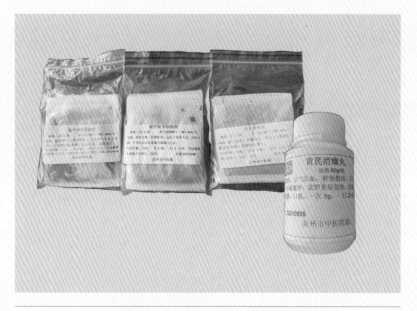

钟秀美经验方制作的部分院内制剂